高等职业教育医

全国高职高专院校教材

供护理等相关专业用

老年护理

Geriatric Nursing

洪爱蓉　林　峰　主编

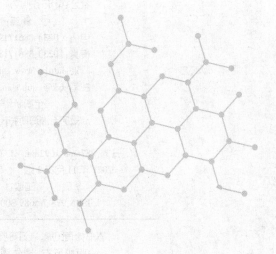

重庆大学出版社

内容提要

本书以老年人为主体,从老年人身心健康出发,强调以疾病预防、康复为主的护理保健措施,从而促进老年人的健康生活和实现健康老龄化。全书共分为9个项目,主要内容包括绪论、老年人的健康评估、老年人的健康保健与健康促进、老年人的日常生活护理、老年人常见心理问题的护理、老年人用药安全、老年人常见健康问题的护理、老年人常见疾病的护理、老年人的临终关怀。

本书可作为高等职业院校护理等相关专业学生的教材,可也作为护理工作者的参考用书。

图书在版编目(CIP)数据

老年护理 / 洪爱蓉,林峰主编. -- 重庆:重庆大学出版社,2021.11

高等职业教育医学卫生类专业系列教材

ISBN 978-7-5689-3003-1

Ⅰ.①老… Ⅱ.①洪… ②林… Ⅲ.①老年医学—护理学—高等职业教育—教材 Ⅳ.①R473.59

中国版本图书馆 CIP 数据核字(2021)第 227392 号

老年护理
LAONIAN HULI

主 编 洪爱蓉 林 峰

责任编辑:袁文华 版式设计:袁文华
责任校对:邹 忌 责任印制:赵 晟

*

重庆大学出版社出版发行
出版人:饶帮华
社址:重庆市沙坪坝区大学城西路 21 号
邮编:401331
电话:(023) 88617190 88617185(中小学)
传真:(023) 88617186 88617166
网址:http://www.cqup.com.cn
邮箱:fxk@ cqup.com.cn(营销中心)
全国新华书店经销
重庆五洲海斯特印务有限公司印刷

*

开本:787mm×1092mm 1/16 印张:13 字数:334 千
2021 年 11 月第 1 版 2021 年 11 月第 1 次印刷
印数:1—2 000
ISBN 978-7-5689-3003-1 定价:47.00 元

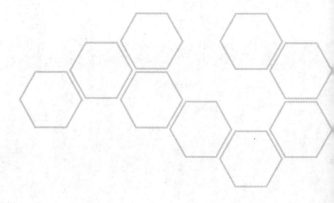

编委会

BIANWEIHUI

主　编　洪爱蓉　林　峰

副主编　郭丽琴　叶　婷　张彩霞　汪　艳　张　竣
　　　　薛　花　李　莉　严佳莉

编　者　（排名不分先后）

　　　　张彩霞（华中科技大学同济医学院附属协和医院）

　　　　汪　艳（华中科技大学同济医学院附属协和医院）

　　　　叶　婷（武汉大学中南医院）

　　　　薛　花（武汉大学人民医院）

　　　　严佳莉（湖北省妇幼保健院）

　　　　张　竣（武汉市江夏区第一人民医院）

　　　　李　莉（武汉科技大学附属天佑医院）

　　　　郭丽琴（黄冈职业技术学院）

　　　　洪爱蓉（鄂州职业大学）

　　　　林　峰（鄂州职业大学）

前　言

Preface

　　目前我国的老年护理面临着巨大的挑战,故大力发展老年护理事业,加强老年护理学教育,培养老年护理专业人才尤为迫切。本书结合"校企合作"办学模式、"工学结合"人才培养模式,改革课程教材体系。经过不断探索和完善,本书将课程体系分为三部分——基础技能课程、专科岗位技能课程和拓展技能课程,突出体现适用性、实用性、针对性,贴近学生学习现状及职业岗位需求,定位和内容符合高等职业院校护理等相关专业培养"实用型"人才的目标。

　　本书根据当前教学改革要求和理念,结合我国高等职业教育发展的特点,根据相关教学大纲和执业资格考试大纲的要求编写而成。本书内容系统、全面,详略得当,体现"工学结合""工作过程导向"的思路,突出课程思政内容,书中增加了课程思政育人目标、案例导入、育人名言等,内容丰富生动,帮助学生理论联系实践,增强学习兴趣。

　　本书主要介绍了老年护理的有关概念和理论研究基础、国内人口老龄化的现状与影响;老年护理工作中的有关伦理、法律问题以及与老年人的沟通技巧;社区老年保健的目标与服务需求;老年人的用药安全,老年人常见疾病的临床护理等。本书强调健康自理的理念,增加了老年人的自我保健;以整体护理观为指导。从生理、心理和社会的多重角度维护老年人的最佳健康状态;注重知识系统性的同时,更注重知识的实用性,增加了老年护理中的道德、法律、沟通交流技巧和健康教育方法,并介绍了学科发展的新进展。

　　本书可作为高等职业院校护理等相关专业学生的教材,可也作为护理工作者的参考用书。

　　本书在编写过程中,得到了重庆大学出版社的指导和帮助,以及各位编者所在单位的大力支持和鼓励,在此一并表示诚挚的谢意!

　　由于编者的能力和水平有限,书中难免有疏漏之处,恳请读者批评指正。

编　者

2021 年 7 月

目 录

Contents

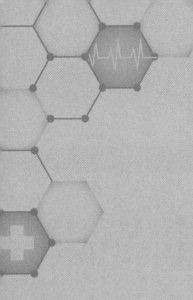

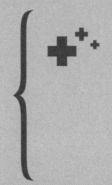

项目1
绪　论

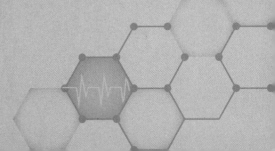

【学习目标】

1. 掌握：老年人概念,老龄化社会的两个标准,我国人口老龄化趋势及特点,我国人口老龄化的对策,衰老的相关理论与护理,老年护理学的概念,老年护理的原则。

2. 熟悉：老化的特征,人口老龄化对社会的影响,老年护理学的范畴,老年护理学的现状与发展。

3. 了解：世界人口老龄化趋势及特点,老年学、老年医学、老年社会学的概念,运用衰老的相关理论指导护理实践。

▶▷ 思政育人目标

　　古往今来,关心他人,乐于助人,已成为评价一个人道德修养高低的标准之一,通过本项目的学习,使学生真正理解尊老、敬老、爱老是中华优秀传统文化,是一名护理工作者最基本的职业道德修养。

▶▷ 思政育人案例导入

大医大爱
守护生命

育人名言

　　凡事都要脚踏实地去作,不驰于空想,不骛于虚声,而惟以求真的态度作踏实的工夫。——李大钊

学习任务 1.1 老化与人口老龄化

一、老化的概念

老化是自然界一切生命在遗传因素和内外环境互相作用下的生物学过程,这个过程从出生、发育、成长直到死亡,是机体功能退行性下降及紊乱的综合变化。因此,老龄化可以概括为:机体发育成熟后,从结构到功能发生了一系列退化,也称增龄变化、随年龄变化或生理变化。进入老年期后,这种变化速度加快。

二、老化的分类及特点

(一)老化的分类

老化可分为生理性老化和病理性老化。生理性老化是指成年之后机体退化随年龄剧增的过程,是一种正常的老化现象。病理性老化是指在生理性老化的基础上,由于生物、心理、社会及环境等多种因素加速了老化的过程,是一种异常的老化现象。

(二)老龄化的特点

1.累积性 老龄化是在日复一日、年复一年、日积月累的岁月更迭中,机体的结构和功能上一些微小变化长期逐步积累的结果,这些变化是不可逆转的。对机体生存不利,容易使机体感染疾病,最终导致死亡。

2.普遍性 几乎所有的生物都有老龄化的过程,而且,同一物种的老龄化进程大致相同。

3.内生性 老龄化源于生物本身固有的特性,同一物种所表现出来的老龄化的征象相同,环境因素只能影响老龄化的进程,或加速老龄化,或延缓老龄化,但不能阻止老龄化。

4.渐进性 老龄化是一个持续渐进的演变过程,而非跳跃式发展,往往在不知不觉中出现了老龄化的征象。

5.危害性 老龄化的过程是机体衰退的过程,在此过程中伴随机体免疫力下降,这使得机体越来越容易感染疾病,最终导致死亡。

三、人的寿命和老年人的年龄划分

(一)人的寿命

人类的寿命用生理年龄表示,衡量人类寿命的主要指标有最高寿命、平均期望寿命和健康期望寿命。

1.最高寿命 是指在没有外因干扰的条件下,从遗传学角度预测人类可能生存的最高年龄。

按性成熟期(14~15岁)的8~10倍,生长期(20~25年)的5~7倍,细胞分裂次数(0~60次)的2.4倍等方法推算,人的最高寿命应该是110~175岁。随着科学的发展和医疗技术的提高,人类的平均寿命将逐渐接近最高寿命。

2.平均期望寿命 是指某一地区或国家总人口的平均生存年限,简称"平均寿命",又称"生命期望值"或"平均余命",是对人的生命的一种有根据的预测,即预测某年龄的人今后尚能生存的平均寿命。此值可以综合表达各个年龄的死亡率水平,反映某一地区每一成员未来存活年龄的平均值。世界卫生组织(WHO)发布的《2015世界卫生统计报告》中,中国人口平均寿命为75岁,男性74岁,女77岁。

3.健康期望寿命 是指在健康条件下的期望寿命,简称"健康寿命",即个人在良好生活状态下的平均生存年龄。也就是老年人能够维持良好的日常生活自理活动功能的年限,不包括残疾、残障和寿终前的依赖期。平均期望寿命是以死亡作为终点来计算的,健康寿命则是以日常生活能力的丧失作为终点来计算的。

(二)老年人的年龄划分

老年人的身心功能及适应能力都有下降。根据老年人的身心变化特点和社会适应能力的改变,世界卫生组织对老年人的年龄起点有两个标准:发达国家的老年年龄起点为65岁,发展中国家的老年年龄起点为60岁。并且根据现代人生理心理结构的变化,将人的年龄又做了进一步的规定:44岁以下为青年人;45~59岁为中年人;60~74岁为年轻老人;75~89岁为老老年人;90岁以上为长寿老人。这个标准兼顾发达国家和发展中国家,既考虑了人类平均预期寿命不断延长的发展趋势,又考虑到人类健康水平日益提高的必然结果。

1982年,中华医学会老年医学学会建议,我国以60岁为老年起点,并将年龄分期,45~59岁为老年前期,60~89岁为老年期,90岁以上为长寿期。中国国家统计部门在发表老年人口统计数字时,为了兼顾国内问题研究和与国外统计数字相匹配的需要,常以60岁和65岁两种标准同时公布。

四、人口老龄化趋势及相关社会问题

(一)人口老龄化概念

联合国人口委员会《多种文字人口学词典》中对人口老龄化的定义是:人口老龄化简称"人口老化",是指社会人口年龄结构中一定年龄(60岁或65岁以上)的人口占总人口比例(老年人口系数)较高的一种发展趋势。人口老龄化是一种社会现象。出生率和死亡率的下降、平均预期寿命的延长,使老年人口的数量续增长,形成老年型人口或老龄化社会。

(二)老龄化社会的划分标准

老年人口系数是衡量一个国家或地区人口老龄化的重要指标。世界卫生组织根据发达国家和发展中国家的不同人口年龄结构状况,划分了不同的人口老龄化标准,即发达国家65岁及以上人口达到或超过总人口的7%、发展中国家60岁及以上人口达到或超过总人口的10%时,该国家或地区即称为老龄化国家或地区,达到这个标准的社会即称为老龄化社会。老龄化社会既表示该国家或地区老年人口相对增多,在总人口中所占比例不断上升的过程,也是指社会人口结构呈现老年状态,已进入老龄化社会。

(三)人口老龄化趋势

1.世界人口老龄化趋势及特点 人口老龄化是世界人口发展的普遍趋势,是所有发达国家的共同现象,是科学与经济不断发展的标志,是 21 世纪人类发展的重要特征。发达国家以老年人口高龄化为特征,发展中国家以老年人口增快为特征。到 20 世纪下半叶,经济发达国家人口普遍老龄化,目前在全世界所有国家和地区中,已有约 48 个成为老年型人口国或地区,其中欧洲 27 个、亚洲 4 个、大洋洲 2 个、美洲 14 个、非洲 1 个。亚洲 4 个分别是日本、以色列、塞浦路斯和中国香港地区。世界人口老龄化特点如下。

(1)人口老龄化的速度加快 世界总人口以每年 1.2% 的速度增长,而老年人口增长率则为 2%,预计到 2050 年,老年人口将猛增到 20 亿,平均每年增长 9 000 万。

(2)发展中国家老年人口增长迅速 目前世界上 65 岁老年人每月以约 80 万的速度增长,其中 66% 发生在发展中国家,2000 年发展中国家的老年人口数占全球老年人口总数的 60%。预计到 21 世纪中期,发展中国家 65 岁及以上的老年人口将占到全世界老年人口总数的 70%。发展中国家人口老龄化开始晚,但发展快。

(3)发达国家高龄老年人(75 岁以上老人)增长速度快 全世界的高龄老人占老年人口的 16%,其中发达国家占 22%,发展中国家占 12%。我国 75 岁以上老人每年以平均 3.62% 的速度增长,仅次于巴西。日本高龄老人增长速度也非常快,预计到 2025 年,日本每 3 个老年人中就有 1 个高龄老人。

(4)人口平均预期寿命不断延长 人口平均预期寿命是指通过回顾性死因统计和其他统计学方法,计算出一定年龄组的人群能生存的平均年数,一般常用出生时的平均预期寿命作为衡量人口老龄化程度的重要指标。随着社会经济和医疗技术的发展,从 20 世纪初到 20 世纪 90 年代初,发达国家男性平均预期寿命增长 66%,女性为 71%。目前,全世界平均预期寿命最长的国家是日本,其中男性为 81 岁,女性为 87 岁,平均 84 岁(2015 年 WHO 统计数据)。我国平均预期寿命已超过 70 岁,其中男性为 74 岁,女性为 77 岁,值得注意的是,这里所说的平均预期寿命强调的是出生时所存在的生存概率,并未考虑生活质量,因此需将平均预期寿命与健康预期寿命加以区别。平均预期寿命是以死亡作为终点的,而健康预期寿命是以日常生活自理能力的丧失作为终点的。

(5)高龄老年人口增长速度最快 2010 年,全球 80 岁以上的老年人口超过 1.05 亿。预计至 2050 年,高龄老年人约有 3.8 亿,占老年人口总数的 1/5。

(6)女性老年人占多数 从总体趋势看,男女平均寿命都在增长,但女性的平均寿命增长幅度要明显大于男性。女性老年人的平均预期寿命比男性老年人高 6.9 岁,日本为 5.9 岁,法国为 8.4 岁,中国为 3.4 岁。

2.我国人口老龄化趋势及特点 人口老龄化是 21 世纪我国人口学的突出特征,随着我国经济的发展,人口平均预期寿命不断延长,已从 20 世纪 50 年代末的 35 岁上升到现在的超过 70 岁。我国老年人口数也很高,预计到 2025 年,我国的老年人口将发展到 2.8 亿,占总人口数的 20% 左右,将比世界老龄化水平高出 6%~7%,我国将成为超老型的国家;到 2040 年,全国老年人口总数将增至 3.74 亿,占人口总数的 24.48%,也就是说每 4 个人中就有 1 位老人。我国人口老龄化特点如下。

(1) 我国是世界上老年人口绝对数最大的国家　1990年,我国老年人口已占世界老年人口的20%;到2025年将达到24%。根据联合国预测:21世纪上半叶,中国一直是世界上老年人口最多的国家,占世界老年人口总量的1/5;21世纪下半叶,中国也还是仅次于印度的第二老年人口大国。

(2) 我国是世界上人口老龄化速度最快的国家之一　据1998年世界卫生组织人口资料显示,65岁以上人口比例从7%上升到14%,法国用了127年,瑞典为85年,美国为72年,英国为47年,而中国将用25年左右。

(3) 我国老年人口老龄化发展不平衡　①存在地区不平衡。人口老龄化发展的速度很大程度上取决于经济发展状况,因此我国东部地区,尤其是大中城市人口老龄化的速度远远快于西部地区。②人口老龄化与经济发展不平衡老龄化超前于现代化。发达国家是在基本实现现代化的条件下进入老龄化社会的,属于先富后老或富老同步,而中国则是在尚未实现现代化、经济尚不发达的情况下,提前进入老龄社会的,属于未富先老。③乡村老龄人口大大高于城镇。新中国成立初期,国家在工业化建设的同时没有相应地进行城镇化建设,大量人口滞留在乡村。老年人留在乡村,乡村老龄人口远高于城镇,乡村老年化加剧,这种城乡倒置的状况将会持续到2040年。

(4) 老龄人口高龄化速度较快　国际上将老龄人口按年龄划分为三种,60~69岁称为低龄老年人口,70~79岁称为中龄老年人口,80岁以上称为高龄老年人口。截至2014年度,我国80岁以上老年人口达2 400多万,高龄老人比超过11%,80岁以上高龄老人每年以100万人的速度递增,而且失去自理能力的老人继续增加。预计2055年前后,老年人口将达到峰值4.87亿。家庭的小型化加上人口流动性的增强,使城市"空巢"家庭大幅增加,目前已接近50%。高龄人口相对于其他老年人口有其特殊性;丧偶和患病率高,女性多于男性,生活处理能力差。

五、人口老龄化带来的影响

1.社会负担加重　老年人口负担系数[60岁以上人口/(15~59岁人口)]1999年为1:8.2,2000年为1:6,据联合国统计预测,2030年为1:2.2,即2个劳动人口就要供养1个老年人。这使国家用于老年社会保障的费用大量增加,主要支出项目是医疗费用和养老金,庞大的财政开支给国家政府带来沉重的负担。2010年我国中央财政补助养老保险基金为1 516亿元,2014年增至3 309亿元,近年来社保基金收入年均增幅由20%下降至10%,而支出增幅明显增高。

2.社会文化福利事业的发展与人口老龄化不适应　国家在经济不发达的基础上,社会福利及社会保障体系家庭养老功能减弱,随着人口老龄化、高龄化、家庭少子化,传统的家庭养老功能日趋削弱,养老负担越来越多地依赖于社会,能否解决好老年人口问题关系到整个社会的发展与稳定。

3.现有产业结构需要调整　人口老龄化,国家需要增加相应的投资,调整现有的产业结构,来满足老年人群的特殊需要,如建立老年人生活服务中心、修建和改造便于老年人生活的基础设施等。

4.老年人对医疗保健、生活服务的需求突出　老年人发病率高、生活不能自理的比例高,但老年病又多为肿瘤、心脑血管病、糖尿病、精神障碍等,花费大,消耗卫生资源多,对国家、社会和家庭构成极大的负担,医疗保健护理系统首当其冲地迎接了挑战。预计不久的将来,医务人员约有一半的时间将用于老年人的医疗、护理、康复及照顾。

5.劳动人口负担加重　随着老龄化的加速,劳动年龄人口的比重下降,使劳动人口的经济负担加重。2010 年,我国大约 5 个劳动年龄人口负担 1 个老人。据预测,2030 年约 2.5 个劳动年龄人口负担 1 个老人。

学习任务 1.2　老化的相关理论

人类老化的过程因人而异,不同的个体因体质的不同,老化的进度也不相同,而不同的器官在任何一个生物体中老化的速度也不会相同。因此,老化过程受多方面因素的影响,可能是基因、社会学、心理学或经济学等因素导致老龄化程度及老化速度的差异。早期的老化理论大多只注重在生物学观点的研究,直到 20 世纪初才逐渐出现社会及心理理论的发展。近年来,随着老年人健康问题的日益严重,有关老龄化理论的研究也迅速发展起来。认识、了解不同层面的老龄化理论,有助于护理人员有效地评估老年人健康状况,了解其健康需求,拟订适合老年个体的护理计划,提供完善的护理措施,提高其生活质量。

一、老化的生物学理论

老龄化的生物学理论重点探讨和研究老化过程中生物体(包括人类)生理改变的特性和原因。该理论认为,生物体的生理性老化现象是由于细胞发生突变或损耗,导致细胞内基因或蛋白质改变,废物堆积,细胞功能改变、衰退,细胞停止分化与修复,最终导致细胞死亡。目前公认的老化生物学理论主要有基因程控理论、自由基衰老理论、免疫理论和神经内分泌理论等。

(一)基因程控理论

基因程控理论认为每种生物如同预先设定时间的生物个体,体内细胞的基因有固定的生命期限,并以细胞分化的次数决定个体的寿命。细胞基因的遗传可决定各种生物的寿命长短。例如,人类的基因,其最长生命期限被设定为 110 年。在这 110 年中,正常细胞分裂约 50 次,达到极限分裂次数就停止正常分化,细胞开始退化、衰老,人也开始老龄化,最终死亡。不同种类的生物,其细胞最高分化次数有所不同,细胞分化次数越高者,寿命越长。衰老在机体内类似一种"定时钟",即衰老过程是按一种既定程序逐渐推进的,凡是生物都要经历这种类似的生命过程,只是不同的物种又各有其特定的生物钟而已。此理论认为细胞基因的遗传可决定各种生物的寿命长短,常用来解释不同种类的生物有不同的寿命。

(二)自由基衰老理论

Denham Harman 在 1956 年提出自由基理论,该理论认为生物氧化过程中会产生一些具有高活性的自由基,它们能改变细胞结构和功能,导致细胞衰老。生物体的衰老过程是机体的组织细胞不断产生的自由基积累的结果,自由基可以引起 DNA 损伤从而导致突变,诱发肿瘤形成。自由基是正常代谢的中间产物,其反应能力很强,可使细胞中的多种物质发生氧化,损害生物膜,还能够使蛋白质、核酸等大分子交联,影响其正常功能。自由基衰老学说能比较清楚地解释机体衰老过程中出现的种种症状,如斑、皱纹、免疫力下降等,以及胶原蛋白的交联聚合会使胶原蛋白溶解性下降、弹性降低、水合能力减退,导致皮肤失去张力而皱纹增多及骨质再生能力减弱等。脂质的过氧化导致眼球晶状体出现视网膜模糊等病变,诱发出现视力障碍(如眼花、白内障等)。由于自由基的破坏而引起皮肤衰老出现皱纹,脂褐素的堆积使皮肤细胞免疫力的下降导致皮肤肿瘤易感性增强,这些都与自由基的破坏有关。

(三)免疫理论

免疫理论认为老龄化与免疫功能减弱有关,自身免疫在老龄化过程中起到重要作用。在人体衰老的过程中,免疫细胞的构成发生了变化,出现对抗原的精细识别能力下降、精确调控功能减弱以及免疫应答紊乱,使免疫系统功能失调或减弱,最终导致老年人感染性疾病及癌症的发生率明显增加。其主要观点如下。

(1)自身免疫在老龄化过程中起到重要作用　正常情况下,机体的免疫系统不会与自身的组织成分发生免疫反应,但随着年龄的增加,体内细胞产生突变的概率也随之增加。突变细胞是一种不同于正常细胞的异常蛋白质,被体内免疫系统辨认为外来异物,当此异常蛋白质在体内出现时,将会激发体内免疫系统反应而产生抗体,该反应称为自体免疫。例如,老年人常见的风湿性关节炎被认为是免疫系统自身攻击的结果。

(2)老龄化与免疫功能减退　人体衰老过程中,免疫细胞的构成发生了变化,免疫细胞绝对值明显减少,且对外来抗原反应能力降低,对自身抗原反应能力增加。免疫系统功能减退,对抗原的精细识别能力下降,免疫应答紊乱、低效,最终导致老年人感染性疾病及癌症的发生率明显增加。

(四)神经内分泌理论

神经内分泌理论认为,老龄化是由于大脑和内分泌腺体的改变所致。随着年龄的增长,下丘脑细胞受体的数量减少,反应减退,合成激素的功能减退等,这些改变影响了其他内分泌腺的功能及多种代谢,使机体的新陈代谢速度减慢及生理功能减退,机体出现衰老和死亡。同时,运动神经和感觉神经的传导速度随着年龄增长而降低,因此老年人会出现某些心理特征,如多疑、忧郁、沉默等。

二、老化的心理学理论

老龄化的心理学理论重点研究和探讨老年期的行为与发展的关系。相关的理论主要解释老龄化过程对老年人认知思考、智力行为和学习动机的影响,强调护理不仅要关注人的生理功能,还要关注心理因素对个体的影响。目前提出的老龄化的心理学理论有人的需求理论、自我效能理论、自我概念理论和人格发展理论。这些理论用于帮助理解老年人的行为表现,确立健康的生活方式。

老龄化的心理学理论主要解释及探讨老龄化过程对老年人的认知、思维、智力、行为与学习动机的影响。应用于老年护理研究与实践的心理学理论主要有自我效能理论和人格发展理论。

(一)人的需求理论

人的需求理论中具有代表性的是著名心理学家亚伯拉罕·马斯洛(Abraham Maslow)的人类

基本需要层次理论,其最早于 1943 年在《人类激励理论》论文中所提出,认为人类要生存和发挥其功能,必须满足一些基本需要,该理论将人类需求从低到高按层次分为生理的需求、安全的需求、爱与归属的需求、尊重的需求和自我实现的需求,是行为科学理论之一。老年人如果没有机会去发展自己的环境及操纵外界的事物,当环境的改变不够或刺激不足时,在身体、心理及社会发展上便无法达到成功老龄化,甚至出现离退休综合征、高层住宅综合征等健康问题。

(二)自我效能理论

自我效能是个体对执行某一特定行为的能力的主观判断,即个体对自己执行某一特定行为并达到预期结果的能力的信心。年龄增长及生理性老龄化现象的出现,使老年人的自我效能显著下降,表现在记忆和学习等方面,可直接或间接地影响其健康行为习惯或疾病康复的信心。

(三)自我概念理论

自我概念理论强调一个人对自身存在包括思想、情感和行为三方面的体验。自我概念是一个有机的认知机构,由态度、情感、信仰和价值观等组成,贯穿整个经验和行动,并把个体表现出来的各种特定习惯、能力、思想和观点等组织起来。进入老年期,个体从工作岗位上退出,家庭角色也面临多重改变,由于扮演角色的不同,自我概念也随之不同。老年人常由于所扮演社会角色的改变,再加上生理健康衰退,致使对自己角色功能的认知与评价减弱,出现老龄化心态。

(四)人格发展理论

在众多的相关发展理论中,精神科医师艾瑞克森(Erikson)的人格发展理论描述较为完整。他将整个人生过程从出生到死亡分为婴儿期、幼儿期、学龄前期、学龄期、少年期、青年期、成年期和晚年期。老年阶段的任务是自我整合,否则会出现绝望。绝望是指个体在老年时期觉得一生不如愿,但时间又太匆促,没有机会重新选择可以接受的生活,而充满失望及无力感。他认为老年人在此时期会回顾自己过去的经历,寻找生命价值,以便接受渐进死亡的事实。自我整合分为四种"怀旧型态":证明能力存在型、设定界限型、不朽的过去型和重复型。护理人员应该协助老年人完成生命总结回顾的过程,肯定自己的生命历程是有价值的,并适应老年期带来的各方面改变。

三、老化的社会学理论

老龄化的社会学理论主要研究、了解及解释社会互动、社会期待、社会制度与社会价值对老龄化过程适应的影响。目前提出的老龄化的社会学理论有隐退理论、活跃理论、持续理论等。

(一)隐退理论

卡明(E.Cumming)和亨利(W.Henry)于 1961 年提出了隐退理论,该理论认为社会平衡状态的维持决定于社会与老年人退出相互作用所形成的彼此有益的过程。进入老年阶段,个体应从社会角色与社会舞台中隐退,这是成功老化所必须经历的过程,也是一种有制度、有秩序、平稳的权利与义务的转移,该理论可用来指导老年人适应退休带来的各种生活改变。

(二)活跃理论

活跃理论认为社会活动是生活的基础,人们对生活的满意度是与社会活动紧密联系在一起的,社会活动是老年人认识自我、获得社会角色、寻找生活意义的主要途径。活跃理论建议个体社会结构所失去的活动必须被新角色、新关系、新嗜好等所取代。所以,如果老年人有机会参与社会活动,贡献自己的才能,其晚年的生活满意度就会提高。

(三)持续理论

持续理论认为人的人格会随着老龄化过程而持续动态改变,如果个体能适时改变人格,适应不同人生和不同阶段的生活,则能成功地适应老龄化过程。人的生命周期是持续性的,老龄化是人持续性发展的结果,也是老年人适应发展状况的结果,而不同的发展状况会导致老年人适应结果的不同。

学习任务 1.3 老年护理学概述

老年护理学是从护理学中分离出来的,不仅是护理学科发展的需要,更是社会发展的需要。老年护理学起源于现有的护理理论及生物学、心理学、社会学、健康政策等学科理论,是一门跨学科、多领域,同时又具有其独特性的综合性学科,它与老年学、老年医学关系密切。

一、老年护理学的概念及范畴

(一)老年护理学的相关概念

1.老年学 是一门研究人类老龄化及其所引起一系列经济和社会问题的综合性学科,由老年生物学、老年医学、老年社会学、老年心理学、老年护理学五大分支学科组成。

2.老年医学 是研究人类衰老的机制、人体老年性变化、老年人卫生保健和老年病防治的科学,是医学中的一个分支,也是老年学的主要组成部分。它包括老年基础医学、老年临床医学、老年康复医学、老年流行病学、老年预防保健医学、老年社会医学等内容。

3.老年护理学 是以老年人为研究对象,研究、诊断和处理老年人对自身现存和潜在健康问题的反应的学科。它是护理学的一个重要分支,与社会科学、自然科学相互渗透。老年护理学涉及的范畴广泛,包括评估老年人的健康和功能状态,制订护理计划,提供有效护理和其他卫生保健服务,并评价效果。老年护理学强调保持和恢复、促进健康,预防和控制由急慢性疾病引起的残疾,发挥老年人的日常生活能力,实现老年人机体的最佳功能,保持人的尊严和舒适生活直至死亡。

4.老年社会学 是从社会角度,研究社会、文化、经济、环境等社会因素,以及社会制度、家庭结构和风俗习惯与老年健康、老年疾病之间的关系,进行社会诊断,提出防治老年疾病和维护老年健康的社会处方,以促进老年健康的一门交叉学科。

(二)老年护理学的范畴

1.老年护理学所执行的任务 包括评估老年人的健康及功能状态,老年期的变化和危险因素,制订护理计划,为老年人提供适当的护理和其他健康服务,并评价服务的结果。护理的重点在于通过护理干预、延缓老年期的衰老性变化及减少各种危险因素给老年人所带来的消极影响,消除或减少自我照顾的限制,最大限度地维持和促进老年人的最佳功能状态。老年护理的服务目标是促进健康,避免疾病,加强自我护理,使老年人的现有能力得到进一步发挥,提高生命质量,从而延长老年人的健康预期寿命。

2.老年护理的场所　老年护理可以在各种情境中进行,如护理之家、医院老人之家、养老机构、门诊或社区。老年护理学强调个案及其家庭的照顾。

3.老年专科护理人员的角色　呈现多元化形式,即照顾者、执业者、个案管理者、沟通者、协调者、咨询者、教育者、研究者,以及医疗团队的成员或领导者、维护老年人健康和权利的代言人与保护者,甚至是社会活动者等。

(三)老年护理的原则

1.对象的普遍性原则　老年护理对象不但包括患病的老年人,还包括健康的老年人。

2.自我照顾的原则　增强老年人自我照顾的能力,避免过分依赖他人护理。

3.老年护理"宜早"的原则　老年人护理的实施应在中青年时期开始入手,进入老年期更应关注。

4.满足需求人的需要　满足程度与健康紧密相关,因此,首先应基于满足老年人的多种需求。护理人员应当增强对老龄化过程的认识,将正常老龄化及病态老龄化过程,以及老年人独特的心理社会特性,与一般的护理知识相结合,及时发现老年人现存的和潜在的健康问题以及各种需求,使护理活动针对老年人的各种需求和照顾的内容真正有助于其健康发展。

5.持之以恒的原则　老年人的生活能力日益降低,加上患各种疾病,病程长,并发症多,使老年人身心均受到伤害,因此对各个年龄阶段的健康或患病的老年人都要做好整体护理。

6.个体化原则　老年人因老龄化程度及个体状况的差异,在护理时应因人而异。

7.早期防护　衰老起于何时尚无定论。一些老年病病程演变时间长,如高脂血症、动脉粥样硬化、高血压、糖尿病、骨质疏松症等,一般均起病于中青年时期,因此,一级预防应该及早进行。老年护理的实施应从中青年时期开始入手,进入老年期应变加关注。了解老年人常见病的病因、危险因素和保护因素,采取有效的预防措施,防止老年疾病的发生和发展。对于慢性病患者和残疾老年人,根据实际病情,实施康复医疗和护理的时间也越早越好。

(四)老年护理的目标

每个人进入老年期象征一种成就,但随着年龄的增加,他们的身心功能会逐渐走向衰亡。老年人面临多种老年期变化和慢性疾病的折磨,老年护理的最终目标是提高他们的生活质量,保持其最佳功能。老年护理的目标主要有以下几点。

1.增强自我照顾能力　老年人在依赖、无价值的状态中长期生活,自我照顾意识会淡化,生活自理能力也会随之下降,甚至丧失。医护人员应根据老年人的自身特点与资源,以健康教育为干预手段,采取不同措施,充分发挥老年人在健康维护和自我照顾中的主观能动性,运用其自身的资源,提高其自我照顾和自我护理能力,避免过分依赖他人。

2.提高生活质量　护理的目标不仅是疾病的转归和寿命的延长,还应包括促进老年人在生理、心理和社会适应方面的最佳状态,提高生活质量,体现生命意义和价值。老年人要在健康基础上长寿,做到年高不老、寿高不衰,更好地为社会服务,而不是单纯满足人们长寿的愿望,让老年人抱病度余生。

3.延缓恶化及衰退　广泛开展健康教育,提高老年人的自我保护意识,改变不良的生活方式和行为,增进健康。通过三级预防策略,对老年人进行管理。避免和减少健康危险因素的危害,做到早发现、早诊断、早治疗。积极康复,对疾病进行干顶,防止病情恶化,预防并发症的发生,防止伤残。

4.安享生命晚年 对待临终老年人,应对其进行生理、心理和社会全方位的综合分析,识别、预测并满足其需求,提高临终老年人的生命质量,维护人的尊严,使其无痛、舒适地度过生命的最后时光。同时,对临终老年人的家属给予安慰,提供生理、心理和社会全方位的护理。

(五)老年护理实践中的道德要求

道德要求是社会向人们提出的应该遵循的行为准则。老年护理中的道德要求是老年护理实践对护理人员提出的道德要求,是在医德理论及护理道德规范基本原则指导下,从处理老年护理工作中人们相互关系和护理实践需要出发而形成的具体的行为准则。它是护理人员道德行为、道德关系在老年护理工作中的规律性反映,也是社会对老年护理职业道德行为基本要求的概括。老年护理道德要求来源于实践、服务于实践,并在老年护理实践中不断得到丰富发展,形成较为完善的规范,指导人们的行动,调节人们的相互关系。

1.及时护理 老年病人即使病情危重,也通常表现症状体征不典型,给早期诊断和及时治疗均带来一定的困难。因此,护理老年病人必须专心致志,注意老年病人症状体征的细微变化与不典型表现,以提供及时护理。

(1)发热不明显 发热通常是诊断一般感染性疾病的重要依据。老年病人由于基础代谢率降低,产热量少,末梢循环功能减退,再加上体温调节中枢功能减退,即使有大量的致热源作用于机体引起发热反应,热度还是偏低。加之老年病人一旦发热,不仅退热慢,而且几乎都伴有脱水和电解质紊乱。这就要求在为老年病人提供护理服务过程中必须细心观察,防微杜渐,这也是护理老年病人基本的道德要求。

(2)痛阈值高 疼痛是疾病的重要信号和主要症状之一。老年病人由于痛阈值明显增高,对疼痛反应不敏感,容易掩盖许多体征,增加鉴别诊断和护理的困难。据报道,许多老年病人会发生无痛性心肌梗死,其先兆症状不明显,仅有乏力、头晕等,容易造成应急性治疗护理的不及时。

(3)血象指标作用小 很多老年病人即便有重度感染,也可不出现白细胞明显增高的体征。红细胞沉降率在相当一部分患恶性肿瘤或其他严重疾病的老年病人身上,不仅无增快现象,反而会低于 20 mm/h,而某些健康的老年人红细胞沉降率平时可高达 35~40 mm/h。因此,对老年病人护理过程中,不能以血象指标作为依赖体征。

护理人员要时刻为老年病人的安全和舒适着想,完全符合他们的根本利益,才是道德的行为。任何粗心、疏忽给老年病人带来了应有的损害,无论主观动机如何都是不道德的。

2.耐心冷静 老年人在言语、行为和对事物的反应方面一般较中青年人慢,在心理情绪方面常有消极、孤僻等,因此要求护理人员耐心冷静,提供周到的护理服务。

(1)迟钝、健忘 老年病人往往因心身方面原因,对自己病史、症状、治疗效果等说不清楚,或者自诉老病复发,转移医护人员对新病的注意。护理人员在与他们交流时,应耐心给予充足的反应时间,适当地提示,而不应责备。

(2)语言障碍 从整体情况看,老年人比中青年人的文化水平偏低,知识结构陈旧,加上医护人员说话大多使用专业术语,使不少老年病人听不懂,常出现老年病人语无伦次。还有老年性的失语、耳聋及声带障碍,或听不懂普通话,使其不能有效沟通。护理人员应不厌其烦地多说通俗易懂的地方语言,及时澄清问题,尽量运用他们能够理解的语言,并辅以必要的手势动作,以帮助其理解。

(3)急躁激动 老年病人的情绪特点是伤感、孤僻、抑郁、烦躁、激动、无力感。老年病人的性格特征是主观急躁、猜疑保守、自卑和以自我为中心。这种心智变化不仅与躯体的变化有关,而且与生活环境、教育程度、社会地位有关。部分老年病人由于脑动脉硬化而出现思维混乱,容易激动、固执、无故吵闹、挑剔等。这就要求护理人员要冷静耐心,理解老年病人的心理变化,争取家属配合,共同做好工作。

(4)心境消极 老年病人自我调节功能不稳定,对疾病转归失去信心,严重的还会悲观失望。还有部分老年病人久病后行为退化,一切依赖护理人员照顾,甚至连洗脸、翻身等也不愿做,此时,护理人员要耐心疏导,请治愈的老年人现身说法,帮助他们建立积极的世界观和人生观,调动积极性,防止消极心境的产生,帮助他们保持良好的心理状态和自我调节的能力,促进康复。

3.虚心诚恳 护理人员要虚心诚恳地听取老年人意见,谦逊和蔼地同他们交谈,不让自己的喜怒哀乐溢于言表。对老年病人的解释、答复要进退有度,既不能因语言不慎而造成不必要的误解和纠葛,也不能因担心会失言而寡言少语或缄口无言,应该给他们以亲切、宽容及温和的感觉,使其感到愉快。老年人提出的合理建议和正确意见,应该认真研究并及时付诸实施。对个别心理异常的老年病人,要以高度的同情心,动之以情,晓之以理,这样才能取得他们的信赖。护理人员的虚心和诚恳不仅能使老年病人在治疗和护理过程中得到心理的满足,而且也能充分体现老年护理道德的要求。

4.鼓励安慰 长期患病给老年病人带来的痛苦和折磨,远非一般药物和手术治疗可以解决的,这就要求护理人员始终以深切的同情心和人道主义精神,悉心护理,精心照料,多接近,多询问,多安慰和多鼓励。耐心细致地为老年病人调理生活,有的放矢地进行心理指导和准确无误地执行每项医嘱,准确地进行护理技术操作,使他们相信医护人员在尽全力治疗。这样做,有助于提高老年病人的抗病能力和康复的自信心,克服他们感觉、思维和运动等方面的障碍,达到康复的目的。

二、老年护理学的发展

老年护理学起步晚,是一门相对年轻的学科。随着科学技术的进步、人们生活水平的改善、医疗水平的提高,人类平均寿命不断延长,这门学科也在不断地成熟。

(一)国外老年护理的发展

世界各国老年护理发展状况不尽相同,各有特点,这与人口老龄化程度、国家经济水平、社会制度、护理教育发展等有关。老年护理作为一门学科,最早出现于美国,美国老年护理的发展对世界各国老年护理的发展起到了积极的推动作用。故此处以美国为例做简要介绍。

1900年,老年护理作为一个独立的专业需要被确定下来,至20世纪60年代,美国已经形成较为成熟的老年护理专业。1961年美国护理协会设立老年护理专科小组,1966年晋升为老年病护理分会,确立了老年护理专科委员会,老年护理真正成为护理学中一个独立的分支。此后,老年护理专业开始有了较快的发展。1970年首次正式公布老年病护理的执业标准,1975年开始颁发老年护理专科证书,同年《老年护理杂志》诞生,老年病护理分会更名为老年护理分会,服务范围也由老年患者扩大至老年人群。1976年美国护理学会提出发展老年护理学,关注老年人对现存的和潜在健康问题的反应,从护理的角度及范畴进行业务活动。至此,老年护理显示出其完整的专业化发展历程。

从20世纪70年代以来,美国老年护理教育开始发展,特别是开展了老年护理实践的高等教育和训练,培养高级执业护士,他们具备熟练的专业知识技能和学历,经过认证,能够以整体的方式处理老年人的复杂的照顾问题。美国早期有关老年护理的研究侧重描述老年人及其健康需求,以及老年护理人员的特征、教育与态度。此外,老年护理场所的创新实践模式、长期护理照顾、家庭护理等问题也受到重视。近年来,由政府资助成立老年教育中心或老年护理研究院,以改进老年护理实践质量。

综上所述,老年护理发展大致经历了四个时期:①理论前期(1900—1955年):在这一时期没有任何的理论作为指导护理实践的基础;②理论基础初期(1955—1965年):随着护理专业的理论和科学研究的发展,老年护理的理论也开始发展和研究,第一本老年护理教材问世;③推行老年医疗保险福利制度后期(1965—1981年):这一时期,老年护理的专业活动与社会活动相结合;④全面完善和发展时期(1985年至今):形成了较完善的老年护理学并指导护理实践。

(二)我国老年护理的发展

我国老年学与老年医学研究开始于20世纪50年代中期,相比国际老年学发展,起步并不晚,但因为我国老年护理学长期以来被视为成人护理学范围,加上高等护理教育的一度停滞,严重影响了老年护理学的发展,直到1977年后老年护理才重获新生。随着中华老年医学会和老年医学的发展,特别是20世纪80年代以来,国家对老龄事业十分关注,在加强领导、政策指引、国内外交流、机构发展、人才培养与科研等方面,都给予了关心和支持,有力地促进了老龄事业的发展,并建立了老年学和老年医学研究机构,与之相适应的老年护理学也作为一门新兴学科受到重视和发展。

人口老龄化带给我们最大的难题是日益增多的老年人口的抚养和照料问题,特别是迅速增长的"空巢"、高龄及患慢性病老年人的服务需求,寿命延长与"寿而不康"导致的医疗卫生和从事老年护理专业人员的数量与质量还远远不够。

面对老年学未来的发展方向及趋势,老年护理应适应时代的特征,加强老年护理教育和对专业老年护理人员的培养,加强相关基础理论和老年人常见疾病防治的护理研究,开发老年护理设备,同时借鉴国外的先进经验,构建具有中国特色的老年护理理论与实践体系,推进我国老龄事业的发展。

学习任务 1.4　养老新理论

老年人权益是否得到了全面保障,是社会进步、人文精神的体现,可以从老年人的生活质量和满足程度体现出来。老年人的合法权益是指老年人在我国依照《中华人民共和国宪法》(以下简称《宪法》)和相关法律规定应该享受的各种权益。老年人作为一个特殊的社会群体,需要法律对其进行特殊保护。

一、国家相关法律

《宪法》第四十五条规定,中华人民共和国公民在年老、疾病或者丧失劳动能力的情况下,有从国家和社会获得物质帮助的权利。由此可见,从国家和社会获得物质帮助权是《宪法》赋予老年人的基本权利,是人权的一个重要方面。《宪法》中规定的"老年人享有从国家和社会获得物质帮助权",是指老年人基于生存权向国家和社会要求物质性帮助从而保障基本生活条件的权利。老年人的物质帮助权主要通过社会保障体现出来,尤其是社会救济。社会保障是保障公民生存权的有力途径,包括社会保险、社会福利、社会救济和优抚安置,基本体现了生存权的要求。

《宪法》第四十九条规定,成年子女有赡养扶助父母的义务。《中华人民共和国民法典》第一千零六十七条规定,成年子女不履行赡养义务的,缺乏劳动能力或者生活困难的父母,有要求成年子女给付赡养费的权利。这里的赡养包括生活赡养、经济赡养及精神赡养。

二、居家养老

传统的家庭养老因核心家庭的增加,平均家庭规模减小,照顾老人的家庭成员严重不足,机构养老收费偏高,管理和运营机制落后,缺乏人文关怀,都有其弊端。而居家养老可以满足老年人的基本养老需求,减少代际矛盾,有助于维护社会公平,符合我国现实国情和传统孝道观念。居家养老是指老年人在家中居住,由社会提供养老服务的一种养老方式。它以家庭为核心,以社区为依托,以老年人日间照料、生活护理和精神慰藉为主要内容,以上门服务和社区日托为主要形式,被广泛地认为是符合我国国情的新型养老方式。家庭、社区、政府和非营利组织是居家养老的四大主体。

(一)居家养老的内容和形式

居家养老的基本内容主要包括物质保障、精神慰藉、医疗保健和生活照料等方面。根据子女是否和老年人住在一起,居家养老可分为合居式居家养老、分居式居家养老及独居式居家养老。

1.合居式居家养老 主要是指子女和老年人居住在一起。

2.分居式居家养老 主要是指子女和老年人不合居在一处,双方各有居住之地,互不干扰。

3.独居式居家养老 分为两种类型,一种是指老年人无子女,与配偶或独自一人居住在家里;另一种是指老年人虽有子女,但子女在国外居住或在另一个城市工作居住而不能照顾老年人。这种独居式居家养老的老年人通常是社区帮助的重点对象,他们虽符合入住养老机构条件,但更愿意在自己熟悉的家中生活。

(二)居家养老的基本特征

1.居家养老具有方便、灵活性 居家养老满足老年人养老需要的功能载体是多种形式的,它根据老年人的养老需要,合理分配养老资源,规划养老设施,选取养老方式。

2.居家养老具有养老功能全方位性 老年人的养老生活有多方面的需要,包括物质帮助、生活照料、精神慰藉、医疗保健等,涉及衣、食、住、行、乐、为、学等多方面。

3.居家养老具有养老资源充分利用性 居家养老可充分利用原有的物质资源,包括住房、家具、耐用消费品和生活设施及社区资源,而且老年人可以按照自己的特殊需要安排饮食起居,既可以提高生活质量又可以减少不必要的支出。

4.居家养老具有养老资源多元性 完成各方面养老功能的资源既来自个人、家庭,也来自社区、政府,因而是多元的。

5.居家养老具有社区性 居家养老是社区服务和家庭养老相结合的现代养老方式,居家养老中的"家"具有非常广泛的含义,它将"家"的含义扩展到了老年人所居住的社区这个广义的家庭中来,故居家养老也叫社区养老。

(三)国外的养老方式

英国作为具有典型意义的福利国家,在社会保障的许多方面值得称道,尤其是社区照顾,为老年人和社会急需援助的人提供适当的照顾和支援,从而使这些人能够在自己熟悉的家里和社区环境中过独立和正常的生活。

英国的社区照顾是指提供适当程度的干预和支持,使人们能获得最大的自主性且掌握自己的生活,为给老年人提供服务的老年人家庭成员提供暂托、喘息照顾和日间照顾,通过团体之家和临时收容所,增加照顾范围,直至提供居家照顾。

社区照顾主要有"社区内照顾"和"由社区照顾"两种方式。

(1)社区内照顾 是指国家直接干预并有制度和法律体系的规范性的养老照顾,通常由政府、公益机构等正式组织提供,照顾者都是经过相关机构培训的专业或半专业人员。它的服务对象主要是生活不能自理的老年人,在社区内的养老服务机构接受专业工作人员的照顾。

(2)由社区照顾 是指通过道德或血缘关系维系的、没有国家直接干预的非规范性养老照顾。通常包括3类:①第1类是亲属,指兄弟姐妹及远亲等对老年人的照顾。②第2类是家庭成员,主要是子女对父母的照顾。③第3类是非亲属,包括慈善机构、朋友、邻居、非政府组织对老年人的照顾。它的服务对象主要是有一定自我生活照顾能力的老年人。

英国的社区照顾模式不但在本国范围得到宣扬和实施,而且还受到国际社会的效仿和赞赏,对我国推行居家养老也有很大的启发作用。

在老龄社会,老年人的需求是多元化的,任何一种单一的养老方式均无法满足。需要构建政府、非营利组织、社区、家庭四位一体的居家养老体系。居家养老是一项长期而艰巨的工作,需要通力合作,互补联动,构建以政府科学掌舵为主导、以家庭照顾为基础、以社区服务为依托、以机构养老为补充的居家养老体系。

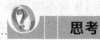 思考与训练

一、名词解释

1.老年护理学:

2.老化:

3.老年人:

4.健康老龄化:

二、选择题

1.老年护理学研究的对象是(　　)。

　　A.老龄化社会　　B.老年健康人　　C.老年人　　　　D.老年患者　　E.以上都是

2.下列说法正确的是(　　)。

　　A.我国是世界上老化状况最严重的国家

　　B.我国是世界上老年人绝对数最多的国家

　　C.我国是世界上老年人口平均寿命最长的国家

　　D.我国是世界上老龄化问题最严重的国家

　　E.我国是世界上老年人最多的国家

3.在发展中国家,60岁及以上人口达到总人口的(　　)标志这个国家属于老龄化国家。

　　A.>4%　　　　　B.>6%　　　　　C.>8%　　　　　D.>10%　　　　E.>12%

4.细胞损耗理论认为生命的死亡是因为(　　)。

　　A.生理、心理、社会及环境方面的影响

　　B.细胞内废物堆积

　　C.细胞分裂达到一定次数即停止分化,人体开始衰老

　　D.组织细胞耗损后不能再生

　　E.体细胞突变造成老年人体内细胞特性改变

三、简答题

1.人口老龄化如何对社会产生影响?

2.简述老年护理的原则。

3.如何运用老化的心理学理论指导护理实践?

4.简述我国人口老龄化的对策。

5.面对我国老龄化的现状,作为护理人员,应该怎样去迎接挑战?

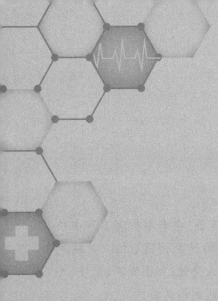

项目2
老年人的健康评估

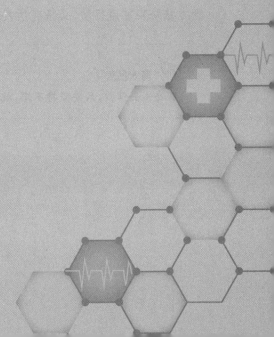

【学习目标】

1.掌握:老年人健康评估的主要内容及评估方法,老年人健康评估的原则、注意事项,老年人躯体健康、心理健康、社会健康以及生活质量健康的评估内容。

2.熟悉:各项评估量表,并能针对性地对老年人进行健康评估。

▶▷ **思政育人目标**

通过本项目的学习,使学生理解尊老是中华民族的优良传统,在老年护理工作中护士应了解老年人常见的沟通障碍,顺应老年人的沟通能力,努力达到沟通目的。对缺乏信任感的老年人,要耐心、体贴,予以关心,鼓励并指导其与他人交流;如因噪声、光线、气味等导致沟通障碍,则可通过改善环境、营造良好的沟通氛围达到沟通目的。

▶▷ **思政育人案例导入**

中国药理学研究
创始人——陈克恢

思政延伸:

成就从来不是一蹴而就的,药物从发现到临床应用需要走过漫长的道路。无论最初的动机如何,要想研发一种惠及百姓的药物就需要研究人员不懈地探索实践,几十年如一日,并要充分利用外部资源,达成目标。创新需要细致的观察及敏锐的发现能力,如氯化物解毒方法的研究,有些不起眼的个案报道,也许就是创新点的所在之处,需要广博的阅读及对价值的有效判断。中医药是个伟大的宝库,能有探索精神、创新意识、实践能力并踏实付诸行动,必将有所发现,有所成就。

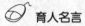 **育人名言**

不要失去信心,只要坚持不懈,就终会有成果的。——钱学森

学习任务 2.1　老年人健康评估

健康评估是系统地、有计划地收集护理对象的健康资料,并对资料进行整理、分析和判断的过程。老年人的健康评估方法与成年人基本相同,但其体力、视力和听力减退,思维和反应能力下降,导致接收和提供信息的能力下降,对评估结果有一定的影响。因此,在评估的过程中,护理人员应该遵循以老年人为中心的原则,运用沟通技巧,全面、客观地收集老年人的健康资料来综合分析老年人的健康状况。

一、健康评估的特殊性

老年人是一个独立的个体,老化使老年人对于生理、心理、社会方面的需要与成年人不同。对于老年人而言,对健康影响最大的不是疾病本身,而是因功能和认知改变带来的诸多问题。因此,健康评估的重点应放在预防问题的发生上,而不仅仅是处理已经发生的健康问题。老年人因老化和某些慢性疾病的影响,导致器官功能衰退,认知功能出现不同程度的改变。因此,老年人的健康评估主要包括生理评估、心理评估、社会功能及角色功能评估和生活质量等方面的评估。

二、健康评估的原则

(一)评估老年人身心变化的特点

1.老年人躯体变化的特点　随着年龄的增加,老年人发生生理性的变化是正常的,但生物、物理或化学等因素引起的病理性变化会导致老年人发生疾病。因此,护理人员要根据老年人的年龄,认真实施健康评估,及早发现现存或潜在的健康问题。例如,对老年人的躯体进行评估时,要根据评估的要求,选择合适的体位,特别是对有移动障碍的老年人,重点应检查易于发生皮损的部位。检查口腔和耳部时,应取下义齿和助听器。有些老年人部分触觉功能消失,在进行感知觉检查时,特别是痛觉和温度觉检查时,需要较强的刺激才能引出,注意不要损伤老年人。

2.老年人心理变化的特点　老年人在多年的生活和社会实践中,形成各自不同的个性,对待自身的衰老,有些老年人能正确面对,而有些老年人会出现焦虑、烦躁、孤独、无用、怀旧、多疑、任性等心理。此外,由于听觉、视觉功能的逐渐减退,老年人会产生不同程度的沟通障碍。因此,护理人员要尊重、关心和体贴老年人,语言上语调要柔和,语速要缓慢,语音要清晰,要耐心倾听老年人的讲述,学会通过眼神、表情、姿势、动作如触摸等非语言交流方式增进与老年人的情感交流。

(二)重视老年人疾病的非典型性表现

老年人感受性降低,加上常并发多种疾病,因而发病后往往没有典型的临床症状和体征,称为非典型性临床表现。例如,部分老年人患肺炎常无明显症状,仅表现为乏力、食欲差、精神萎靡,或突然意识障碍,心绞痛发作,不是以心前区憋闷、疼痛的典型临床表现呈现,而是表现出牙痛或腰痛,有的突然出现意识障碍等。这种非典型的表现,给老年人疾病的诊治带来了一定的困难,容易延误病情。因此,对老年人也要重视客观检查,尤其是体温、脉搏、血压等生命体征及意识的评估。

(三)注意老年人实验室检查的结果与正常人的差异

由于老年人各系统、器官的正常老化,代谢减慢,尤其是疾病或服用某些药物等因素影响,使老年人的实验室检查结果与其他人群有差异,影响其化验结果。护理人员要正确解读老年人的实验室检查数据,结合病情变化,确认实验室检查值的异常是生理性老化还是由病理性改变所致,避免延误疾病诊断与治疗。

三、健康评估的内容及注意事项

1.重视老年人的主观感受　随着年龄的增长,老年人的机体必然发生各种全身退行性的生理性或病理性变化,这两种变化过程往往在多数老年人身上同时存在,相互影响,有时难以严格区分,使老年人主观感受增强。因此,在采集病史中要注重患者的主观感受,学会辨别生理性与病理性的健康问题。

2.合理运用沟通技巧　使用老年人能够理解的语言或非语言进行沟通。老年人的视觉、听觉功能逐渐衰退,记忆力尤其是近期记忆明显下降,智力和思维能力改变,使老年人反应速度减慢,在限定的时间内接受新知识和新事物的能力较年轻人差,因此,护理人员评估时尽量采取交谈、观察和体检等多种方法灵活运用。注意语言通俗易懂,音量适度,简单明了,语速要慢,善于倾听,还可以利用面部表情、肢体动作、触摸等非语言沟通方式。在评估中应注意态度和蔼、有耐心、体贴、尊重老年人。必要时可由其家属或照顾者协助提供资料。

3.评估环境适宜、时间充分　老年人基础代谢下降,感觉功能降低,血流缓慢,体温调节功能降低,怕冷,耐力差,皮肤干燥,同时,老年人听力、视力与思维能力均有不同程度下降,多种慢性病并存,因此很容易感到疲劳。所以在评估过程中,护理人员要根据老年人的具体情况,选择舒适、安静、安全的环境,保持舒适的体位。必要时应在私密的环境下进行评估,每次评估的时间不宜过长,以 20~30 min 为宜。

4.保证评估资料的完整、客观、真实　评估资料要实事求是,不可主观臆断,不可用引导性的问题。收集资料应以老年人本人的表述为主,由于各种原因(如阿尔茨海默病等)使本人不能准确表述相关信息时,应询问亲属或照顾者,并确认亲属或照顾者对老年人的了解程度,以确保资料的真实性。

5.选择合适的评估方法和工具　健康评估内容包括躯体评估、心理评估、生活质量评估等,为了较全面地收集评估资料,需要选择针对性的评估量表及工具进行评估。在评估方法上有交谈法、观察法、量表评定法、体格检查及参考辅助检查法等。常用的评估工具有体温计、血压计、听诊器、评估量表、疼痛评估尺及专科特殊评估工具等。

6.及时准确记录评估结果　老年人入院后的首次评估应及时进行,评估记录在 24 h 内完成。此外,护理评估和及时记录要贯穿老年人住院全过程,以及技术操作前、中、后,随时反映病情的动态变化。

学习任务 2.2 老年人躯体健康评估

因老年人机体的各组织器官老化与受某些慢性疾病的困扰,老年人躯体功能健康状况不及中年人或青年人。因此,护理人员对老年人进行躯体健康评估时,要根据老年人的特点从生理功能与日常生活能力两方面进行。护理人员通过对老年人进行全面的躯体健康评估,了解其目前的生理性改变和存在的健康问题。评估时,根据老年人的生理改变,在安静、安全的环境下安排充足的时间,同时,对老年人进行评估还要灵活运用沟通技巧,避免发生沟通障碍,以便收集到完整、准确的资料。评估内容主要包括健康史、体格检查、功能状态、日常生活活动能力等。可选用不同的量表进行评估,为进一步形成护理诊断、制订护理方案提供依据。

一、健康史

评估老年人的健康史,包括手术、外伤史,食物、药物等过敏史,日常生活活动和社会活动的能力,目前的健康状况,急慢性疾病,疾病发生的时间及主要的症状有无加重,治疗护理情况,恢复程度,目前疾病的严重程度和相关的影响因素。

(一)全身状态

1.生命体征 包括体温、呼吸、血压、脉搏。老年人基础体温较成年人的低,70 岁以上的患者感染常无发热的表现。测呼吸时,注意呼吸方式、频率与节律,有无呼吸困难,老年人正常呼吸频率为 16~25 次/min。测脉搏时,时间不可少于 30 s,注意脉搏的频率与节律。测血压时,最好让老年人平卧 10 min 后进行,然后直立后 1 min、3 min、5 min 各测定血压一次。如直立时任何一次收缩血压比卧位降低不少于 20 mmHg 或舒张压降低不少于 10 mmHg,称直立性低血压。高血压和直立性低血压在老年人中较为多见。

2.智力、意识状态 老年人的记忆力、定向力及思维能力等,主要反映老年人对周围环境的认识和对自身所处状况的识别能力,有助于判断有无颅内病变和代谢性疾病,有助于早期诊断老年痴呆症。

3.营养状态 老年人每天饮食状况和有无饮食限制、活动量等。测量身高、体重,正常人从 50 岁起身高可缩短,女性平均缩短 4.9 cm,男性平均缩短 2.9 cm。因肌肉和脂肪组织的减少,80~90 岁的老年人体重明显减轻。

4.体位、步态 注意观察老年人调整体位情况、活动是否受限,对疾病诊断有一定帮助。如心功能不全的老年患者,可出现被迫体位如端坐呼吸,慌张步态见于帕金森综合征,醉酒步态见于小脑病变等。

(二)皮肤

评估老年人皮肤的颜色、温度、湿度,有无压疮等皮肤完整性损害及特殊感觉,如老年色素斑、老年性白斑、癌前病变、癌性病变等。40 岁以后常可见浅表的毛细血管扩张。

(三)头面部与颈部

1.头面部检查 评估老年人头发的色泽、密度。随着年龄的增长,头发变成灰白、稀疏,发丝变细,并有脱发。

(1)眼睛及视力检查 老年人眼窝内的脂肪组织减少,眼球呈凹陷状;眼睑下垂;泪腺分泌减少,易出现眼干;瞳孔直径缩小,对光反应不敏感;50岁后常可见双侧角膜老年环,即角膜边缘因脂质沉积而形成一灰白色的环,多为生理性现象;晶状体变性、混浊可引起白内障;晶状体的老化,还会引起眼压增高,导致青光眼;老年人远视功能增强,近视功能下降,出现老视眼;视网膜紫质的再生能力减退,使其区分色彩与暗适应的能力有不同程度的衰退和障碍。

(2)耳 外耳检查可发现老年人的耳郭增大,皮肤干燥,失去弹性,耳垢干燥。老年人的听力随着年龄的增加逐渐减退,对高音量或噪声易产生焦虑情绪,常有耳鸣,特别在安静的环境下较明显。检查耳部时,应注意取下助听器,可通过询问、控制音量、手表的滴答声及耳语来检查听力。

(3)鼻腔 鼻毛较少,鼻腔黏膜萎缩变薄,且变得干燥。

(4)口腔 由于毛细血管血流减少,老年人口唇失去红色,口腔黏膜及牙龈显得苍白;唾液分泌减少,口腔黏膜干燥;味蕾退化和唾液减少,味觉减低。由于长期的损害、外伤、治疗性调整,老年人多有牙列缺失,常有义齿,牙齿颜色发黄、变黑及不透明。评估口腔时,应检查牙托是否合适,齿龈有无出血或肿胀,牙齿是否松动、断裂,是否有经久不愈的黏膜白斑和癌变的体征。

2.颈部检查 包括颈部活动范围、颈静脉充盈及颈部血管杂音、甲状腺。注意老年人颈部强直的体征,不仅见于脑膜受刺激,而且常见于痴呆、脑血管病、颈椎病、颈部肌肉损伤和帕金森综合征患者。

(四)胸部

1.乳房的视诊和触诊 随着年龄的增长,女性乳房变长和平坦,乳腺组织减少。乳腺癌的发病率增高,学会乳房的自我检查是早期发现乳腺癌的关键。如发现肿块,要高度疑为癌症。男性如有乳房发育,常常是由于体内激素改变或是药物的不良反应。

2.胸廓、肺 由于骨骼的退行性病变,胸腔前后径增大,横径相对缩小而呈桶状胸;胸腔扩张受限,肺活动度下降;气道变窄,肺组织结构老化,肺部叩诊常呈过清音,呼吸音减弱;部分老年人即使在没有疾病的情况下,肺底部可有少量湿性啰音。

3.心脏 老年人肩部狭窄,脊柱后凸,心脏下移,使得心尖搏动出现在锁骨中线旁。胸廓坚硬,使得心尖搏动幅度减小。听诊第一及第二心音减弱,心室顺应性降低,可闻及第四心音,多无临床意义。静息时心率变慢。主动脉瓣、二尖瓣的钙化、纤维化以及脂质堆积,导致瓣膜僵硬和关闭不全,听诊时可闻及异常的舒张期杂音,并可传播到颈动脉。

(五)腹部

老年人腹肌松弛,腹部易出现皮下脂肪堆积而隆起,肥胖常常会掩盖一些腹部体征;消瘦者因腹壁变薄松弛,腹膜炎时也不易产生腹壁紧张,但易于触摸;便秘时所产生的包块易误诊为恶性肿瘤,肠梗阻时则很快出现腹部膨胀;听诊肠鸣音减弱;由于肺扩张,膈肌下降,致肋缘下可触及肝脏。随着年龄的增长,膀胱容量减少,很难触诊到膨胀的膀胱。

（六）生殖系统

老年女性由于雌激素缺乏,外阴发生变化,阴毛稀疏,呈灰色;阴唇皱褶增多,阴蒂变小;由于纤维化,阴道变窄,阴道壁干燥苍白,皱褶不明显。子宫颈变小,子宫及卵巢缩小。

男性外阴改变与激素水平降低相关,表现为阴毛变稀及变灰,阴茎、睾丸变小;双阴囊变得无皱褶并晃动。随着年龄增长,老年男性前列腺逐渐发生组织增生,增生的组织引起排尿阻力增大,导致下尿道梗阻,出现排尿困难。

（七）脊柱与四肢

老年人肌张力下降,腰脊变平,导致上部脊柱和头部前倾。椎间盘退行性改变使脊柱后凸。由于关节炎及类似的损害,致使部分关节活动范围受限,行走时呈现步态变小、速度变慢。评估四肢时,应检查各关节及其活动范围、水肿和动脉搏动情况,注意有无疼痛、畸形、运动障碍。下肢皮肤溃疡、足冷痛、坏疽及脚趾循环不良等,常提示下肢动脉供血不足。

（八）神经系统

随着年龄的增长,脑组织萎缩,神经系统功能退化,老年人的感觉敏感性下降,可出现生理反射减弱或消失,病理反射阳性。肌肉萎缩,肌力减弱,肌张力下降。部分老年人还可出现不随意运动和共济运动失调。评估时可做手臂下落动作、手指微细动作或握拳动作,并检查膝、腱反射等,老年人常呈现反应变慢、动作不协调。

二、体格检查的注意事项

老年人一般 1~2 年进行一次全面的健康检查。评估时老年人采取舒适体位如坐位或半坐位,评估者采用视诊、叩诊、触诊、听诊方式进行体格检查。

1.一般原则

（1）保暖　老年人代谢率降低,血流缓慢,皮下脂肪少,容易受凉,因此,检查时要注意室内温度。

（2）做好时间安排　如果为老年人做全身评估需要较长时间,可以分时分段进行;让老年人有充足的时间回忆过去发生的事件,不要催促老年人,以防获得不正确的信息。

（3）体位　护理人员检查时要根据要求,为老年人选择舒适的体位,以防老年人过度疲劳。

（4）注意皮损　要全面检查,同时根据老年人感知觉的改变,在检查时力度要适宜,不要造成损伤。

2.检查前准备　选择安静、无干扰的环境,注意保护老年人的隐私。有条件的情况下可准备便于升降的特殊检查床。

3.做好各项检查记录　确定与年龄相关的正常变化和现存或潜在的健康问题;确定功能状态;检查的常用方法同其他体格检查。

三、功能状态的评估

身体功能是生活行为及社会行为的首要条件,功能状态在很大程度上影响着老年人的生活质量。由于老化和疾病影响,老年人的一些功能丧失。评估功能状态,有助于判断老年人的生活状况,制订相关的护理计划,帮助老年人完善缺损功能,从而提高老年人的生活能力,改善生活质量。了解日常生活功能,是确定老年人独立生活能力简单实用的方法,是确定护理级别的主要依据。评估方法有直接观察法和自述法。

(一)功能状态评估的目的

护理人员对老年人功能状态的评估有助于了解老年人的日常生活状态,如起居、用药、活动情况等,以判断其功能状态。对功能缺失者,应制订针对性的护理措施,帮助老年人完善功能,以满足老年人独立生活的需要,提高老年人的生活质量。

(二)功能状态评估的目标

防止老年人残疾加重,尽早判断老年人功能是否缺失,制订相应的护理计划和措施。随时监测老年人的功能状态,及时进行有效的治疗,并制订康复护理方案,最大限度地提高老年人的生活质量。

(三)功能状态评估的内容

老年人的功能状态受机体健康、心理健康及社会健康状态等因素的影响。因此,对老年人的评估要全面进行。功能状态的评估包括日常生活能力、功能性日常生活能力、高级日常生活能力(AADL)三个层次。

1.日常生活能力 这是老年人最基本的自理能力,描述老年人自我照顾、从事必需的日常生活活动的基本状态,主要包括躯体生活的自理,如穿衣、如厕、梳洗、进餐、行走和洗澡。表2-1不仅是评估老年人功能状态的指标,也是评估老年人是否需要补偿服务或评估老年人死亡率的指标。

表 2-1　日常生活能力量表(ADL)

序号	项目	分	数			序号	项目	分	数		
1	使用公共汽车	1	2	3	4	8	梳头、刷牙等	1	2	3	4
2	行走	1	2	3	4	9	洗衣	1	2	3	4
3	做饭菜	1	2	3	4	10	洗澡	1	2	3	4
4	做家务	1	2	3	4	11	购物	1	2	3	4
5	服药	1	2	3	4	12	定时上厕所	1	2	3	4
6	吃饭	1	2	3	4	13	打电话	1	2	3	4
7	穿衣	1	2	3	4	14	处理自己钱财	1	2	3	4

ADL 评分标准:1 分为自己完全可以做,2 分为有些困难,3 分为需要帮助,4 分为自己完全不能做。总分低于 16 分为完全正常,分值高于 16 分为有不同程度的功能下降,凡有 2 项或 2 项以上高于 3 分,或总分高于 22 分为功能有明显障碍。

2.功能性日常生活能力　也称独居生活能力,包括购物、家庭清洁、使用电话、做饭、洗衣、服药、旅游和自理经济等,是反映老年人在家中或寓所内进行自我护理活动的能力和参与社会活动的基本能力,其正常则说明老年人能独立生活。功能性日常生活能力要求老年人具有比基本日常生活能力更高的生理或认知能力,这是参与社会活动的基础。

3.高级日常生活能力　能反映与老年人生活质量相关的智能和社会角色功能,包括主动参加社交、娱乐活动、职业工作等,不包括满足个体保持独立生活的活动。高级日常生活能力的缺失一般比日常生活能力的缺失出现早,一旦出现,就预示着更严重的功能下降,需要做进一步的功能性评估,包括日常生活能力和功能性日常生活能力的评估。

(四)常用的评估量表

1.日常生活功能指数　日常生活功能指数是由 Katz 等人设计制订的语义评定表(表 2-2),Katz 认为功能活动的丧失按顺序进行,复杂的功能首先丧失,简单的动作丧失较迟。

需评估下列各项功能时,在相应的地方打"√"。

表 2-2　Katz 日常生活功能指数评价表

姓　　名	评价日期
1.洗澡(擦浴、盆浴、淋浴) 　独立完成(盆浴时进出浴缸自如) 　仅需部分帮助(如背部或一条腿) 　需要帮助(不能自行洗浴)	(　　) (　　) (　　)
2.更衣(从衣橱或抽屉中取衣、穿衣,以及系扣、系带) 　独立完成 　需部分帮助(系鞋带) 　需要帮助	(　　) (　　) (　　)
3.如厕(进厕所排便、排尿自如,排泄后能自洁及整理衣裤) 　无需帮助或能借助辅助器具进出厕所 　需部分帮助(便后清洁或整理衣裤,夜间用马桶或尿壶) 　需要帮助(不能自行进出厕所完成排泄过程)	(　　) (　　) (　　)
4.移动(起床、卧床,从椅子上站立或坐下) 　自如(使用手杖等辅助器具) 　需要帮助 　不能起床	(　　) (　　) (　　)
5.控制大、小便 　完全能控制 　偶尔有失禁 　排尿、排便需别人观察控制,需要使用导尿管	(　　) (　　) (　　)
6.进食 　独立完成,无需帮助 　需帮助备餐,能自己吃食物 　需帮助进食,部分或全部通过胃管喂食或需静脉输液	(　　) (　　) (　　)

评定方法:按照各项功能完成的独立程度依次评 2 分、1 分和 0 分,总分值范围为 0~12 分,分值越高,提示被测者的日常生活能力越高。

2.Preffer 功能活动调查表(FAQ) 该表于 1982 年编制(表 2-3),目的是更好地发现和评价功能障碍不太严重的老年患者,如早期或轻度痴呆的患者。

表 2-3 Preffer 功能活动调查表(FAQ)

序号	项 目	分 数			
1	使用各种票据(正确使用、不过期)	0	1	2	9
2	按时支付各种票据	0	1	2	9
3	自行购物	0	1	2	9
4	参加需要技巧性的游戏或活动(书法、下棋)	0	1	2	9
5	使用炉子	0	1	2	9
6	准备或烧一顿饭菜(有饭、菜、汤)	0	1	2	9
7	关心和了解新鲜事物(国家、邻居)	0	1	2	9
8	持续集中 1 h 以上注意力看电视或听收音机,并能理解、评论或讨论其内容	0	1	2	9
9	记得重要的约定	0	1	2	9
10	独立外出活动或走亲访友(较远距离)	0	1	2	9

FAQ 评分标准:0 分表示没有任何困难,能独立完成,不需要指导或帮助;1 分表示有些困难,需要指导或帮助;2 分表示需要帮助,本人无法完成,完全或几乎完全由他人代替完成;9 分表示项目不适用,不计入总分。总分为 0~20 分和单项分为 0~2 分,FAQ 高于 5 分,并不等于痴呆。临界值总分为 25 分,表示 2 项或 2 项以上单项功能丧失(2 分)或 1 项功能丧失,2 项以上有功能缺失(1 分)。

请仔细地阅读,并按老年人的情况,做出最能合适地反映老年人活动能力的评定,每一道题只能选择一个评定,不要遗漏。

学习任务 2.3 老年人心理社会健康评估

心理健康是反映老年人健康的一个重要方面,老年人面临退休、离休、社会地位改变、生理功能减退,以及身患各种慢性疾病、丧偶、亲朋好友去世、经济收入减少、空巢等生活事件,对心理健康影响很大。因此,要维持健康的心态,老年人要适应离退休生活,尽快完成离退休后的角色转变,建立健康的养老生活方式,培养有益身心健康的兴趣爱好;适应衰老带来的身心变化,正确认识生老病死这一生命的自然规律;对丧偶要有心理准备,要尽快从丧偶的悲伤中解脱出来,适应生活变故,消除孤独感。若不能有效地应对以上生活事件,就会出现焦虑、抑郁等不良情绪,影响老年人的生活质量。

一、情感评估

老年人因为退休、丧偶、患病等,对自己未来生活充满担心,情绪与情感不稳定,最需要护理干预的情绪状态是焦虑和抑郁,需要护理人员尽早发现,进行干预。

1.焦虑 焦虑是个体预感到威胁和危险来临时的一种紧张、不愉快的情绪状态,表现为紧张、不安、急躁等。常用的焦虑评估量表如下。

(1)汉密顿焦虑量表(HAMA): 1959 年由 Hamilton 编制,是一个广泛用于评定焦虑严重程度的量表(表 2-4),包括 14 个项目。

(2)焦虑自评量表(SAS) 1971 年由 Zung 编制,包括 20 个项目。

(3)状态-特质焦虑问卷(STAI-FormY) 1970 年由 Charles D.Spielbergar 编制,1980 年修订,包括 40 个项目。

(4)贝克焦虑量表(BAI) 1985 年由美国 Aaron T.Beck 编制,包括 21 个项目。

表 2-4 汉密顿焦虑量表(HAMA)

项 目	主要表现
焦虑心境	担忧,感到有最坏的事件要发生,容易激惹
紧张	紧张感,易疲劳,不能放松,情绪反应大,易哭,颤抖,感到不安
害怕	害怕黑暗、陌生人、一人独处、动物、乘车或旅行及人多的场合
失眠	难以入睡,易醒,睡得不深,多梦,夜惊,醒后感疲倦
认知功能	注意力不能集中,记忆力差
抑郁心境	丧失兴趣,对以往爱好缺乏快感,抑郁,早醒
躯体性焦虑(肌肉系统)	肌肉酸痛,活动不灵活,肢体抽动,牙齿打战,声音发抖
躯体性焦虑(感觉系统)	视物模糊,发冷发热,软弱无力,浑身刺痛
心血管系统症状	心动过速,心悸,胸痛,血管跳动感,昏倒感,心搏脱漏
呼吸系统	胸闷,窒息感,叹息,呼吸困难
胃肠道症状	吞咽困难,嗳气,消化不良,肠动感,肠鸣,腹泻,体重减轻,便秘
生殖系统症状	尿意频数,尿急,停经,性冷淡,早泄,阳痿
自主神经系统症状	口干,潮红,苍白,易出汗,起鸡皮疙瘩,紧张性头痛,毛发竖起
会谈时行为表现	一般表现:紧张,不能松弛,忐忑不安,咬手指,紧紧握拳,摸弄手帕,面肌抽动,手发抖,皱眉,表情僵硬,肌张力高,叹息样呼吸,面色苍白 生理表现:吞咽,打嗝,安静时心率快,膝反射亢进,震颤,瞳孔放大,眼睑跳动,易出汗,眼球突出

评分方法:采用 0~4 分 5 级评分法。标准分为无症状;1 分为轻度;2 分为中等,有肯定的症状,但不影响生活与劳动;3 分为重度,症状重,需要进行处理或已影响生活与劳动;4 分为极重,严重影响生活。总分超过 29 分,提示严重焦虑;超过 21 分,提示明显焦虑;超过 14 分,提示肯定有焦虑;超过 7 分,提示可能有焦虑;低于 7 分,提示无焦虑。

2.抑郁　抑郁是个体失去某种自身重视或追求的东西时产生的情绪体验,其显著的特点是心情低落、兴趣下降、失眠、悲哀、自责等。常用的评估量表如下。

汉密顿抑郁量表(HRSD)　1960年由 Hamilton 编制,是临床上评定抑郁状态时最常用的量表(表2-5)。其修订多次,有17、21和24项三种版本。

表 2-5　汉密顿抑郁量表(HRSD)

序号	项目	分数					序号	项目	分数				
1	抑郁情绪	0	1	2	3	4	13	有罪感	0	1	2	3	4
2	自杀	0	1	2	3	4	14	入睡困难	0	1	2		
3	睡眠不深	0	1	2			15	早醒	0	1	2		
4	工作和兴趣	0	1	2	3	4	16	阻滞	0	1	2	3	4
5	激动	0	1	2	3	4	17	精神性焦虑	0	1	2	3	4
6	躯体性焦虑	0	1	2	3	4	18	胃肠道症状	0	1	2		
7	全身症状	0	1	2			19	性症状	0	1	2		
8	疑病	0	1	2	3	4	20	体重减轻	0	1	2		
9	自知力	0	1	2			21	日夜变化 A.早	0	1	2		
								日夜变化 B.晚	0	1	2		
10	人格或现实解体	0	1	2	3	4	22	偏执症状	0	1	2	3	4
11	强迫症状	0	1	2			23	能力减退	0	1	2	3	4
12	绝望感	0	1	2	3	4	24	自卑感	0	1	2	3	4

评分标准:总分超过35分,可能为严重抑郁;超过20分,可能为轻度或中度抑郁;总分低于8分,患者没有抑郁症状。即病情越重,分值越高,反之成立。

二、老年人社会角色功能

(一) 老年人的角色特点

一个人在特定的时间、场合，通常只能担任一个特定的角色。而每个特定的角色，都具有一定的权利、义务和行为规范。老年人一生中经历了多重角色的变化，从婴儿到青年、中年直至老年；从学习到工作直至退休；从儿子或女儿到父母直至祖父母等，老年人与周围人的关系在不断地转换，其对角色的适应存在着角色的变更问题。老年期角色变更的特点主要表现以下三个方面。

1.角色期望的变更 角色期望是指一个人对自己的角色所规定的行为和性质的认识、理解及希望。现代社会的老年人不仅需承认角色变更的事实，也要改变对老年角色的认识。老年人应放弃一些老年期的角色，接受和理解当代社会对老年人角色的要求及期望，同时还应准备去创造和建立当代老年人的典型角色。

2.家庭角色的变更 老年人退休以后，家庭便成为其主要的生活场所，进入老年期后，大部分家庭有了第三代人，老年人由父母的地位上升到祖父母的位置，老年人常常担起照料第三代的角色。老年阶段也是丧偶的主要阶段，如老伴去世，则要失去某个角色。

3.社会角色变更 老年人社会角色的变更主要是指社会政治、经济地位的改变所带来的角色改变。老年人到一定年龄后，自然地由社会的主宰者变为社会的依赖者，由社会财富的创造者变为社会财富的消费者。许多老年人不适应这种角色的变化，一旦退休，则不知所措，难以接受，认为自己的价值得不到承认，被社会所抛弃，出现情绪低落、沉默忧虑等。

社会功能是指老年人个体作为社会成员发挥作用的大小程度。老年期是人生的最后一个重要转折，其中最突出的是老年人社会角色转变适应问题，由此会引起老年人一系列的心理波动和变化。因此，要全面认识和评估老年人的社会功能与角色，从角色功能、文化背景、所处环境、家庭状况及将来的目标等方面对老年人的社会健康状况和社会功能进行评定。

(二) 角色功能

角色功能是指从事正常角色活动的能力，对老年人进行角色功能的评估是明确被评估者对角色的感知，如正式的工作、社会活动、家务活动等。对承担的角色是否满意、有无角色适应不良等，以便及时采取干预措施，避免角色功能障碍给老年人带来的生理和心理两方面的不良影响。

角色是社会角色的简称，是指个人在社会关系位置上的行为模式。它规定一个人活动的特定范围和与人的地位相适应的权利义务与行为规范，是社会对一个处于特定地位的人的行为期待。在社会生活中，处于一定社会地位的人扮演着多种角色，集许多角色于一身。角色不能单独存在，需要存在于和他人的相互关系中。

老年人因老化与某些功能的衰退，因此角色能力下降。性别、个性、家庭背景、文化背景、社会地位及经济状况等因素在角色适应中影响着老年人所承担的角色，导致出现角色行为缺如、角色行为强化或角色冲突等问题，而这些问题直接影响着老年人的身心健康。如一些老年人虽然自己身体不好，但行为上尽量表现出很好，不愿意承认自己是患者。

三、社会角色功能的评估

老年人承担着不同的角色,可以通过观察或与老年人交谈的方法收集资料,对老年人进行角色功能评估。

（一）评估内容

1.角色的承担

（1）一般角色 了解老年人过去的职业、离退休时间和近期在做什么、有无工作或困难等,有助于防范由于退休所带来的不良影响,也可以确定目前的角色是否适应。

（2）家庭角色 老年人离退休后,生活的重心放在了家庭琐事上,广泛的社会联系骤然减少,这使他们感到很不习惯、很不适应。由于第三代的出现,老年人由父母的位置上升到祖父母的位置,要承担起照料第三代的任务,这改变了老年人的家庭角色。老年期又是容易生病、丧偶的主要阶段。除丧偶之外,夫妻争吵、亲友亡故、婆媳不和、突患重病等意外刺激,对老年人的心灵打击也很大。因此,评估老年人夫妻角色功能、性生活等,有助于判断老年人社会角色及家庭角色形态。

（3）社会角色 一些老年人虽然离开工作岗位,但是仍然具有较高的价值观和理想追求,不甘于清闲,渴望在有生之年能再多做一些工作,即退而不休、老有所为,为社会发挥余热,如一些老教师退休后继续帮助学生。因此,有必要收集老年人每日活动的资料,如活动场所、人员、内容、时间等,了解老年人社会关系形态。社会关系形态的评估,可提供有关老年人自我概念和社会支持资源的信息。如果被评估者对每日活动不能明确表述,提示社会角色的缺失或是不能融合到社会活动中去。不能明确的反应者,也可提示是否有认知或其他精神障碍。

2.角色的认知 进入老年期后对自己的生活方式和所承担的角色认识程度不一样,如一些老年人感觉老年挺幸福,而另一些老年人感到不快乐。因此,可让老年人描述对自己角色的感知和别人对自己的期望,同时还应询问是否认同别人对自己的角色期望。

3.角色的适应 老年人随着生活重心的转移,逐渐以居家、健康为主。老年人与家人、周边人的交流、活动等,能否适应,可让老年人描述对自己承担的角色是否满意,以及与自己的角色期望是否相符,观察有无角色适应不良的身心行为反应,如头痛、头晕、疲乏、睡眠障碍、焦虑、抑郁、忽略自己和疾病等。

（二）评估方法

一般采用开放式问题进行评估。对老年人的角色从承担角色情况、角色感知情况及角色态度三方面进行评估。

1.承担角色情况 了解老年人过去从事什么职业及担任什么职务,现在在家庭和社会中承担的角色。

2.角色感知情况 询问老年人是否明确承担角色的权利和义务。

3.角色满意度询问 老年人对自己承担的角色是否满意以及与自己的角色期望是否相符;现在的角色改变对其生活方式、人际关系有无影响,有无角色适应不良等。

四、老年人社会环境的评估

环境包括经济、文化、教育、制度、生活方式、社会关系、社会支持等诸多方面,这些与人的健康有着密切关系。

(一)物理环境

物理环境是指一切存在于机体外环境的物理因素的总和。人们在日常生活环境中接触到很多物理因素,如温度、湿度、声波、振动、辐射(电离辐射与非电离辐射)等。在自然状态下,物理因素一般对人体无害,有些还是人体生理活动必需的外界条件,只有强度过大和(或)接触时间过长时,机体的不同器官和(或)系统功能才会产生危害。由于"空巢"家庭的日益增多,老年人面临着独立居住及生活的问题。居住环境及社区则是老年人生活的主要场所,要注重评估其生活环境、社区中的特殊资源及其对目前生活环境、社区的特殊要求,其中居家环境安全要素是评估的重点,见表 2-6。

表 2-6　老年人居家环境安全评估要素

项目	内容	评估要求
一般居室	光线	是否充足
	温度	是否适宜
	地面	是否平整、干燥、无障碍物
	地毯	是否平整、不滑动
	家具	放置是否稳固、固定有序,有无阻碍通道
	床	高度是否在老年人膝盖下,与其小腿长基本相等
	电线	安置如何,是否远离火源、热源
	取暖设备	设置是否妥善
	电话	紧急电话号码是否放在易见、易取的地方
厨房	地板	有无防滑措施
	燃气	"开""关"的按钮标志是否醒目
浴室	浴室门	门锁是否内外均可打开
	地板	有无防滑措施
	便器	高低是否合适,有无设扶手
	浴盆	高度是否合适,盆底是否垫防滑胶毡
楼梯	光线	光线是否充足
	台阶	是否平整无破损,高度是否合适,台阶之间色彩差异是否明显
	扶手	有无扶手

(二)化学因素

人类生存的环境中存在天然的化学物质和人工合成的化学物质,以及动植物体内、微生物内的化学组分。很多化学元素在正常接触和使用情况下对机体无害,过量或低剂量长期接触时会产生有害作用,称为毒物。环境中常见的煤、石油等能源在燃烧过程中产生的硫氧化合物、氮氧化合物、碳氧化合物以及食品添加剂及粉尘等,对老年人的呼吸道、皮肤等带来损害。因此,对老年人的居住环境可进行化学物质的评估。

(三)社会环境

人类健康和疾病是一种社会现象,健康水平的提高和疾病的发生、发展及转归也必然会受到社会因素的制约。社会环境包括经济、文化、教育、婚姻、法律、制度、生活方式、社会关系、社会支持等诸多方面。

在社会环境因素中,缺乏独立的经济来源或可靠的经济保障,对老年人的健康及患者角色适应影响最大。这是由于老年人因退休、固定收入减少、给予经济支持的能力减少,如果再受到子女的歧视或抱怨,老年人容易产生自卑、抑郁的心理。评估时要询问经济来源,收入是否足够支付食品、生活用品和部分医疗费用,家庭有无经济困难,以及子女情况。

主要评估老年人的睡眠、活动、饮食起居、娱乐等方面的习惯以及是否有吸烟、酗酒、饮浓茶等嗜好。若有不良生活方式,还应进一步询问给老年人带来的影响。

(四)社会关系与社会支持

随着老龄化社会的到来,养老问题越来越突出,社会支持系统是必需的措施。通过国家与政府、社区与家庭四个层面的社会支持,满足老年人多类别、多层次的需求。评估老年人是否有支持性的社会关系网络,如家庭关系是否稳定,家庭成员是否相互尊重,家庭成员向老年人提供帮助的能力及对老年人的态度,朋友、同事可提供的帮助等。这些可通过家庭功能量表进行评估,见表2-7。

表2-7 家庭功能评估表

序号	项 目	评 分		
1	当我遇到问题时,可以从家人那里得到满意的帮助	0	1	2
2	我满意家人与我讨论各种事情及分担问题的方式	0	1	2
3	我希望从事新的活动或发展时,家人都能接受且给予支持	0	1	2
4	我很满意家人对我表达感情的方式以及对我的情绪	0	1	2
5	我很满意家人与我共度时光的方式	0	1	2

评分标准:0分表示几乎很少,1分表示有时这样,2分表示经常这样。总分7~10分表示无障碍,总分4~6分表示中度障碍,总分表示0~3分表示重度家庭功能不足。

五、人格评估

人格是指个体在适应社会生活的成长过程中,经遗传与环境相互作用形成的稳定的身心结构。个体的性格特点是人格的特征表现。人的性格特点与身心疾病有关,某些性格特点常是多疾病发生的基础。如精神衰弱型人格,表现为易焦虑紧张、多疑且敏感、遇事反复考虑、犹豫不决、缺乏果断和毅力、考虑多而行动少、克制、拘泥于形式等。

（一）老年人人格变化

老年人的人格与年龄无关,在进入老年期的过程中,由于欲望及要求意愿渐减少、动机和精神日趋减退,往往表现为情绪波动、内向、孤独与退缩。虽然人格在个体之间有明显的区别,但老年人随年龄的增长,人格变化主要有以下几个特点。

1.自我为中心　老年人一生为社会和家庭作出很大的贡献,在家庭中,是重要的支柱,成年期既要照顾老人又要照孩子,如今父母离世、子女成家,在家庭中变为被照顾的对象,特别喜欢周围的人尊敬他、服从他、恭顺他,尤其要求子女们孝敬他。

2.缺乏灵活性　为人处世往往表现为刻板、固执,不能很快地想出变通方法。

3.性格内向　群居是人的社会性表现。老年人退休在家,社会活动减少,生活范围缩小,与人的交流减少,表现为性格内向、不愿参加社会活动。

4.办事谨慎　老年人处事常看重是否正确,瞻前顾后,不重视速度,冥思苦想地反复推敲,显得保守。

5.猜疑与忌妒心理加重　有些老年人由于退休,社会的角色、地位也发生了变化,对于过去的同事、朋友相遇未主动打招呼时认为是别人看不起自己,导致产生自卑心理。对年轻人的升职、加薪产生忌妒心理等。

（二）人格评估的目的

人格评估的目的即测定老年人目前的精神状态与有无精神障碍等问题。评估老年人人格常用问卷法及投射法,护理人员在评估时应综合老年人日常生活的行为状况、习惯等进行有效评价。

（三）人格评估的方法

1.问卷法　问卷法主要指自述式人格问卷和人格检查表。常用的评估工具包括艾森克人格问卷、明尼苏达多相人格调查表和卡特尔16种人格因素测试。

2.投射法　投射法是在测试时对被评估者给予刺激,让评估者在不感限制的情况下,表现出自己应对的反应,使其在不知不觉中显现出人格特点。投射法还能够动态地观察到被评估者的无意识的深层表现,也可以用于测量老年人的自我功能、自我认识及人格特点等。常用的测量工具是罗夏克墨迹测验,它由瑞士精神病医师 Hermann Rorschach 于1921年创造,是对老年人进行各种人格测验中应用最广泛的工具。

3.压力与应对评估　压力也叫应激,是指各种刺激引起的一种生理和心理反应。应对是一种适应过程,大大小小的事件,如购物、慢性疾病折磨、地位的失落、丧偶、身体功能受限及经济状况的改变,都可给老年人带来压力,如果应对不当,将给老年人的身心健康造成危害。护理人员应全面评估老年人压力的各个环节,及时了解压力源存在的程度、性质、持续时间及对老年人的影响,正确评价老年人的应对能力,帮助老年人适应环境变化,有效地减轻压力反应,促进身心健康。

压力与应对的评估以访谈、心理测验观察等综合方法,评定量表包括生活事件量表(LES)、各种应对方式问卷及社会支持量表等。

六、老年人生活质量评估

随着医学模式的转变,医学的目的与健康的概念不再单纯是生命的维持和延长,而是趋向于提高生活质量,达到健康老龄化。

(一)生活质量的内涵

生活质量最早出现在社会学领域,其内涵非常广泛,包括生理、心理、社会功能的综合指标,可用来评估老年人群的健康水平、临床疗效及疾病的预后。

(二)生活质量的概念

生活质量(QOL)是在生物、心理、社会医学模式下产生的一种新的健康测量技术。世界卫生组织对其定义:生活质量是指不同文化和价值体系中的个体对他们的生存目标、期望、标准,以及所关心的事情相关的生存状况的感受。在此基础上中国老年医学会的定义:老年人生活质量是指60岁或65岁以上的老年人群身体、家庭、精神与社会生活满意的程度和老年人对生活的全面评价。

(三)生活质量的特点

生活质量是多维概念,包括身体健康、心理健康、社会适应能力,还包括生存环境状况等,是对于生活及其各方面的评价及总结。具有文化依赖性,其评价是根植于个体所处的文化和社会环境中的,既测量个体健康的不良状态,又反映健康良好的方面。老年人生活质量测量包含以下几个方面:

(1)生活质量不但测量健康不良状态,还反映健康积极状况。

(2)生活质量评价既可以反映群体健康,也可揭示个体的生活质量高低。

(3)生活质量更注意疾病造成的后果,即更注重对疾病所造成的身体功能、心理状态及社会功能改变的测量,为卫生服务和社会服务需求提供间接的依据。

(4)生活质量评价的主体是被测者,即由被测者自己评价。现场调查和自填问卷调查中患者或被抽查者的应答,成为健康资料的重要来源。

(5)生活质量是有文化依赖性的,评价时必须建立在一定的文化价值体系中。

(四)生活质量的综合评估

生活质量的评估多采用生活满意度量表、幸福度量表进行。

1.生活满意度的评估 生活满意度指数(LSIA)是指个人对生活总的观点和现在实际情况及希望之间、与他人之间的差距。生活满意度指数(表)是老年研究中的一个重要指标,主要用来测量老年人心情、心理、生理等主观完美状态的一致性,见表2-8。

指导语:下面的陈述涉及人们对生活的不同感受,如果您同意该观点,请在"同意"题下打"√",不同意该观点,请在"不同意"题下打"√",如果无法肯定,则在"?"下打"√",请务必回答每一问题。

表 2-8 生活满意度指数(LSIA)

项　目	同意	不同意	?
1.当我老了以后发现事情似乎要比原先想象的好(A)	□	□	□
2.与我所认识的多数人相比,我更好地把握了生活中的机遇(A)	□	□	□
3.现在是我一生中最沉闷的时期(D)	□	□	□
4.我现在和年轻时一样幸福(A)	□	□	□
5.我的生活原本应该更好些(D)	□	□	□
6.现在是我一生中最美好的时光(A)	□	□	□
7.我所做的事多半是令人厌烦和单调乏味的(D)	□	□	□
8.我估计最近能遇到一些有趣的和令人愉快的事(A)	□	□	□
9.我现在做的事和以前做的事一样有趣(A)	□	□	□
10.我感到老了,有些累了(D)	□	□	□
11.我感到自己确实上了年纪,但我并不为此而烦恼(A)	□	□	□
12.回首往事,我相当满足(A)	□	□	□
13.即使能改变自己的过去,我也不愿有所改变(A)	□	□	□
14.与其他同龄人相比,我曾做出过较多愚蠢的决定(D)	□	□	□
15.与其他同龄人相比,我的外表较年轻(A)	□	□	□
16.我已经为一个月甚至一年后该做的事制订了计划(A)	□	□	□
17.回首往事,我有许多想得到的东西均未得到(D)	□	□	□
18.与其他人相比,我惨遭失败的次数太多了(D)	□	□	□
19.我在生活中得到了许多我所期望的东西(A)	□	□	□
20.不管人们怎样说,许多普通人是越过越糟,而不是越过越好(D)	□	□	□

评分标准:同意得 2 分,不同意得 0 分,无法确定得 1 分。(A)为正向记分项目,(D)为反向记分项目。

2.主观幸福感的评估 主观幸福感是反映某一社会中个体生活质量的重要心理学参数,包括认知和情感两个基本成分,1980 年由 Kozma 制订的纽芬兰纪念大学幸福度量表(MUNSH),可作为老年人精神卫生状况恒定的间接指标,已经成为老年人精神卫生测定及研究的有效工具之一。

思考与训练

一、名词解释

1.老年保健：

2.健康促进：

二、简答题

1.老年人自我保健的原则有哪些？

2.老年人的饮食应注意哪些原则？

3.简述老年保健的目的和主要内容。

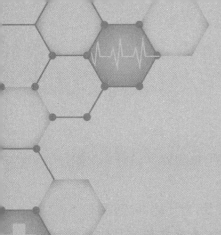

项目3
老年人的健康保健与健康促进

【学习目标】

1.掌握:老年保健和自我保健的原则,老年人健康促进的具体措施,能分析老年人的生理和心理变化。

2.熟悉:健康促进的方法,老年期生理、心理变化的特点。

3.了解:我国老年保健发展策略。

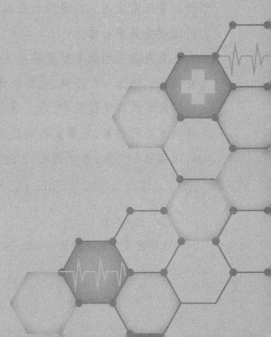

▶▷ **思政育人目标**

通过本项目的学习,使学生了解老年人健康保健的重要性,对于老年人,我们不应只重视其有无疾病发生,而更应看重生活机能方面是否健康。老年护理的目的是帮助老年人在疾病和机能障碍的状态下恢复基本的生活机能,使其适应生活,或在健康状态下能独立、方便地生活。

▶▷ **思政育人案例导入**

全髋关节置换术之父——
约翰·查恩雷

思政延伸:

自然创造了人类,而不幸的是自然也创造了疾病。一些疾病可以治愈,但还有许多疾病给身体带来的伤害是不能治愈的,其中许多涉及关节的疾病还未能通过西医学方法治愈,患者只能带着毁损的关节脱离社会,痛苦地生活。随着自然科学的进步,人类逐渐认识到,也许可以用人工假体替代已毁损的关节,减轻疼痛,恢复关节功能,使患者重新恢复正常生活。许多医学先驱为此付出了毕生的努力,并创造了伟大的医学奇迹,查恩雷就是其中一位。

查恩雷开创髋关节置换手术及不断改进手术的假体和操作的过程,体现了他的敬业精神。作为一个个体,也可以通过个人的努力而为人类医学事业进步做出巨大贡献。任何医学进步的过程中,个人需要敢于开创,付出比常人更多的努力,应对更大的压力,展现更高的智慧,克服更多的困难,敢于创新,认真严谨,善于运用科学的方法和思维去认识事物和问题,善于探索,才能为人类医学事业进步做出贡献。

 育人名言

选择医学可能是偶然,但你一旦选择了,就必须用一生的忠诚和热情去对待它。——钟南山

人口老龄化已成为世界性的问题,老年人多样化需求的不断增长,促使国家在经济、政治、社会福利、法律等诸多方面也制定出相应的对策。对于老年人,我们不应只重视他有无疾病发生,而更应看重老年人的生活机能方面是否健康。老年护理的目的是帮助老年人在疾病和机能障碍的状态下恢复基本的生活机能,使其适应生活,或在健康状态下能独立、方便地生活。做好老年人保健工作,不仅有利于老年人健康长寿,提高生活质量,延长生活自理的年限,还能促进社会的发展与稳定。

学习任务 3.1 老年人的健康保健

老年保健是指在平等享用卫生资源的基础上,充分利用现有的人力、物力,以维护和促进老年人健康为目的,发展老年保健事业,使老年人得到基本的医疗、护理、保健、康复等服务。

老年保健事业以维持和促进老年人健康为目的,为老年人提供疾病的预防、治疗、功能锻炼等综合性服务,同时促进老年保健和老年福利事业的发展。例如:建立健康手册、健康咨询、健康教育、功能训练、健康体检等保健活动,都属于老年保健范畴。

老年保健组织对于保障老年人的健康及生活具有重要意义。随着社会的进步和医学的发展,我国老年保健组织和机构正在不断地发展和健全。在老年保健组织中,护士应该发挥越来越大的作用,从而把"老有所养,老有所医"的要求具体地落在实处。

一、老年保健的目标

老年保健的目标是最大限度地延长老年期独立生活自理的时间,缩短功能丧失及在生活上依赖他人的时段,延长健康预期寿命,提高老年人的生命质量,从而实现健康老龄化。

健康老龄化是指社会或一个社区进入老年型的社会后,多数老年人生理、心理及社会功能健康状态大幅度上升,同时也使社会发展不受过度人口老龄化的影响。健康老龄化是当今国际社会关注的热点,它有"两个含义、四个外延"。

(一)两个含义

1.个体的健康老龄化 表现为老年人健康时期延长,生命晚期的持续时间缩短,老年人生活质量提高。

2.群体的健康老龄化 即老年人群中健康者的比例越来越大,老年人口的健康预期寿命及一般的预期寿命不同,前者以日常生活自理能力的丧失为终点,后者以死亡为终点。

(二)四个外延

1.老年人的个体健康 表现为身心健康和良好的社会适应能力。

2.老年群体的整体健康 表现为身体健康、生活美好、健康预期寿命延长。

3.老年人的家庭健康 表现为家庭和谐、婚姻美满幸福。

4.人文环境健康 表现为人口老龄化社会的社会氛围良好及发展的持续、有序等。

其中,老年人个体健康和家庭健康是基础,群体健康是核心,人文环境健康是目标。

欧洲地区 1912 年提出的健康老龄化标准可供借鉴参考:

(1)欧洲地区 2000 年平均期望寿命达到 75 岁,任何一个国家最低都必须达到 70 岁。

(2)女性与男性的期望寿命差缩小 25%。

(3)为不能独立生活的老年人提供适当的服务和供养。

(4)改善老年人生活方式和生存环境,延长健康老化期。

(5)65 岁及以上老年人中能够独立生活的人数增多,提高其生活质量。

(6)老年人积极参与社区的活动人数增多。

2012 年,欧盟委员会发布《推进欧洲积极健康老龄化创新合作项目的战略实施计划》,旨在解决人口老龄化的挑战,改善老年人群的健康和生活质量,促进社会可持续发展。1994 年年底在北京召开的"健康老龄化的研讨会"上,各界学者一致认为,我国的老龄化情况与国外有所不同,应开辟中国特色的健康老龄化道路。

二、老年保健的对象

(一)高龄老年人

高龄老年人是指年龄在 80 岁以上的老年人。随着老龄化的进展,高龄老年人人口逐渐增加。他们体质较弱,其中 60%~70% 的老年人患有慢性疾病,常为多种疾病并存,容易出现多系统功能的衰竭,住院时间也较长。老年人在健康状况不断退化的同时,心理健康状况也发生变化。因此,高龄老年人对医疗、护理、健康保健等方面的需求加大。

(二)丧偶老年人

丧偶老年人比例随年龄的增加而增加,其中女性丧偶的概率高于男性。丧偶会导致夫妻中的一方失去照顾和关爱,使其感到生活乏味、无望,甚至积郁成疾。据 WHO 报告,丧偶老年人的孤独感和心理问题发生率均高于有配偶的老年人,近期丧偶还会导致疾病发生或疾病复发。

(三)独居老年人

随着社会的发展和人口老龄化、高龄化,以及我国计划生育政策的实施,仅老年人组成的家庭比例逐渐增高。我国农村的老年人独居现象比城市更为普遍。独居老年人外出看病难,对医疗保健与社区服务的需求量增加。因此,帮助老年人购置生活必需品、送医送药上门、定期巡诊、为他们提供健康咨询或开展社区老年人保健服务是十分必要的。

(四)患病老年人

患病后的老年人身体状况差,生活自理能力下降,需要进行全面系统的治疗,因而加重了老年人的经济负担。为了减轻经济压力,一些老年人自行购药、服药,结果延误了对病情的诊断及治疗。因此,必须做好老年人的健康检查、保健咨询、健康教育,使其配合医生治疗,以促进老年人健康。

(五)精神障碍老年人

精神障碍的老年人主要是指痴呆老人,包括血管性痴呆和老年性痴呆。随着人口老龄化、高龄化,痴呆老人不断增多。痴呆老人的生活失去规律,不能自理,从而加重原有的躯体疾病,使平均寿命缩短。因此,精神障碍的老年人的医疗和护理服务需求高于其他人群,全社会应给予重视。

(六)近期出院老年人

近期出院的老年人,身体未完全康复,常需要继续治疗与及时调整治疗方案,如果遇到经济困难等不利因素,疾病易复发甚至导致死亡。因此,从事社区医疗保健的人员应根据情况,定期随访。

三、老年保健的原则

(一)我国老年保健的原则

为了做好老年保健工作,世界很多国家积极探索老年保健的行动方案及发展策略,老年保健原则是开展老年保健工作的行动准则,为今后一个时期内的工作提供指导。

1.保健的全面性原则 老年人的健康包括生理、心理、道德和社会全方面的健康,因此,老年人保健也应是多层次、多维度的。全面性原则应包括:①疾病或障碍的治疗、预防、康复及健康促进;②传统的躯体疾病和老年人在生活质量和社会适应方面的问题。

2.保健的区域化原则 即为了使老年人能更快捷、方便地获得保健服务,服务提供者能更有效地组织保健服务,所提供的以一定区域为单位的保健。老年人为了保持良好的社会和心理状态,更愿意留在社区各自的家庭中,而不是住进各种各样的老年保健机构。

3.保健的功能分化原则 老年保健的功能分化,是随着老年保健需求的增加和老年保健管理实践的发展而产生的,指的是在对老年健康的多层次性有充分认识的基础上,对老年保健的各个层面有足够的重视,在老年保健的计划、组织和实施及评价方面有所体现。

4.保健的费用分担原则 由于日益增长的老年保健需求与日益紧缺的财政支持,老年保健费用的筹集成为越来越严重的问题。因此老年保健的费用,必须由各种渠道分担(即政府承担一部分,保险公司的保险金补偿一部分,老年人自付一部分)。"风险共担"的原则越来越为大多数人所接受。

(二)联合国的老年保健原则

1.尊严性原则 老年人应当能够生活在尊严和安全中,避免受到剥削和身心虐待;老年人无论处于任何年龄、性别、种族背景、能力丧失或其他状态,都应当能够被公正对待,并应独立评价他们对社会的贡献。

2.独立性原则 老年人应当借助退休保险收入、家庭和社区支持及自我积蓄去获得足够的食物、住宅及庇护场所。老年人应当能够参与决定何时及采取何种方式从劳动力队伍中退出。老年人应当有机会获得适宜的教育和培训。老年人应当能够生活在安全和舒适、协调的环境中。老年人应当能够尽可能长时间地生活在家中。老年人应当有机会继续参加工作或参加其他有收入的活动。

3.自我实现或自我成就原则 老年人应当能够追求充分发展他们潜力的机会,应当能够享受社会中的教育(文化、精神和娱乐资源)。

4.参与性原则 老年人应当融入社会,积极参与制定和实施与其健康直接相关的政策,并与年轻人分享他们的知识和技能。老年人应当能够寻找和创造为社区服务的机会,在适合自己兴趣和能力的位置上担任志愿者。老年人应当能够形成自己的协会或组织。

5.保健与照顾原则 老年人应当得到与其社会文化背景相适应的家庭和社区的照顾保护。老年人应当能够获得卫生保健护理服务,以维持或重新获得最佳的生理、心理与情绪健康水平,预防或推迟疾病的发生。老年人应当能够利用适宜的服务机构,在一个有人情味和安全的环境中获得政府提供的保障、康复、心理和社会性服务及精神支持。老年人应当能够获得社会和法律的服务,以加强其权益保障。老年人在其所归属的任何一种庇护场所、保健和治疗机构中都能享受人权和基本自由,包括充分尊重他们的尊严、需求、信仰、利益和隐私,以及对其自身保健和生活质量的决定权。

四、健康行为促进措施

我国对老年健康行为促进提供各种保障和措施,具体如下:

(1)老年医疗保健纳入三级预防保健网的工作任务之中 城市、农村的三级医疗预防保健网都把老年医疗保健纳入工作任务之中,省市二、三级医院对社区老年医疗保健工作进行技术指导,有条件的医院创建老年病科(房)、老年家庭病床和老年门诊。

(2)开展老年人社区、家庭医疗护理服务 各级医院开展了方便老年人的医疗护理、社区康复和家庭护理工作。

(3)医疗单位与社会保健机构、福利机构协作 医务人员走出医院,到社会保健机构、福利机构中指导,进行老年常见病、多发病、慢性病的研究和防治工作,并开展老年人健康教育和健康体检。

(4)建立院外保健福利机构、开展服务项目 有些城市开办了老年日间医院等,为社会、家庭排忧解难。目前老年保健机构有:①敬老院,主要由乡政府成立,收纳孤寡老人。敬老院对老年人的衣食住行与终老后的安葬不收取任何费用。②老年公寓,专供老年人居住的民用住宅,帮助缺少住房且无子女的或子女不在身边的老年人解决生活上和住院的困难。③养老院,我国城市开办的集中供养老年人的福利机构,属于国家举办的社会保障事业,收养对象为无依无靠、无家可归、无经济来源的城市孤寡老人和残疾人。④社会福利院,是民政部门在城市举办的综合治理性社会福利事业单位,对象主要是城镇中无亲属子女赡养、无生活来源、基本丧失劳动能力的社会孤老及孤儿和残疾人,既管吃住又管医疗。⑤托老机构,为社区老年服务机构之一,包括全托、日托与临时托三种形式。⑥临终关怀病房。

(5)大力开展老年健康教育 根据老年人的不同特点,广泛开展以老年自我保健、疾病防治知识为主的老年健康教育,使广大老年人掌握基本保健知识及方法。

(6)举办各种娱乐活动 鼓励老年人参加各种形式的文化娱乐、体育等健身活动和社区行动,增强体质,减少疾病。

五、老年保健的任务

开展老年保健工作的目的,就是要运用老年医学知识,开展老年病防治工作;指导老年人的日常生活和健身锻炼,延长老年人的健康预期寿命,提高老年人的生活质量。因此,老年保健任务的完成需要依赖一个完整的老年医疗保健福利体系,即需要在老年人医院、中间机构、社区及临终关怀机构内展开,重视长期保健护理的需要,充分利用社会资源,对老年人进行健康教育。

学习任务 3.2　老年保健的发展

　　人口老龄化是全世界共同面临的挑战,世界各国,尤其是先行迈入老龄化国家行列的国家,探索了一些发展老年保健的工作模式,积累了宝贵的经验。我国在借鉴他人经验的基础上,也取得了一定成就,为今后的发展奠定了良好的基础。

一、国外老年保健的发展概况

　　老年保健最初源自英国。当时发现在综合性医院内住院的一部分高龄老年人,不仅同时患有多系统疾病,常伴有精神障碍,而且还有一些社会或经济问题。这些老年人住院时间长、需要的护理多,治疗上也有其特殊性,其中有些老年人反复入院或不能出院,于是开始兴建专门的老年病医院。由于这类医院多远离老年人家庭与市区,这种脱离社会的状况不利于老年人的心理健康和对老年人的管理。因此,大多数国家又开始采取以社区一级医院为中心的社区老年保健服务等办法。如在一些美洲、欧洲和日本等经济发达的国家和地区,近些年来为老年人不断扩大保健设施及福利设施,如老人院、老年公寓、日间护理中心、老人日托门诊、老年人与社会活动站等,老年人患病的家庭护理也由本地区的医护人员负责。

　　英国有专门的"老年人医院",对长期患病老人实行"轮换住院制度",即病人住院治疗期为 6 周,6 周后回家住家庭病床,需要再治疗的 2 周以后可以再次入院。瑞典是以"福利"著称的国家,老年人可享受的福利待遇是多种多样的。瑞典的老年公寓内设有"服务中心",并有经过训练的"家庭护理员",如老年人需要上医院或因病卧床需要照顾,"服务中心"即可派人前往。许多老年人服务楼内设有"警报中心",瑞典和日本的老年人和残疾人都配有警报器,又称安全铃,它与急救中心联网。老年人把安全铃戴在手腕上,一旦发生紧急情况可以及时呼救。在老年人服务楼内,救护人员 2 min 内可以赶到现场。在外散居户一般在 30 min 内也可赶到。

　　日本的老年保健起步较晚,但发展较快。1975 年日本开始着手老年保健的立法工作,1982 年日本老年保健法建立,1983 年完善了老年保健对策的综合体系。老年保健的原则是保证健康,发展适合治疗、预防、功能康复的保健事业,增进老年人福利。老年保健的内容包括建立健康手册,为老年人提供医疗、咨询、访问指导、健康检查、功能训练和健康教育,老年人每年可接受一次免费体检。由于老年保健立法的特点是具有连续性的、着眼于未来的老年人,因此其服务范围是 40 岁以上的人口。从 1961 年起,日本开始实行全民健康保险,医疗费用由国家、公共事业团体和保险公司三方承担。1973 年开始,65 岁以上的老年人医疗费用全部由政府承担,而随着老年人口增长和与老龄化有关的疾病谱的变化,自 1973 年至 1985 年国家医疗保健开支增加了 4 倍。1984 年规定医疗费用的 10% 由受益人承担。日本的老年保健事业对不同老年人采取不同的对策。

美国的老年保健问题,早在1915年到1918年就被提了出来。其实施经历了较长时间的发展,目前在长期护理方面已比较完善。在美国,老年服务的机构主要有护理之家、日间护理院、家庭保健、老人养护院等,大约有20%的老年人至少每年要在这里接受一次服务,而老年健康保险计划和穷人健康保险计划能够支付大部分费用。但美国长期的老年保健仍面临着三大挑战:①需要训练有素的合格的专业人员提供保健服务;②需要筹措足够的经费;③道德伦理问题,即如何为真正需要服务的人提供合理保健。

美国政府主要致力于在医院和老人院之间建立协作关系,引导两者共享管理和技术资源。同时着力解决长期保健的筹资问题,如通过政府提供保险网络,鼓励有能力付费者参加私人长期健康保险;扶助无力支付费者;发展主导性商业保险公司等策略。

二、我国老年保健的发展

中国对老年工作十分关注,为了加速发展老年医疗保健事业,国家颁布和实施了一系列的法律法规和政策,从我国的基本国情出发,建立有中国特色的老年社会保障制度和社会互助制度,建立比较完善的以家庭养老为基础、社区服务为依托、社会养老为补充,以老年福利、医疗保健、生活照料、文化教育、体育健身和法律服务为主要内容的老年服务体系和老年保健模式。

加强老年医疗保健的科学研究,经原国家卫生部和民政部批准,于1994年成立中国老年保健医学研究会,该研究会是从事老年保健医学研究工作者、临床医务工作者和老年保健管理工作者的学术性、专业性和自愿性相结合的非营利性的全国性社会团体。为广泛开展老年医学的研究,全国已建立了不同规模的老年医学研究所(室)40多个,开展了一些有价值的调查研究。

1996年10月,颁布实施了《中华人民共和国老年人权益保障法》,对老年人的赡养与抚养、社会保障、参与社会发展及法律责任等做出了明确的法律规定。各省、自治区、直辖市相继制定了维护老年人合法权益的地方性法规。

1999年,为了进一步加强全国老龄工作,成立了全国老龄工作委员会。地方各级政府也相应成立了老龄工作委员会。与此同时,建立了老龄协会及老年学研究会、老年大学、老年体育、老年书画、老年法律、老年科技、老年保健等非政府群众组织。在农村,70%的村民委员会建立了村老年人协会。目前,已形成了具有中国特色的政府与非政府老龄工作组织网络。

2000年8月,中国政府制定了《关于加强老龄工作的决定》,确定了21世纪初老龄工作和老龄事业发展的指导思想、基本原则、目标任务,切实保障老年人的合法权益,完善社会保障制度,逐步建立国家、社会、家庭和个人相结合的养老保障机制。城镇要建立基本养老保险、基本医疗保险、商业保险、社会救济、社会福利和社会服务为主的养老保健体系。农村要坚持以家庭养老为主,进一步完善社会救济,不断完善农村合作医疗制度,积极探索多种医疗保障制度,解决农民养老问题,建立和完善农村社会养老保险是改革发展稳定大局的需要。后来又先后制定了《中国老龄工作发展纲要》及《中国老龄事业发展"十五"计划纲要》,把老龄事业纳入国民经济和社会发展计划。

学习任务 3.3　老年自我保健

一、老年自我保健的概念

自我保健是指人们为保护自身健康所采取的一些综合性的保健措施。老年自我保健是指健康或罹患某些疾病的老年人利用自己所掌握的医学知识和科学的养生保健方法、简单易行的康复治疗手段，依靠自己和家庭或周围的力量对身体进行自我观察、诊断、预防、治疗和护理等的活动。老年人通过不断地调适和恢复生理和心理的平衡，逐步养成良好的生活习惯，建立起一套适合自身健康状况的养身方法，达到增进健康、防病治病、提高生活质量、推迟衰老和延年益寿的目的。

二、自我保健的原则、内容和方法

(一)自我保健的原则

自我监测、自我诊断、自我康复、自我护理和自我预防。

(二)自我保健内容和方法

1.自我监测　即老年人对自身的健康状况或疾病动态进行测定，并做出较为可信的评价。其内容应是老年人通过短时间的学习，就能自我掌握应用的若干有效指标。包括自我观察和自我检查两部分。自我观察是通过"望、听、触、嗅"等方法观察自己的健康情况；自我检查即通过自己所能把握的试剂、器械、仪器等工具进行检查。自我观察和自我检查的目的在于了解自己的健康状况，及时发现异常或危险信号，早期发现疾病，及时治疗。同时，定期观察自己的健康状况，以便掌握自己身体的薄弱环节，多加注意，且进行有针对性的自我调理。因此，每位老年人都应学会和掌握自我监测的基本技巧，随时注意自己身体所发生的变化。

进行自我监测的主要自觉症状包括：

(1)一般情况变化　包括面部颜色，老年斑出现的时间，食欲和食量的变化，睡眠情况，每日起居活动有无疲乏无力感，性生活变化，大小便情况等。

(2)感官系统症状　有无流涕、耳聋、鼻衄、耳痛、嗅觉减退、耳鸣等。

(3)呼吸系统症状　有无咽干、咽喉疼痛，口臭或口腔异味、异物感，咳嗽、咳痰、咯血、声音嘶哑、气促、呼吸困难等。

(4)循环系统症状　有无胸痛、心悸等。

(5)神经系统症状　有无视力障碍、头晕、头痛、肢体麻木等。

(6)消化系统症状　有无恶心、呕吐、腹痛、腹胀、腹泻或便秘等。

(7)泌尿生殖系统　有无尿频、尿急、尿痛、排尿困难、尿失禁、尿潴留等，男性应注意外生殖器有无疼痛感等。

进行自我监测的主要体征包括：

（1）排泄物　包括痰液、尿、鼻腔分泌物、和粪等。注意观察有无肉眼血尿；大便性质、形状、次数、量和气味等，有无大便形状变细或不规则，里急后重现象，大便混有黏液情况及是否带有血丝；鼻腔分泌物是否异常及带有血丝或血块等。

（2）面部　面部或眼睑有无水肿，有无结膜出血等。

（3）口腔　口腔黏膜或舌有否肿痛、溃疡，口唇周围有否疱疹。

（4）淋巴结　有无肿大的淋巴结，经常用手触摸颈部、锁骨上、颌下、腹股沟、腋下等部位有否肿大的淋巴结。

（5）甲状腺　有无结节。

（6）腹部　是否可触及包块，包块的大小、硬度等。

（7）乳房　老年女性要注意乳房有无肿块和结节，并注意停经后阴道有无不正常的阴道出血或异常分泌物。

（8）生殖器　老年男性要注意睾丸或附睾有否结节或肿块。

（9）关节　肩、腕、肘、髋、膝、指节和踝关节有无红肿或结节。

自我检查时，老年人要学会体温、呼吸、脉搏、血压等生命体征的测量方法和测量时的注意事项，掌握相应的正常值。有条件时，也可用电子血压计测量血压并学会观察血压的动态变化；还可用电脑自我检查营养动态。患糖尿病的老年人，可用尿糖试纸进行尿糖的定性分析，同时可用小型血糖检测仪检查血糖的动态变化等，这些检查与观察项目都可为自我保健提供重要依据。

2.自我诊断　根据对自我监测所记录的症状、体征、化验单等资料的分析，对自己的疾病能够做出初步的判断（或诊断），可有以下情况：

（1）老年人能够初步判断正常与否，并依据自己所掌握的医学常识做出初步诊断自与行处理。如受凉后出现鼻塞、流清鼻涕、打喷嚏、咳嗽、咽痛或出现低热等症状，自己便可做出上呼吸道感染的诊断，并可服用治疗感冒的药物。

（2）有的症状和体征一经发现即可判断为不正常，但需要到医院做进一步检查才能明确诊断。如发现无痛性肉眼可见的血尿，是泌尿系统炎症、结石引起，还是肿瘤引起，常需要做相关检查后才能确诊。

（3）判断正常与否若无把握，则需向医护人员咨询。如晚上睡觉前发现小腿有水肿或清晨时眼睑常有浮肿，是与局部病变或循环障碍有关，还是与肾脏或心脏疾病有关；是功能性改变还是器质性病变引起，通过向医护人员咨询，才可得到较为满意的诊断。

应指出，有些临时发生的典型症状或体征，由于老年人自己掌握了一般常见病的有关医学常识或自己曾经患过同样或类似疾病而积累了一定的临床经验，常可做出正确的判断。而一些偶发的或以前从未见过的症状或体征，一时难以判断，但有些症状或体征可允许继续观察一段时间，而有些却不允许继续观察，以免贻误诊断，影响治疗。因此，应该很好地掌握自我诊断的尺度，否则会影响疾病的诊断及治疗。

3.自我治疗　包括治疗和康复两个部分。自我治疗主要是指治疗小病，有时病情比较单纯，较小的外伤或症状轻微，就不需要到医院就诊，而用家庭常备的药物、器械和采用运动、饮食、生活调理等手段进行自我治疗。自我康复主要是针对慢性疾病或急性病的恢复期，采用非药物疗法进行的调理和功能性锻炼，以增强体质，提高生活质量，促进机体早日康复。

自我治疗的方法有：①药物疗法，多用于急性病症，如感冒时服克感敏冲剂等，腹泻时服用氟哌酸或黄连素等。用药时，应严格掌握适应证，按规定的剂量、服药方法和疗程用药；②非药物疗法，主要采用物理疗法，如自我保健按摩、冷热疗法、磁疗等，饮食疗法、精神疗法、生活调理、行为疗法及医疗体育疗法等，同样可达到祛病健身的目的。

自我治疗和自我康复的方法和手段，应根据病情及自我诊断情况而定。

要做好自我治疗和自我康复，首先要根据自身的健康或患病情况，家中备有一定量的药品或家庭保健常用的器材。另外，还应备一些介绍老年病防治和老年人保健的科普读物，经常阅读、对照、分析与判断，并在生活或患病的实践中不断地探索、积累经验、总结，且逐步提高自我治疗和自我康复的水平和能力。

4.自我护理　是增强生活自理能力，进行自我健康维护的一种方法。根据自己的病情，进行自我护理，对促进疾病早日康复，预防疾病的发生、发展和传播，维护身体健康能起到重要的作用。自我护理，包括自我保护、自我照料、自我调节和自我参与等。主要包括以下几个方面。

（1）安排好日常生活起居，做到生活规律，起居有常。

（2）经常开窗通风，保持室内空气新鲜，阳光充足，温度、湿度适宜。

（3）调适好心理状态，适应健康的需要。

（4）注意个人卫生，养成早晚刷牙，饭后漱口，饭前便后洗手，勤洗澡，勤更换衣服，注意保持皮肤和口腔卫生。

（5）适当户外活动和晒太阳，尤其冬季更为重要。

（6）睡眠充足，晚间睡前不宜饮浓茶、浓咖啡，可饮一杯牛奶。用温水泡脚，有助于老年人的睡眠。

（8）自我安全防护，活动时动作宜慢，尤其是体位变动时要注意防止摔伤。

5.自我预防　特点为有病治病，无病预防，预防为主。老年人如懂得如何预防疾病，就会杜绝或减少疾病的发生，尤其是对于一些存在高危因素的老年人（如高脂血症、肥胖症、高尿酸血症等），预防就更为重要。自我预

（1）养成良好的生活习惯，　　　　的生活方式，做到起居有常，饮食有节，不吸烟，少饮酒，注意个人卫生等。

（2）合理膳食和营养。饮　　　　粗粮、荤素菜合理搭配，保证充足的蛋白质，适量补充维生素、微量元素，矿物质和　

（3）控制体重，防止肥胖。对防治心脑血管疾病、糖尿病等具有重要价值。

（4）讲究心理卫生，精神上要保持乐观、豁达、大度。

（5）坚持运动，加强锻炼，达到祛病、健身、预防疾病和健康长寿的目的。

（6）保持大便通畅，防止便秘。对预防心脑血管意外的发生有重要意义。

（7）适当服用保健药品或抗衰老药物。

（8）定期进行健康普查，做到早期发现、早期诊断、早期治疗。

总之，对老年人来讲，自我保健的重点应放在自我观察、自我检查、自我治疗及自我诊断上，这是早期发现疾病的重要方法之一。

6.提高自我保健意识和能力的方法　实践证明，增强自我保健意识，提高自我保健能力和水平，是保证健康长寿的重要手段。因此，老年人要想做好自我保健，必须具备一定的自我保健能

力与水平,才能充分发挥自我保健的作用。可从以下几个方面考虑。

(1)思想上要重视自我保健不仅仅是患病时的需要,健康时也需要。因此,在日常生活、工作和学习中,都应做好自我保健。只有不断提高自我保健的意识和自觉性,才能保证自我保健的实施。

(2)学习一定的医学科普知识和养生保健知识。老年人应学习掌握的一般医学常识,主要有:①人体解剖和生理知识,即人体的消化、呼吸、循环、泌尿、内分泌等系统的主要器官,以及这些器官的部位与生理功能;②随增龄人体主要器官在结构与生理功能上所发生的改变;③环境因素(如气候变化、运动、精神、饮食)和社会因素对机体和心理所产生的影响;④老年人心理卫生、膳食、运动、生活调理等与健康保健手段相关的养生保健知识;⑤老年人常见病、多发病的发病原因、发作诱因和演变规律及识别、治疗、护理和预防疾病的知识。

(3)老年人应根据自己身体健康情况、文化程度、工作性质,选择有针对性的内容进行学习。学习方法有:①通过阅读医学科普图书、期刊;通过阅读各种报刊上的医学科普专栏;②通过收听、收看电台、电视台的医学科普知识讲座、医学科普知识录像带、科教电影片等;③参加有关咨询活动或通过自我保健等咨询系统向医务人员进行咨询;④参加社区卫生服务中心或医院组织的各种形式的医学科普知识讲座等,均可学习和掌握医学保健知识和养生手段。

(4)善于总结自己的经验。在日常生活和患病的经历中,应不断探索,总结成功的养生保健经验或失败的教训,更好地提高自我保健的能力和水平。

(5)认真研究总结古今中外长寿老人的经验。每位老年人都有自己的养生之道和宝贵的实践经验。因此,老年人要善于借鉴,学习百岁老人的生活方式、心理状态、精神状态、养生方法等,结合自己的健康状况,确定一套适合于自己的养生健身方法,并在日常生活实践中加以运用、完善,将有利于自我保健能力和水平的提高。

(6)掌握和运用好辩证法。在自我保健中学会处理好健康与疾病、药物疗法与非药物疗法,自我保健与社会保健之间的辩证关系。健康时预防疾病,患病时则能从主观上探讨自身的致病原因。将药物疗法与非药物疗法有效地结合,在防治疾病、抗衰老斗争中才会有明显的效果。在社会保健中充分发挥自我保健的优势,才能不断提高自我保健的能力和水平。

(7)必要的物质条件。社区及有条件的家庭,应为老人创造进行自我保健的物质条件。主要有:①医学科普读物;②小型检测仪器如体温计、电子血压计,小型快速血糖检测仪和尿糖试纸等;③日常用药和应急用药;④健身器材、小型治疗仪器,如简易按摩装置等。

(8)自我保健贵在坚持。只要持之以恒,长期进行自我保健,就会在自我保健的实践中积累宝贵的经验,不断提高自我保健的能力和水平,达到健身祛病、延年益寿的目的。

学习任务 3.4　健康促进

一、健康促进的概念

运用行政或组织手段,广泛动员和协调社会各相关部门以及社区、家庭和个人,使其履行各自对健康的责任,共同维护和促进健康的一种社会行为和社会战略。

二、健康促进的行为

促进健康行为是个人或群体表现的、客观上有利于自身和他人健康的一组行为。可分为如下五类。

1.基本健康行为　是指一系列个人日常生活中的健康行为,如休息和适量睡眠、合理营养和平衡膳食、适量的运动锻炼及个人清洁卫生等。

2.戒除不良嗜好　不良嗜好是指吸烟、酗酒及药品的滥用。戒烟、不酗酒与不滥用药品就是促进健康的行为。

3.保健行为　是指正确、合理地应用医疗保健服务,以维护自身健康行为。如预防接种、定期体检、疾病咨询和预防,指导使用辅助工具,改善环境,预防意外(如跌倒),积极治疗和康复,尽可能缩减各种疾病引起的残疾程度等。

4.预警行为　是指那些防止事故发生以及事后正确处理的一类行为。如心绞痛发作时的紧急用药,乘坐飞机、汽车时系安全带,车祸发生时及时自救和他救,均属此类。

5.避开环境危害　环境危害是广义的,既可指环境污染,也可指引起人们心理应激的紧张生活事件。积极的应对方式或积极应对即属此类。

三、健康促进的措施

(一)膳食营养保健法

保持合理的膳食结构,饮食宜于消化和吸收,食物的温度应合适,养成良好的饮食习惯,注意饮食卫生,建立健康的生活方式,营造良好的进食环境和心情。其中,合理膳食结构尤为重要,总结为两句话、十个字,即"红、黄、绿、白、黑""一、二、三、四、五"。

(1)"红"　即红葡萄酒。每日饮少量红葡萄酒有预防动脉粥样硬化及抗癌的作用。红枣、西红柿也属于"红"类。

(2)"黄"　即黄色蔬菜,如南瓜、胡萝卜、玉米、红薯等。这类蔬菜富含丰富的类胡萝卜素,能在体内转化成维生素 A。

(3)"绿"　即绿叶蔬菜和绿茶。茶叶中除了有较多的微量元素、维生素和咖啡因外,最主要的是含有茶多酚,而茶多酚具有较强的抗氧自由基、抗动脉粥样硬化及防癌的作用,对降低血黏度、降血脂、改善心血管供血均有明显益处。

(4)"白"　即燕麦粉和燕麦片。每日食用适量优质燕麦(煮粥)能使每百毫升血液中胆固醇平均下降 39 mg,三酰甘油下降 76 mg/L。老年人食用燕麦粥时水宜多放,煮开后宜文火再煮约 10 min,此时若再加牛奶,既降血脂又补钙,一举两得。

(5)"黑"　即黑木耳。黑木耳有明确的抗血小板聚集、抗凝、降低胆固醇的作用,其抗血小板聚集作用与小剂量阿司匹林相当。

(6)"一"　即每日一袋鲜牛奶。老年人缺钙所致的骨折、骨质疏松在我国比较常见,防治的关键是从膳食中补充。

(7)"二" 即每日食用适量的碳水化合物(糖类)。

(8)"三" 即每日食用3~4份高蛋白食品。

(9)"四" 即四句话,三四五顿,七八分饱,有粗有细,不甜不咸。

(10)"五" 即每日进食适量蔬菜和水果。

(二)保健疗法

1.传统医学保健法 主要有保健按摩、针灸、拔火罐及足底按摩等,对防治疾病有一定作用。

2.物理保健疗法 利用自然界和各种人工物理因子作用于人体以防治疾病。利用自然的物理疗法主要有空气浴、日光浴、冷水浴、温泉疗法等;人工物理因子疗法主要有电疗、磁疗、光疗、水疗、超声波、冰冻、冷热敷等。

3.药物保健法 进入老年期后,适当辅以药物调养,可防病健身、抗老防衰、延年益寿。药物应根据自身健康状况,在医生指导下以益气、养血、滋阴、补肾、补阳及健脾为主。

4.适量锻炼和运动 运动是健康的第二基石。适度运动的要诀是"三、五、七"。"三"是指每次步行约3 km,时间在30 min以上;"五"指每周运动5次以上,只有规律的运动才能有效;"七"指运动后心率加年龄约为170次/min,这样的运动量属于中等。

运动还有调整神经系统功能和减肥的作用。中老年人提倡有氧代谢运动,如散步、太极剑、骑车、慢跑、游泳、球类等。

5.心理卫生教育 心理平衡是老年人健康长寿处方中第一重要的。保持心理平衡要做到"三个三"。

(1)"三个正确" 正确对待自己,正确对待他人,正确对待社会环境。

(2)"三个既要" 既要精益求精于专业知识,又要有多姿多彩的休闲爱好,既要全心全意奉献社会,又要尽情享受健康人生;既要有事业心,又要在生活上甘于平淡。

(3)"三个快乐" 顺境时助人为乐,知足常乐,逆境中自得其乐。

做到"三个三",人的心境和情绪、认知与感觉就有深度及广度,"不以物喜,不以己悲",健康、快乐地生活。

 思考与训练

一、名词解释

生活质量:

二、选择题

1.下列对老年人进行功能状态的评估,不正确的是(　　)。

　　A.要客观评价

　　B.选用日常生活能力量表评估

　　C.可采用观察法进行评估

　　D.用Katz日常生活功能指数评估

　　E.选用简易智力状态量表评估

2.下列不影响老年人健康史采集的问题为(　　)。

　　A.建立良好的护患关系　　　　　　B.有效沟通技巧

C.营养状况　　　　　　　　D.时间、地点　　　　　　　E.耐心

3.老年人躯体健康的评估,不包括下列哪项? (　　)

A.健康史的采集　　　　　　B.身体状况评估

C.功能状态评估　　　　　　D.社会功能评估

E.辅助检查

4.评估老年人日常生活能力,不包括下列哪项? (　　)

A.穿衣　　　　B.写字　　　　C.进食　　　　D.如厕　　　　E.控制大、小便

5.张大妈,65岁,担任村内老年人秧歌队组织工作,近日为迎接检查自觉压力非常大,担心工作做不好,出现了难以入睡、易醒、易躁等症状。该老年人最主要的心理问题是(　　)。

A.焦虑　　　　B.抑郁　　　　C.自卑　　　　D.恐惧　　　　E.认知障碍

三、简答题

1.简述对老年人进行健康评估的原则及注意事项。

2.老年人的功能状态评估包括哪几个方面?

3.简述老年人躯体健康评估的主要内容。

四、案例分析

患者,女,72岁,老伴去世半年,1个孩子在外地工作,近日常感到生活没有意义,对周围的事情兴趣降低,常有自责、失眠,出现不想活的念头。

问题:

1.该老年人发生了哪方面的问题?

2.选用什么方法对该老年人的问题进行评估?

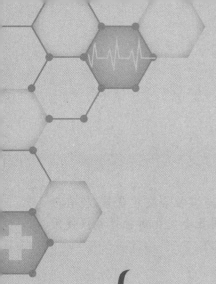

项目4
老年人的日常生活护理

【学习目标】

1.掌握:老年人的饮食护理和排泄护理,促进老年人睡眠的措施,老年人运动注意事项。

2.熟悉:老年人的沟通方式,老年人运动的强度,老年人皮肤护理。

3.了解:适合老年人活动的项目,老年人的衣着卫生。

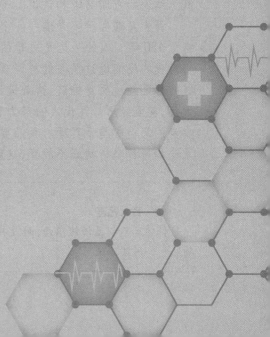

▶▷ **思政育人目标**

通过本项目的学习,使学生认识到要尊重老年人的尊严与其社会文化背景,检查涉及老年人的隐私时,应事先得到老年人的允许,且应注意不同社会文化对触摸礼仪使用的差别。

▶▷ **思政育人案例导入**

沥青滴漏实验

思政延伸:

每一个人都要对自己从事的一行热爱、精通和超越。华为总裁任正非曾经说过:"只有高度的投入、高度的敬业,才会有破'红尘',找到改进的机会,才能找到自身的发展。"常温下的沥青当然是固体,估计任何人都会这么想,但偏偏有帕内尔教授的"不拘一格",对这个结论持有天真的甚至是愚蠢的怀疑。他用的验证方法很简单:静置一块沥青,谁能料到经由这个实验的启发和鼓动,科学家们把高黏度物体的流动速度这个课题研究了一遍。

该实验最大的启示并不是在沥青究竟是否是液体的答案本身,而是在于我们必须保持内心单纯的天真,对习以为常的概念、结论有足够的警惕,不然,真正有意思的、深刻的结论,也许就被这种习以为常给抹杀掉了,而科学的真正突破在于对以往习以为常的概念结论的重新突破和认识。形象的如沥青滴漏,抽象的如相对论及量子力学。

沥青滴漏实验不是唯一一个长时间实验,另一个世纪实验"牛津电铃"已经持续了将近180年。人的一生是短暂的,可是真理却是无穷的,追逐真理的路途十分漫长。学生时代的我们做过很多的科学实验,往往耗时一节课、一个早上或者一整天,但是我们做的都是经过反复推敲、精心设计、步步相扣的教学实验。真正漫长的实验往往需要几十年,甚至经历好几代人的努力和坚持才能有结果。而科学就是在人类的不断探寻、一步步的实验中趋于真理。我们要将职业视为自己的生命信仰,无论何时都不忘记思考,无论如何都坚持到底不放弃,这就是成功源于敬业的本质。

✎ **育人名言**

科学家不创造任何东西,而是揭示自然界中现成的隐藏着的真实,艺术家创造真实的类似物。——冈察洛夫

学习任务 4.1　日常生活护理的注意事项

一、对老年人主动性的关注

老年人由于疾病的治疗或卧床不起而无法独立完成日常生活活动时,需要他人提供部分协助或完全性照顾。老年人出于疾病及衰老的原因,往往会对护理人员产生强烈的依赖心理,甚至有些老年人只是为了得到他人的关注和爱护而要求护理。因此,在拟订护理计划前要对老年人进行全面评估。在生活功能方面,既要注意其丧失的功能,还应该看到其残存的功能。在心理方面,要通过交谈、观察等途径了解其是否存在过度的依赖思想和其他心理问题,如抑郁、孤独等。

二、针对相关心理进行护理

一般有两种心理状态可能会危及老年人的安全,一是不服老;二是不愿麻烦他人。在一些生活上的小事,老年人想自己动手,不想麻烦他人,如有的老年人明知不能独自上厕所,却不要他人帮助,结果难以走回自己的房间。对此要多做健康指导,使老年人了解自身的健康状况及能力。此外,护理人员要熟悉老年人的生活规律和习惯,及时给予帮助和指导,使其生活质量得到提高。

老年期不同于其他的人生阶段,此期,个体因身体老化,健康受损和患各种慢性疾病的比例较高。对于老年人,不仅要重视其生理状况,还应观察他们的生活能力状况。老年人日常生活护理应强调帮助他们在疾病和功能障碍的状态下恢复基本的生活功能,使其适应日常生活,或在健康状态下方便、独立地生活。

三、其他防护措施

(一)常见的安全问题的防护

老年人常见的安全问题有跌倒、呛咳、交叉感染、坠床、服错药等。护理人员应意识到其重要性,采取有效措施,保护老年人的安全。

1.防止交叉感染　老年人免疫功能低下,对疾病的抵抗力弱,应注意预防感染。所以不宜过多会客,必要时可谢绝会客;患者之间尽量避免互相走访,尤其是患呼吸道感染或发热的老年人更不应串门。

2.防坠床　意识障碍的老年人应加床挡;睡眠中翻身幅度较大或身材高大的老年人,应在床旁用椅子护挡,如果发现老年人靠近床边缘时,要及时护挡,必要时把老年人推向床中央,以防坠床摔伤。

(二)对老年人个别性的保护

1.私人空间的关怀

日常生活中部分生活行为需要在私人空间中开展,如排泄、沐浴、性生活等。为保证老年人的隐私和快乐舒适地生活,有必要为其提供一个独立的空间。但在现实生活中,由于老年人的身体状况、经济情况、生活方式、价值观等有个体差异,很难对此做出统一的规定。

理想状况下,老年人最好能有单独的房间,并且要与家人的卧室、厕所相连,以便联系,窗帘最好为两层,薄的纱层既可透光又可遮挡屋内情况,而厚的则可遮住阳光,以利于睡眠。但无论是家庭还是老年养护机构,大多均不能满足以上条件,此时可因地制宜地采取一些措施以保护老年人的隐私。

2.个别性的关怀

个别性是指每个人所具有的个别的生活行为及社会关系,以及与经历有关的自我意识。个体由于有着自己独特的社会经历和生活史,其思维方式和价值观也不尽相同。人们常能从自己的个别性中发现价值。尤其是老年人有丰富的社会经验,为社会贡献了毕生精力,为家庭做出很大贡献,从生活经历而来的自我意识很强烈,如果受到侵害,其尊严将被伤害。对老年人个别性的关怀,首先是尊重其本性和个性,关怀其尊严与人格。

四、环境的调整及安排

在生活环境方面,要注意尽量去除妨碍老年人生活行为的因素,或调整环境使其能补偿机体缺损的功能,促进生活功能的提高。

(一)室内环境

要注意室内温度、湿度、采光、通风等,让老年人感受到安全与舒适。老年人的体温调节能力降低,室温应以22~24 ℃较为适宜,室内合适的湿度则为50%~60%。老年人视力下降,因此应注意室内采光适当,尤其要注意老年人在昏暗环境中的适应力低下,一定要保持适当的夜间照明,如保证走廊和厕所的灯光等。有些老年人嗅觉迟钝而对自己的气味多不注意,但对周围的人会造成不良影响。应注意及时迅速清理排泄物及被污染的衣物,并打开门窗通风,有条件时可适当使用空气清新剂来去除异味。

(二)室内设备

对卧床老年人进行各项护理活动时,较高的床较为合适。而对于一些能离床活动的老年人来说,床的高度应便于老年人上下床及活动,其高度应使老年人膝关节成直角坐在床沿时两脚足底全部着地,一般以从床上面至地面为50 cm为宜,这也是老年人的座椅应选择的高度。床上方应设有床头灯和呼唤铃,床的两边均应有活动的护栏。

老年人居室内的陈设不要太多,一般有床、椅、桌、柜即可,且家具的转角处应尽量用弧形,以免碰伤老年人。因老年人行动不便,家庭日常生活用品及炊具之类最好不在老年人居室内存放,如屋内家具杂乱,不仅污染室内空气,而且容易磕碰、绊倒老年人。

有条件的情况下室内应有冷暖设备,但取暖设备的种类要慎重考虑,以防发生事故。要求使用卫生且安全的器具,电暖炉不易使室内全部温暖,也使老年人不愿活动;煤气炉或煤球炉对嗅觉降低的老年人来讲有造成煤气中毒的危险,同时易造成空气污染及火灾;长时间使用电热毯易引起脱水,应引起注意;老年人因皮肤感觉下降,使用热水袋易引起烫伤;冬天有暖气的房间较舒适,但容易造成室内空气干燥,可使用加湿器以保持一定的湿度,并注意经常通风换气。夏季应保持室内通风,使用空调时温度不宜太低,注意避免冷风直吹在身上。

(三)厨房、厕所与浴室

厨房、厕所与浴室里面不要有台阶,并应设扶手以防跌倒。厨房地面应注意防滑,水池与操作台的高度应适合老年人的身高,煤气开关应尽可能便于操作,用按钮即可点燃者较好。

厕所夜间应有灯以看清便器的位置,对使用轮椅的老年人还应将厕所改造成适合其个体需要的样式;老年人身体的平衡感下降,因此浴室周围应设有扶手,地面铺以防滑砖。如果使用浴盆,应带有扶手或放置浴板,浴盆底部还应放置橡皮垫。对于不能站立的老年人,也可用淋浴椅。沐浴时浴室温度应保持在 24~26 ℃,并设有排风扇以便将蒸汽排出,以免湿度过高影响老年人的呼吸。洗脸池上方的镜子应向下倾斜以便于老年人自己洗漱;厕所、浴室与厨房是老年人使用频率较高而又容易发生意外的地方,因此其设计一定要把安全因素考虑在内,并应照顾到不同人的需要。厕所应设在卧室附近。

学习任务 4.2　学会沟通

老年人最怕的就是孤独和寂寞。因此,主动关心老年人是医护人员和子女义不容辞的责任。多数老年人喜欢缅怀往事,如果你能引发他(她)曾经光辉的一页,沟通就会很容易。要学会倾听、学会以商量的口吻谈话、学会沟通。

沟通是指两个人或两个群体间,通过语言、表情、势姿等方式,相互分享与交换信息、意念、感情、信仰与态度,以使双方能够互相理解。在此过程中需要交流双方持续不断地调整与适应,使交换的信息更加清晰与真切,以期达到有效的沟通及促进彼此正向关系的发展。沟通的方式主要包括语言沟通和非语言沟通。

一、非语言沟通的技巧

非语言沟通,对于因逐渐产生认知障碍而越来越无法表达及理解谈话内容的老年人来说,尤为重要。在深入探讨各种方式的非语言沟通之前必须明确:老年人可能较为依赖非语言交流,但并非意味着其心理认知状态也退回孩童阶段,所以要避免不适宜的拍抚头部等让老年人感觉不适应和难以接受的动作;要尊重与了解老年人的文化传统背景和个人习惯,以免触怒老年人,注意观察哪种沟通模式是老年人反应良好的特定方式,并予以多加运用和强化。

(一)触摸

触摸可表达触摸者对老年人的关爱,而触摸他人或事物则可帮助老年人了解周围环境,肯定其存在价值。老年人因老化衰弱而需要使用的一些物理器具,如轮椅、床栏杆或安乐椅等,这些器具虽对老年人的日常生活有协助与保护作用,但却使其活动受限,并剥夺了他们被触摸的机会。另外,疾病也限制了老年人触摸的能力。然而,触摸并非万能,若使用不当,可能会增加躁动甚至触犯老年人的尊严。

事实上,因为老年人常处于意识不清的状态而容易把触摸当作侵犯,因此在护理过程中应注意以下事项:

(1)尊重老年人的尊严与其社会文化背景,检查涉及老年人的隐私时,应事先得到老年人的允许,且应注意不同社会文化对触摸礼仪使用的差别。

(2)渐进地开始触摸,并持续观察老年人的反应。例如从单手握老年人的手到双手合握进行会谈时,由90~120 cm渐渐拉近彼此距离;在触摸过程中观察老年人面部表情及被触摸部位是松弛(表示接受且舒适)还是紧绷(表示不舒适),身体姿势是接受地向前倾还是退缩地往后靠,这些都可为下一步措施的选择提供依据。

(3)确定老年人知道触摸者的存在方可触摸。老年人因为视、听力的渐进丧失,常容易被惊吓,所以应尽量选择从功能良好的那一边接触老年人,绝不要突然从背后进行触摸。

(4)确定适宜的触摸位置。最易被接受的部位是手,其他适宜触摸的部位有手臂、背部与肩膀,头部则一般不宜触摸。

(5)对老年人的触摸予以正确的反应。护理人员应学习适当地接受老年人用抚摸我们的头发、手臂或脸颊来表达谢意,而不要一味地以老年人为触摸对象。

(6)注意保护老年人易破损的皮肤。可适当涂抹乳液,尤其避免拉扯或摩擦。

(二)身体姿势

当语言无法清楚地表达意愿时,身体姿势或许能适时有效地进行补充,因此与有认知障碍的老年人沟通前,必须先让其知道自己的存在。口头表达时,要面对老年人,并加上缓和明显的肢体动作来有效地辅助表达。对于使用轮椅代步的老年人,注意不要俯身或利用轮椅支撑身体来进行沟通,而应适时地坐或蹲在旁边,并维持双方眼睛于同一水平线,以利于平等地沟通与交流。同样,若老年人无法用口头表达清楚,可鼓励他们以身体语言来表达,之后再给予反馈,以利于双向沟通。

日常生活中能有效强化沟通内容的身体姿势有:挥手问好或再见;招手做动作;伸手指出物品所在地、伸手指认自己或他人;模仿和加大动作以指出日常功能活动,如洗手、刷牙、梳头、喝水、吃饭;手臂放在老年人肘下,或让老年人的手轻轻勾住治疗者的手肘,协助其察觉要他同行的方位等。

(三)其他

有些老年人喜欢一直说话,因为当他们听到自己的声音时会感到有安全感,虽然沟通的另一方会因此无法满足有效沟通的需要,但是,护理老年人时的确需要耐心地倾听。沟通过程中护理人员应保持面部表情温和、不紧绷或皱眉,说话声音要略低沉、平缓且热情,说话时倾身向前以表示对对方的话题有兴趣,但要注意不要让老年人产生身体领域被侵犯等不适感,可适时夸大面部表情以传达关怀、欢乐、惊喜、担心等情绪。此外,眼神的信息传递是面部表情的精华所在,因此保持眼对眼的接触是极其重要的,尤其是有认知障碍的老年人,往往因知觉缺损而对所处情境难以了解,因此,需保持眼对眼的接触和提供简要的线索,必要时也可正面触摸老年人以吸引其注意力。

二、语言沟通的技巧

(一) 老年人的语言表达

口头沟通对外向的老年人而言,是抒发情感和维护社交互动的较好途径,而书信沟通则更适合内向的老年人。随着年龄渐增,老年人较少参与社会活动,不论老年人原先的人格特征如何,都可能变得比较退缩与内向而影响其语言表达能力,甚至可能会有沮丧的情绪。最好的解决方法是提供足够的社交与自我表达的机会,进行正向鼓励,但不管老年人是选择接受还是拒绝参与,都应予以尊重。

(二) 书面沟通

只要老年人识字,结合书写方式沟通较能克服老年人记忆减退的问题,发挥提醒的功能,也可增加老年人的安全感和对健康教育的依从性。

书面沟通要注意以下各点:①使用与背景色对比度较高的大体字;②对关键的词句应加以强调和重点说明;③用词浅显易懂,尽可能使用非专业术语;④运用简明的图表或图片来解释必要的过程;⑤合理运用小标签,如在小卡片上列出每日健康流程(该做的事),并且贴于常见的地方以防记错或遗忘。

(三) 电话访问

利用电话可协助克服时空距离,有效追踪老年人的现况,甚至还可以进行咨询、心理治疗或给予诊断,以利于持续性治疗。除了应避开用餐与睡眠时间外,护理人员最好能与老年人建立习惯性的电话问候与时间表,这样会使老年人觉得有参与社交活动的喜悦感。

当电话访问对象有听力障碍、定向力混乱或失语症时,需要有足够的耐心并采用有效的方法。例如,不断提醒自己将语速放慢及尽可能咬字清楚;要求失语症的老年人以其特殊的语言重复所听到的内容,譬如复述重要字句,或敲打听筒两声以表示接收到信息;听力困难的老年人可配置扩音设备,可直接放大音量,其效果较助听器为佳。所以,在开始沟通时,必须明确介绍自己、访问者与老年人的关系,以及此次电话访问的目的。为减少误解,必要时还需要用书信复述信息;另外,认知渐进障碍的老年人利用电话接收信息更为困难,除了缺少面对面的视觉辅助效应外,也常被其思绪障碍所干扰。

学习任务 4.3　皮肤清洁与衣着卫生

皮肤是人体最大的器官,有着特殊的生理功能。经过数十年的外界刺激,老年人的皮肤逐渐老化,生理功能和抵抗力降低,因此,老年人患皮肤疾病机会逐渐增多。做好皮肤护理,保持皮肤的清洁,讲究衣着卫生是日常生活护理必不可少的内容。

一、皮肤清洁

（一）老年人的皮肤特点

老年人的皮肤逐渐出现皱纹、变薄和松弛，下眼睑出现所谓的"眼袋"。皮肤粗糙、干燥和多屑，皮脂腺组织萎缩，功能减弱。皮肤触觉、痛觉、温度觉的浅感觉功能也减弱，皮肤表面的反应性减低，对不良刺激的防御能力削弱，免疫系统的损害也往往伴随老化而来，以致皮肤抵抗力全面降低。

（二）一般护理

老年人在日常生活中要注意保持皮肤卫生，特别是皱褶部位如腋下、肛门、外阴等。沐浴可清除污垢，保持毛孔通畅，利于皮肤疾病的预防，建议冬季每周沐浴两次，夏季则可每日温水洗浴。

老年人沐浴时要注意安全。地面应有防滑措施，穿防滑拖鞋；应定期检查沐浴用具，如为燃气热水器，应检查浴室通风及燃气有无泄漏，如为电热水器，应定期检查漏电保护措施；老年人在沐浴时，浴室的门不宜反锁，以防发生意外时可以及时得到救治。合适的水温可促进皮肤的血液循环，改善新陈代谢，延缓衰老进程，但同时也应注意避免烫伤和着凉。沐浴的室温为 24～26 ℃，水温则以 40 ℃ 左右为宜；沐浴时间以 10～15 min 为宜，时间过长易发生胸闷、晕厥等意外。

洗浴时应注意避免碱性肥皂的刺激，宜选择弱酸性的硼酸皂等，以保持皮肤 pH 值在 5.5 左右；沐浴用的毛巾应柔软，洗时轻擦，以防损伤角质层。可预防性地在晚间热水泡脚后用磨石板去除过厚的角质层，再涂护脚霜，避免足部的皲裂。而已有手足皲裂的老年人可在晚间沐浴后或热水泡手足后，抹上护手护脚霜，再戴上棉质手套、袜子，穿戴一晚或 1～2 h，可有效改善皲裂状况。

老年人的头发多干枯、易脱落，做好头发的清洁和保养，可减少脱落、焕发活力。因此，老年人应定期洗头，干性头发每周清洗一次，油性头发每周清洗两次。有条件者，可根据自身头皮性质选择合适的洗发护发品。如用肥皂，皮脂分泌较多者可用中性肥皂及温水；头皮和头发干燥者则清洁次数不宜过多，可用多脂皂清洗，发干后可涂以少许润滑油。

（三）皮肤瘙痒的护理

全身瘙痒是老年人常见的主诉，会影响老年人正常的睡眠并造成焦虑及其他严重的心理问题。瘙痒是位于表皮、真皮之间结合部或毛囊周围游离神经末梢受到刺激所致，引起老年人搔抓后导致局部皮肤损伤，损伤后又可引起瘙痒，如此恶性循环，最终成为顽疾。

二、老年人皮肤瘙痒的常见原因

1.心理因素 较少见，有些恐螨症或不喜欢养老院的老年人可能出现。

2.局部皮肤病变 皮肤干燥是最常见的原因，在老年瘙痒中占 40%～80%，常因温度变化、衣服刺激或用肥皂洗澡后引起。除此之外，还可见于多数皮疹、重力性皮炎、牛皮癣、急性剥脱性皮炎、脂溢性皮炎及皮肤感染等病证。

3.全身性疾病　慢性肾功能衰竭或减退的患者,有 80%~90%伴有瘙痒;淋巴瘤、缺铁性贫血、糖尿病、甲状腺功能低下、某些恶性肿瘤及药物过敏,均可引起全身瘙痒;肝胆疾病引起胆汁淤积时,可在黄疸出现前或伴黄疸同时出现瘙痒。

三、老年人皮肤瘙痒的护理措施

对症处理使用低浓度类固醇霜剂擦皮肤,使用抗组胺类药物及温和的镇静剂可减轻瘙痒,防止皮肤继发性损害。

1.一般护理　停止频繁洗澡;忌用碱性肥皂;避免毛衣类衣物直接接触皮肤;适当使用护肤用品,特别是干燥季节可于浴后皮肤潮湿时涂擦护肤油,以使皮肤保留水分,防止机械性刺激;根据瘙痒的病因逐个检查筛排,并进行对因治疗。

2.心理护理　找出可能的心理原因加以疏导,或针对瘙痒而引起的心理异常进行开导。

3.衣着卫生　由于老年人皮肤的特点,其衣着与健康的关系越来越受到护理人员的关注。老年人的服装选择,首先必须考虑实用性,即是否有利于人体的健康及穿脱方便。

衣服的容易穿脱对于老年人来说非常重要的,对自理能力受损的老年人,要鼓励和指导老年人参与衣服的穿脱过程,以最大限度地保持和发挥其残存功能。因此要选择便于穿脱的服装,如纽扣大一点的、方便系扣的衣服等。

另外,老年人衣服款式的选择还应考虑安全、舒适及时尚。老年人的平衡感降低,应避免穿过长的裤子或裙子,以免绊倒,做饭时的衣服应避免袖口过宽,否则易着火;为了舒适,衣服要合身,但不能过紧,更不要压迫胸部;同时也要注意关心老年人衣着的社会性,在尊重其原有生活习惯的基础上,注意衣服的款式要适合其个性及社会活动,衣着色彩要注意选择柔和、不褪色、容易观察是否干净的色调;条件允许时鼓励老年人的服饰打扮可适当考虑流行时尚,如选择有朝气的色调、大方别致的款式及饰物等。

学习任务 4.4　饮食与排泄

一、饮食与营养

饮食与营养是维持生命的基本需要,是维持、恢复与促进健康的基本手段。同时,在相对单调的老年生活中,饮食的制作和摄入过程对老年人来说还可带来精神上的满足和享受。因此,改善饮食营养以防止衰弱和老年多发病,维护老年人的健康,也是日常生活护理中的一项重要课题。

1.老年人的营养需求

(1)碳水化合物　供给能量应占总热能的 55%~65%。随着年龄增加,老年人的体力活动和代谢活动逐步减少,热能的消耗也相应减少。一般来说,60 岁以后热能的提供应较年轻时减少

20%,70岁以后减少30%,以免过剩的热能导致超重或肥胖,并诱发一些常见的老年病。老年人摄入的糖类以多糖为好,如含较丰富的淀粉的薯类和谷类,在摄入多糖的同时,也可提供膳食纤维、维生素等其他营养素。而过多摄入单、双糖(主要是蔗糖,如砂糖、红糖等)会诱发心血管疾病、龋齿和糖尿病。

(2)蛋白质 原则上应该是优质少量。老年人的体内代谢过程以分解代谢为主,需要较为丰富的蛋白质来补充组织蛋白的消耗,但由于其体内的胃胰蛋白酶分泌减少,过多的蛋白质可加重老年人消化系统和肾脏的负担,因此每日的蛋白质摄入不宜过多,蛋白质供给能量应占总热量的15%,应尽量供给优质蛋白,如豆类、鱼类等可以多吃。

(3)脂肪 老年人胆汁酸的分泌减少,脂酶活性降低,对脂肪的消化功能下降,且老年人体内脂肪组织随年龄增加而逐渐增加,因此膳食中过多的脂肪不利于心血管系统、消化系统。但若进食脂肪过少,又将导致必需脂肪酸缺乏而发生皮肤疾病,并影响到脂溶性维生素的吸收,因此脂肪的适当摄入也是十分重要的。总的原则是:由脂肪供给的能量应占总热能的20%~30%,并应尽量选用含不饱和脂肪酸较多的植物油,而减少膳食中饱和脂肪酸和胆固醇的摄入,理想的食用油为橄榄油,其他的可以多吃一些花生油、菜籽油、豆油、玉米油等,应尽量避免肥肉、猪油等动物性脂肪。同时,烹饪方式也要多以炖、蒸、煮为主,而少煎、炸等。

(4)无机盐 老年人容易发生钙代谢的负平衡,特别是绝经后的女性,由于内分泌功能的衰减,骨质疏松更容易发生。应强调适当增加富含钙质食物的摄入,并增加户外活动以帮助钙的吸收。由于老年人体内胃酸较少,且消化功能减退,应选择容易吸收的钙质,如奶类、豆类及奶制品,以及坚果类如花生、核桃等。

此外,铁参与氧的运输与交换,如缺乏可引起贫血,应注意选择富含铁的食物,如动物肝脏、紫菜、豆类、瘦肉、黑木耳、菠菜等,老年人往往喜欢偏咸的食物,容易引起钠摄入过多但钾摄入不足,钾的缺乏则可使肌力下降而导致人体有倦怠感。

(5)维生素 在维持身体健康、调节生理功能、延缓衰老过程中起着十分重要的作用。富含维生素 A、维生素 C 的饮食,可增强机体的抵抗力,特别是维生素 B 能增加老年人的食欲。蔬菜和水果可增加维生素的摄入,且对于老年人而言有较好的通便功能。

(6)膳食纤维 主要包括淀粉以外的多糖,存在于谷、薯、豆、蔬果类等食物中。这些虽然不被人体所吸收,但在帮助通便、吸附由细菌分解胆酸等而生成的致癌物质、促进胆固醇的代谢、防止心血管疾病、降低餐后血糖和防止热量摄入过多等方面,起着重要的作用。老年人的摄入量以每日 30 g 为宜。

(7)水分 若失水 10% 就会影响机体功能,失水 20% 即可威胁人的生命。如果水分不足,再加上老年人直肠、结肠的肌肉萎缩,肠道中的黏液分泌减少,很容易发生便秘,严重时也可导致电解质紊乱、脱水等。老年人血流缓慢,血液黏稠度高,易发生心脑血管意外,特别是清晨起床的时候容易发病。因此,晨起后空腹饮一大杯水,既可促进肠蠕动,防止便秘,也可降低心脑血管疾病意外发生的概率。但过多饮水也会增加心脏、肾脏的负担,老年人每日饮水量(除去饮食中的水)一般以 1 500 mL 左右为宜。饮食中可适当增加汤类食品,既可补充营养,也可补充相应的水分。对于有前列腺肥大压迫尿道而影响排尿的老年人,应注意饮水时间的安排,睡前不宜大量饮水,以免夜间频繁如厕而影响睡眠。

2.影响老年人营养摄入的因素

(1)生理因素 老年人味觉功能下降,尤其是咸味与苦味功能明显丧失,同时多伴有嗅觉功能低下,不能或很难嗅到饮食的香味,因此,老年人嗜好味道浓重的菜肴;牙齿欠缺及咀嚼肌群的肌力低下影响了老年人的咀嚼功能,严重限制了其饮食摄取量;多数老年人握力下降,同时由于关节病变和脑血管障碍等引起关节挛缩、变形,以及肢体的震颤、麻痹而加重老年人自行进食的困难;老年人吞咽反射能力下降,容易误咽食物而引起肺炎,甚至发生窒息死亡;对食物的消化吸收功能下降,导致老年人所摄取的食物不能有效地被机体所利用,特别是当摄取大量的蛋白质和脂肪时,容易引起腹泻;老年人易发生便秘,而便秘又可引起腹部饱胀感、食欲缺乏等,对其饮食摄取造成影响。

除此之外,疾病也是影响食物消化吸收的重要因素。特别是患有消化性溃疡、癌症、肾脏疾病、动脉硬化、高血压、糖尿病和骨质疏松等疾病的老年人,控制疾病的发展,防止疾病恶化可有效改善其营养状况。

(2)心理因素 饮食摄入异常见于以下老年人:厌世或孤独者、入住医院或养老院而感到不适应者、精神状态异常者等。排泄功能异常而又不能自理的老年人,有时考虑到照顾者的需求,往往自己控制饮食的摄入量。有时痴呆的老年人还可出现吃石子、钉子,甚至吃自己的粪便等异常饮食的现象。对于痴呆老年人,如果照顾者不控制其饮食摄入量,将会导致多食。

(3)社会因素 老年人的生活环境、社会地位、经济实力及价值观等对其饮食影响很大。生活困难导致可选择的饮食种类、数量减少,而营养学知识的欠缺可引起偏食或反复食用同一种食物,导致营养失衡;独居老年人或者高龄者,即使没有经济方面的困难,在食物的采购或烹饪上也可能会出现问题;价值观对饮食的影响也同样重要,人们对饮食的观念及要求有着许多不同之处,有些"不劳动者不得食"信念的老年人,由于自己丧失了劳动能力,在饮食上极度地限制着自己的需求而影响了健康。

3.老年人的饮食原则

(1)平衡膳食 老年人易患消化系统疾病、心血管系统疾病及各种运动系统疾病,往往与营养不良有关。因此,应保持营养的平衡,适当限制热量的摄入,保证足够的优质蛋白、低脂肪、低糖、低盐、高维生素和适量的含钙、铁食物。老年人要注意营养膳食的"三定""三高""三低""两戒"。三定即定时、定量、定质;三高即高蛋白、高维生素、高不饱和脂肪酸;三低即低脂肪、低热量、低盐;两戒即戒烟、戒酒。

(2)良好的饮食习惯 根据老年人的生理特点,少食多餐的饮食习惯较为合适,要避免暴饮暴食或过饥过饱,膳食内容的改变也不宜过快,要照顾到个人爱好。由于老年人肝脏中储存肝糖原的能力较差,而对低血糖的耐受能力不强,容易饥饿,所以在两餐之间可适当增加点心。晚餐不宜过饱,因为夜间的热能消耗较少,如果多吃了富含热能而又较难消化的蛋白质和脂肪会影响睡眠。

(3)食物易于消化吸收 老年人由于消化功能减弱,咀嚼能力也因为牙齿松动和脱落而受到一定的影响,因此,食物应细、软、松,既给牙齿咀嚼的机会,又便于消化。

(4)食物温度适宜 老年人消化道对食物的温度较为敏感,饮食宜温偏热,两餐之间或入睡前可加用热饮料,以解除疲劳,增加温暖。

4.老年人的饮食护理

（1）烹饪时的护理　①味觉、嗅觉等感觉功能低下者的护理。饮食的色、香、味能够大大地刺激食欲，因此，味觉、嗅觉等感觉功能低下的老年人喜欢吃味道浓重的饮食，特别是盐和糖，而盐和糖食用太多对健康不利，使用时应格外注意。有时老年人进餐时因感到食物味道太淡而没有胃口，烹调时可用醋、姜、蒜等调料来刺激食欲。②咀嚼、消化吸收功能低下者的护理。蔬菜要切细，肉类最好制成肉末，烹制方法可采用煮或炖，尽量使食物变软而易于消化。但由于易咀嚼的食物对肠道的刺激作用减少，往往很容易引起便秘，因此，应多选用富含纤维素的蔬菜类，如根菜类、青菜等烹制后食用。③吞咽功能低下者的护理。某些食物很容易产生误咽，如酸奶、汤面等，应该引起注意。因此，应选择黏稠度较高的食物，同时要根据老年人的身体状态合理调节饮食种类。

（2）进餐时的护理　一般进餐时，室内空气应新鲜，必要时应通风换气，排除异味；老年人单独进餐会影响食欲，如果与他人一起进餐则会有效增加进食量；鼓励自行进食，对卧床的老年人要根据其病情采取相应的措施，如帮助其坐在床上并使用特制的餐具（如床上餐桌等）进餐；在老年人不能自行进餐，或因自己单独进餐而摄取量少并有疲劳感时，照顾者可协助喂饭，并注意尊重其生活习惯，掌握适当的速度与其相互配合。①视力障碍者的护理。对于视力障碍的老年人，做好单独进餐的护理非常重要。照顾者首先要向老年人说明餐桌上食物的种类和位置，并帮助其用手触摸以便确认。热汤、茶水等易引起烫伤的食物要提醒注意，鱼刺等要剔除干净。视力障碍的老年人可能因看不清食物而引起食欲减退，因此，食物的味道和香味更加重要，或者让老年人与家属或其他老年人一起进餐，制造良好的进餐气氛以增进食欲。②上肢障碍者的护理。老年人患有麻痹、肌力低下、挛缩、变形、震颤等上肢障碍时，自己摄入食物易出现困难，但是有些老年人还是愿意自行进餐，此时，可以自制或提供各种特殊的餐具，如国外有老年人专用的叉和勺出售，其柄很粗以便于握持，也可将普通勺把用纱布或布条缠上；有些老年人的口张不大，可选用婴儿用的小勺加以改造；使用筷子的精细动作对大脑是一种良性刺激，因此应尽量维持老年人的这种能力，可用弹性绳将两根筷子连在一起以防脱落。③吞咽能力低下者的护理。吞咽能力低下的老年人很容易将食物误咽入气管，尤其是卧床老年人，舌头控制食物的能力减弱，更易引起误咽。因此，进餐时老年人的体位非常重要，一般采取坐位或半坐位比较安全，偏瘫的老年人可采取侧卧位，最好是卧于健侧。进食过程中应有照顾者在旁观察，以防发生事故。同时随着年龄的增加，老年人的唾液分泌减少，口腔黏膜的润滑作用减弱，因此，进餐前应先喝水湿润口腔，对于脑血管障碍及神经失调的老年人，更应如此。

二、排泄

排泄是维持生命和健康的必要条件，而排泄行为的自立则是保持人类的尊严和社会自立的重要条件。老年人机体调节功能逐渐减弱，自理能力下降，或者因疾病导致排泄功能出现异常，发生尿急、尿频，甚至大、小便失禁等现象，有的老年人还会出现尿潴留、便秘、腹泻等。排泄是机体老化过程中无法避免的问题，常常给老年人造成很大的生理上和心理上的压力。因此，护理人员应妥善处理，要多体谅老年人，尽力给予帮助。对于行动不便的老年人，排泄也是一大难题，需要身边护理人员的安慰与帮助。

学习任务 4.5　休息与活动

一、休息与睡眠

(一)休息

休息是指一段时间内相对地减少活动,使身体各部分放松,处于良好的心理状态的过程。休息并不意味着不活动,有时变换一种活动方式也是休息,如长时间做家务后,也可站立起来活动或散步等。

老年人需要较多的休息,具体应注意以下几点。

(1)卧床时间过久会出现压疮、坠积性肺炎、静脉血栓等并发症,甚至会导致运动系统功能障碍,应尽可能对老年人的休息方式进行适当调整,尤其是长期卧床的老年人。

(2)要注意休息质量,有效的休息应满足三个基本条件:生理的舒适、充足的睡眠、心理的放松。因此,简单地用卧床限制活动并不能保证老年人处于休息状态,有时这种限制甚至会使其感到厌烦而妨碍休息的效果。

(3)老年人在改变体位时,要注意预防直立性低血压或跌倒等意外的发生,例如,早上醒来时,不要立即起床,而是在床上休息片刻,伸展肢体,在床上坐起约半分钟,双腿下垂于床边坐半分钟,再起床。

(4)看书和看电视虽是一种休息,但时间不宜过长,应适时闭目养神举目或远眺来调节一下。看电视的角度也要合适,不宜过低或过高,不应过近,以避免光线刺激。

(二)睡眠

老年人的睡眠时间一般较青壮年少,一般每日 6 h 左右。有许多因素可影响老年人的生活节律而影响睡眠质量,甚至导致失眠,如疾病的疼痛、呼吸困难、情绪变化、更换环境、夜尿频繁等。而睡眠质量的下降则可直接影响机体的活动状况,导致烦躁、精神萎靡、食欲减退、疲乏无力,甚至发生疾病。

对老年人进行全面评估,找出其睡眠质量下降的原因,进行对因处理。提供舒适的睡眠环境,调节卧室的光线和温度,保持床褥的干净整洁,并设法维持环境的安静。帮助老年人养成良好的睡眠习惯。老年人的睡眠存在个体差异,为了保证白天的正常活动和社交,使其生活符合人体生物节律,应提倡早睡早起、午睡的习惯。对于已养成的特殊睡眠习惯,不能强迫立即纠正,需要多解释并进行诱导,使其睡眠时间尽量正常化,以符合自然规律,即日出而作、日落而息。限制白天睡眠时间在 1 h 左右,同时注意缩短卧床时间,以保证夜间睡眠质量。晚餐应避免吃得过饱,睡前不饮用咖啡、酒或大量水分,并提醒老年人睡前如厕,以免夜尿增多而干扰睡眠。有些老年人因入睡困难而自行服用镇静剂。镇静剂虽可帮助睡眠,但也有许多不良效果,如抑制机体功能、降低血压、影响胃肠道蠕动和意识活动等,因此,应尽量避免选用药物帮助入睡,必要时可在医生指导下根据具体情况选择合适的药物。

二、活动

生命在于运动。活动可以使机体在生理、心理及社会各方面获得益处,坚持活动是人类健康长寿的关键。老年人的活动能力与其生活空间的扩展程度密切相关,进而可影响其生活质量。

(一)活动对老年人的重要性

活动可促进人体的新陈代谢,使组织器官充满活力,而且能增强与改善机体的功能,从而延缓衰老。

1.呼吸系统 老年人肺活量减少,呼吸功能减退,易患肺部疾病。活动可提高胸廓活动度,改善肺功能,使更多的氧进入机体与组织交换,保证脏器与组织的需氧量。

2.消化系统 活动不仅可以促进胃肠蠕动,消化液分泌增强,有利于消化和吸收,还可促进机体新陈代谢,改善肝、肾功能。

3.神经系统 可通过肌肉活动的刺激,协调大脑皮质抑制和兴奋过程,促进细胞的供氧。尤其是对脑力工作者,活动既可以促进智能的发挥,有助于休息和睡眠,也可解除大脑疲劳。

4.心血管系统 活动可促进血液循环,使血流速度加快、心排血量增加、心肌收缩能力增强,改善心肌缺氧状况,促进冠状动脉侧支循环,增加血管弹性。另外,活动可以降低血胆固醇含量,促进脂肪代谢,加强肌肉发育。因此,活动可预防及延缓老年心血管疾病的发生和发展。

5.肌肉骨骼系统 活动可使老年人骨质密度增厚,韧性及弹性增加,延缓骨质疏松,加固关节,增加关节灵活性,预防和减少老年性关节炎。运动还可使肌肉纤维变粗,坚韧有力,增加肌肉灵活性和活动耐力。

6.其他活动 可以增强机体的免疫功能,提高对疾病的抵抗能力。对于患糖尿病的老年人,活动是维持正常血糖的必要条件。另外,活动还可以调动积极的情绪,提高工作和学习的效率。总之,活动对机体各系统的功能均有促进作用,有利于体能和智能的维持与促进,并能预防身心疾病的发生。

(二)影响老年人活动的因素

1.神经系统 老年人神经系统的改变多种多样,但是对其活动的影响程度却因人而异。老化可造成脑组织血流减少、大脑萎缩、运动纤维丧失、神经树突数量减少、神经传导速度变慢,导致对事情的反应时间或反射时间延长,这些会从老年人的姿势、平衡状态、运动协调、步态中看出。除此之外,老年人因为前庭器官过分敏感,会导致对姿势改变的耐受力下降及平衡感缺失,故老年人应注意活动的安全性。

2.心血管系统 最快心率下降。研究发现,当老年人做最大限度的活动时,其最快心率要比成年人低,一般来说,老年人的最快心率约为 170 次/min。因为老年人的心室壁弹性比成年人弱,心室的再充盈所需的时间比成年人长。

3.心排血量下降 老年人的动脉弹性变差,使得其收缩压值上升,后负荷增加、外周静脉滞留血液量增加,也会引起部分老年人出现舒张压升高。所以,当老年人增加其活动量时,血管扩张能力下降,回心血量减少,造成心排血量减少。

4.肌肉骨骼系统 肌细胞因为老化而减少,加上肌张力下降,使得老年人的骨骼支撑力下降,活动时容易跌倒。老化对骨骼系统的弹性、张力、反应时间与执行功能均有负面的影响,这是造成老年人活动量减少的主要原因之一。

5.其他　老年人常患有慢性疾病,使其对活动的耐受力下降。如骨质疏松症会造成活动受限,而且容易跌倒造成骨折等损伤;帕金森病对神经系统的侵犯可造成身体平衡感的丧失及步态的迟缓。另外,老年人还可能因为所服用的药物的作用或不良反应而不愿意活动。因此,适当安排一些体育活动是维持良好身体状况的必要途径。

(三)老年人活动的指导

老年人的活动种类可分为四种:日常生活活动、家务活动、职业活动、娱乐活动。对于老年人来说,日常生活活动和家务活动是生活的基本活动,职业活动是属于发展自己潜能的有益活动,娱乐活动则可以促进老年人的身心健康。

老年人要选择合适的活动,而科学的锻炼对人体健康最为有益。比较适合老年人锻炼的项目有散步、跳舞、慢跑、游泳、球类运动、医疗体育、太极拳与气功等。锻炼要求有足够而又安全的活动强度,这对心血管疾病、呼吸系统疾病和其他慢性疾病患者尤为重要。老年人的活动强度应根据个人的能力及身体状态来选择。运动时的最高心率可反映机体的最大吸氧力,而吸氧力又是机体对运动量负荷耐受程度的一个指标,因而可通过心率情况来控制运动量。最简单方便的监测方法是以运动后心率作为衡量标准:运动后最适宜心率(次/min)=170-年龄;对于身体健壮者,则运动后最适宜心率(次/min)=180-年龄。

观察活动强度是否适合的方法有:①运动后的心率达到最宜心率;②运动结束后在3 min内心率恢复到运动前水平。3 min内心率恢复到运动前的水平表明运动量较小,这时应加大运动量;在3~5 min恢复到运动前水平表明运动适宜;而在10 min以上才能恢复者,则表明活动强度太大,应适当减少。以上监测方法还要结合自我感觉综合判断。如果运动时全身有热感或微微出汗,运动后感到轻松或稍有疲劳、食欲增进、睡眠良好、精神振作,则表示强度适当,效果良好;如果运动时身体不发热或无出汗、脉搏次数不增或增加不多,则说明应增加活动强度;如果运动后感到很疲乏、头晕、胸闷、气促、心悸、食欲减退、睡眠不良,则说明应降低运动强度;如果在运动中出现严重的胸闷、气喘、心绞痛或心率反而减慢、心律失常等,则应立即停止运动,并及时就医。

(四)老年人活动的注意事项

1.正确选择　老年人可以根据自己的年龄、体质、场地条件,选择适当的运动项目。活动设计应符合老年人的兴趣,并且是在老年人的其能力范围内,而活动目标的制订则必须考虑到他们对自己的期望,这样制订出来的活动计划老年人才会认为有价值,也更容易坚持。

2.循序渐进　机体对运动有一个逐步适应的过程,所以应从不费力的活动开始,再逐渐增加运动量、运动时间、运动频率,且每次进行新的活动内容时,都应该评估老年人对此项活动的耐受性。

3.持之以恒　通过锻炼增强体质、防治疾病,要有一个逐步积累的过程。取得疗效以后,仍要坚持锻炼,以保持和加强效果。运动时间老年人运动的时间以每天1~2次,每次半小时左右,每天运动的总时间不超过2 h为宜。运动时间应选择在天亮之后1~2 h进行。此外,从人体生理学的角度看,傍晚锻炼更有益健康。无论是体力的发挥,还是身体的适应力和敏感性,均以下午和黄昏时为佳。饭后则不宜立即运动,因为运动可减少对消化系统的血液供应及兴奋交感神经而抑制消化功能,从而影响消化吸收,甚至导致消化系统疾病。

4.运动场地与气候　运动场地尽可能选择空气新鲜、安静清幽的公园、湖滨、庭院等地。注意气候变化,夏季户外运动要防止中暑,冬季则要防跌倒和感冒。

5.其他 患有多种慢性病、年老体弱或平时有气喘、胸闷、心慌或全身不适者,应请医生检查,并根据医嘱进行运动,以防发生意外。若出现心绞痛或呼吸困难、精神受刺激、患有急性疾病、情绪激动或悲伤之时,应暂停锻炼。

对于瘫痪老年人,要借助助行器等辅助器具进行训练。一般来说,手杖适用于偏瘫或单侧下肢瘫痪患者,前臂杖和腋杖适用于截瘫患者。步行器的支撑面积较大,较腋杖的稳定性高,多在室内使用。选择的原则是:两上肢肌力差、不能充分支撑体重的,应选用腋窝支持型步行器;上肢肌力较差、提起步行器有困难的,可选用前方有轮型步行器;上肢肌力正常,平衡能力差的截瘫患者可选用交互型步行器。

为治疗而采取制动状态的老年人,制动状态很容易导致肌力下降、肌肉萎缩等并发症,因此,应确定尽可能小范围的制动或安静状态,在不影响治疗的同时,尽可能地做肢体的被动运动或按摩等,争取早期解除制动状态。

不愿甚至害怕活动的老年人、担心病情恶化而不愿活动的老年人为数不少,对这类老年人要耐心说明活动的重要性,以及对疾病的影响,让其理解"生命在于运动"的真理,并鼓励其一起参与活动计划的制订,尽量提高其满意度而愿意自己去做。

学习任务 4.6　需求和性生活卫生

在中国老年人的观念中,"性"是避而不谈的事情。很多人认为,人老了性功能减退,没有性生活很正常。而一旦对性表现出兴趣,就很容易被当做"变态"或"不正常"。其实老年人有性的心理与要求很正常,而且大部分老年人性生活可以持续到 70 岁。老年人对于"性"应顺其自然,量力而行。

马斯洛的基本需要层次论指出,性属于基本需要,其重要性与食物、空气相当,而且人们还可通过性活动满足爱与被爱、尊重与被尊重等较高层次的需要。性除了是生活的一部分外,还能反映个体间的关系,影响人们的身心健康。因此,护理人员应对性应有正确的态度和观念,并了解老年人的性需求及其影响因素,以协助其提高生活质量。

一、概述

(一)老年人的性需求

性是人类的基本需要,不会因为疾病或年龄的不同而消失,即使患慢性疾病的老年人仍应该和有能力享有完美的性。适度、和谐的性生活对于老年夫妻双方的生理与心理、社会健康都有好处,而且这种好处是日常生活中其他方式所不能取代的。相对年轻人来说,老年人的性生活更注重其相互安慰、相互照料等精神方面的属性。据统计,丧偶独居老年人的平均寿命要比有偶同居者少 7~8 年,虽有子女在身边,但两代人毕竟有思想差距,许多事务中子女无法代替伴侣,孤独感仍十分明显。性生活会使老年夫妻双方更多地交流感情,产生相依为命的感觉,使晚年的生活变得丰富,从而有效地减少孤独、空虚、寂寞等影响寿命的不良情绪。

(二)老年人性生活现状

美国退休者协会 2004 年的一项调查发现,性生活仍然是美国老年人生活中的重要内容。一半以上的老年人表示他们对自己的性生活感到满意。国内有关老年人性生活方面的调查很少,只能从老年人婚姻状况的侧面进行了解。2003 年北京居民生活状况调查的数据显示,乡村老年人只有 55.4% 是有偶同居,而城镇的比重是 63.3%,乡村老年人的未婚率、丧偶率甚至离婚率均高于城镇。老年人再婚所遭受的社会舆论压力,以及子女对老年人赡养、财产分配等问题的顾虑,使许多丧偶老年人不得不孤独终老。不仅如此,我国农村老年人分居现象极为普遍,有的老年人虽然有配偶,但分别随不同的子女生活,平时也很少有机会在一起,难以过正常的夫妻性生活。

二、影响老年人性生活的因素

(一)老年人的生理变化

老年人生理变化最显而易见的是,在外观上头发变白和稀疏、皮肤有皱纹或出现斑点、驼背、缺牙等,女性还表现为乳房下垂等,这些改变常影响老年人的心理,可直接或间接影响老年人的性生活。

1.男性的改变　从生理学角度来看,男性老年人因神经传导速度减慢,需要较长时间才能勃起,精液减少,缓解期延长。

2.女性的改变　女性在老化过程中,由于雌激素分泌减少,性行为中阴道内润滑液的产生会较慢、较少且需要较直接的刺激,在性行为当中可能会产生疼痛的感觉。部分有骨质疏松症的女性常会引起背痛、失眠,这些均会让人感到沮丧而影响性生活的质量。

(二)老年人常见疾病

患有慢性阻塞性肺疾病、心肌梗死及糖尿病的患者或其配偶,常认为性生活会导致疾病的复发甚至死亡。心肌梗死的患者,往往担心心脏不能负荷性活动。有研究表明,在过性生活时或性生活后的心源性死亡实际上是很少见的;相反,有很多理由支持适当的性活动可使患者得到适度活动的机会,并使身心放松。除上述疾病外,一些药物的副反应也是影响性功能的重要因素。例如,抗精神病药可以抑制勃起或射精的能力,镇静催眠药能抑制个体的性欲。因此,护理人员在评估药物治疗效果或了解患者自行停药原因时,也应考虑这方面的可能性。

(三)老年人与性有关的知识和态度

随着老化的进展,老年人的性能力及其对性刺激的反应发生了变化,因缺乏相关的知识,许多老年人并不了解上述变化是正常现象,因此降低了性生活的兴趣。甚至有些老年人对这些改变感到恐慌,认为自己的性能力已经或将会丧失,因而完全停止性生活,不再与伴侣有身体上的亲密接触。

除此之外,老年人常因外表的改变而对本身的性能力与性吸引力失去信心,还有些因退休丧失了社会角色,认为自己应从性生活中退出等。老年人的性生活常遇到阻碍,而很大的一部分是来自这些似是而非的观念。因此,消除这些误区是处理老年人性生活问题的关键,也是护理人员必须面对的问题。

(四)社会文化和环境因素

社会上有许多现实的环境与文化因素影响老年人的性生活。长期养老机构中房间设置往往如学生宿舍般"整洁",即使是夫妻同住的房间也只放置两张单人床,衣服常没有性别样式的区别,浴室、厕所没有男女分开使用的安排,这些均不利于性别角色的认同。还比如中国传统的面子、羞耻等价值观,也是老年人可能面临的问题。老年人的婚恋、再婚较难被社会坦然接受。这些现象都是值得专业人员深思的。

(五)家庭、心理等其他因素的影响

老年夫妻间的沟通对性需求的满足可起到关键性的影响作用,毕竟性活动的多数方式需要双方的参与。夫妻中如有一方只沉溺于事业、孩子或其他,而忽略了另一方的性需求,对自己的配偶不再显示性关注或性兴趣,就很容易导致对方受到性伤害,甚至婚姻解体。

从身体外观来看,女性比男性老得快,绝经后外表变化更加明显,导致部分老年女性对自己的性吸引力缺乏信心,从而对自己的丈夫拒之千里或过于亲近讨好,这时,如果对方不理解,甚至报之以嘲讽的态度,就很容易产生矛盾。老年人往往将性能力视为自身总体能力的象征,如不能理解正常老化对性能力的影响,特别是男性进入老年期后出现性反应减退时,就可能造成对性生活的畏惧,从而进一步造成明显的勃起功能障碍而严重影响性生活的质量。此时更加需要对方的理解与支持,否则很容易造成性生活就此中断,甚至婚姻破裂。

三、对老年人性生活的护理评估

由于人们身心、社会文化的影响,性对每个人可能产生不同的意义。因此,在评估及处理性问题时需注意个体差异。

(一)护理评估的内容及方法

1.收集病史及客观资料 在评估中需了解老年人的一般资料、性认知、性态度、自我概念和性别角色,以及其婚姻状况、疾病史与性生活史,还应包含性生活现状,如性频率、性行为成功次数等。另外,应了解老年人对治疗或咨询的期望,以免出现错误的期待或过高的期望。

2.身体检查 可通过相关检查来协助确认老年人的性生活是否存在问题。常见的检查有海绵体内药物注射测试、阴茎膨胀硬度测验、神经传导检查、阴茎动脉功能检查等。

(二)评估性问题的注意事项

护理人员必须仔细并具有专业的敏感度,同时应尊重老年人的隐私权。一般而言,老年人多不会主动表达自己有性问题方面的困扰,有些会从睡眠情形不佳如失眠或表现出焦虑不安的现象等问题谈起;有些习惯从"别人"的问题谈起;有些则需用较含蓄的言语来沟通,如"那事儿""在一起"等。这时护理人员就需要有相应的"倾听"与"沟通"的技巧。因此,护理人员需具有正确的专业知识、沟通技巧和专业态度才能发现问题。在确认问题的性质后,还应评估自己是否有能力处理,是否需要求助于其他的专业人员,如婚姻咨询师、性治疗师等。

(三)护理人员的态度及准备

在处理老年人的性问题前,护理人员应用丰富的专业知识和专业的态度来协助老年人,才能

得到他们的信任与合作。护理人员应掌握正确的性知识,了解不同的社会文化及宗教背景,坦然、客观地面对性问题,并注意尊重老年人及其家庭的某些习惯。

四、老年人性生活的护理与卫生指导

(一)一般指导

1.开展健康教育　应对老年人及其照顾者和配偶进行有针对性的健康教育,帮助他们树立正确的性观念,正视老年人的性需求。

2.鼓励伴侣间的沟通　必须鼓励和促进老年人及其配偶间的沟通,只有彼此之间坦诚相对,相互理解与信任,各项卫生指导与护理措施才能取得较好的效果。

3.提倡外观的修饰　需提醒老年人在外观上加以修饰,除了适当的营养休息以保持良好的精神,在服饰发型上也应注意性别角色的区别,若能依个人的喜好或习惯做好适当的修饰,更能表达属于自我的意义。

(二)性卫生的指导

性卫生包括性器官的清洁、性生活频度的调适和性生活安全等。其中,性生活频度的调适是指多长时间一次性生活比较合适。由于个体差异极大,难以有统一的客观标准,一般以性生活的次日不感到疲劳且精神愉快为度。性器官的清洁卫生在性卫生中非常重要,不洁的性生活可能会引起男女双方生殖系统感染,要求男女双方在性生活前都要养成清洗外生殖器的习惯。

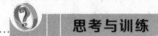

思考与训练

一、选择题

1.患者因便秘向护士求助咨询,护士随即建议其服用果导片。护士的这种做法违背的用药原则是(　　)。

　　A.先明确诊断,后用药　　　　　　　　B.先非药物疗法,后药物疗法

　　C.先老药,后新药　　　　　　　　　　D.先外用药,后内服药

　　E.用药方案简单明了

2.患者,男,62 岁,其运动后的最佳心率是(　　)。

　　A.108 次/min　　B.120 次/min　　　C.130 次/min　　　D.140 次/min　　E.90 次/min

3.引起跌倒危险性最大的药物为(　　)。

　　A.镇静催眠药　　B.镇痛药　　　　　C.抗抑郁药　　　D.利尿剂　　　　E.降压药

4.容易导致老年人发生意外伤害的是(　　)。

　　A.床垫软硬度适中,避免过于松软造成翻身不便和有坠床的危险

　　B.卧床老年人进食后要马上叩背和吸痰,防止发生吸入性肺炎

　　C.老年人在穿行马路时,要左右多看几次

　　D.在感染性疾病流行期间,尽量少到公共场所活动

　　E.外出活动时,最好随身备有姓名卡、亲属姓名及联系电话和地址

5.对老年人进行皮肤护理时,应注意(　　)。

A.脸部按摩应自上而下,由中间朝外按摩,定期淋浴、洗头,避免碱性肥皂的刺激,保持皮肤酸碱度,即 pH 值为 5.5 左右

B.头皮和头发干燥者应适当增加清洁次数

C.为长期卧床老年患者进行全背按摩时,应双手蘸适量乳液,从肩部开始沿脊柱两侧边缘向下按摩至骶尾部

D.为长期卧床老年患者进行局部按摩时,压力要均匀,尤其要注意按摩局部病变皮肤,以促进血液循环,加速皮肤好转

6.饮食与营养对维持老年人的健康非常重要,对其营养特点描述错误的是(　　)。

A.早餐吃好,中餐吃饱,晚餐吃少

B.温度要适宜,宜温偏热

C.适当增加热量的摄入,防止营养不良

D.食物加工应细、软、松

E.少量多餐,低脂、低糖、低盐、高维生素

7.健康老年人每日的食盐摄入量不超过(　　)g。

A.8　　　　　　B.3　　　　　　C.5　　　　　　D.6　　　　　　E.10

8.老年人临睡前(　　)小时应结束锻炼。

A.5　　　　　　B.2　　　　　　C.8　　　　　　D.0.5　　　　　E.1

9.活动后的心率达到适宜心率,一般为(　　),身体强壮者可采用 180-年龄。

A.190-年龄　　　B.150-年龄　　　C.140-年龄　　　D.160-年龄　　　E.170-年龄

10.老年人膳食纤维的摄入量以每天(　　)g 为宜,每天宜进食 300~500 g 蔬菜。

A.80　　　　　　B.30　　　　　　C.50　　　　　　D.60　　　　　　E.10

11.老年人蛋白质供给的能量应占总热量的(　　)。

A.50%　　　　　B.55%　　　　　C.45%　　　　　D.15%　　　　　E.35%

12.患高血压、冠心病的老年人,其每日的食盐摄入量不宜超过(　　)。

A.5 g　　　　　B.6 g　　　　　C.1.2 g　　　　　D.1 g　　　　　E.2 g

13.(多选题)老年人运动时的注意事项,内容包括(　　)。

A.以"运动时心率=170-年龄"为宜

B.锻炼时间以傍晚为宜

C.运动时注意不要进行快速冲刺跑,不要做过分低头弯腰的动作

D.为达到运动效果,应尽可能增加运动量

E.太极拳对体弱及慢性病老年人更适宜

14.(多选题)老年人常见的安全问题有(　　)。

A.跌倒　　　　　B.呛咳　　　　　C.坠床　　　　　D.误服药　　　　E.交叉感染

15.老年人日常安全要注意(　　)。

A.尽量避免老年人外出

B.日常生活小事,不让老年人自己动手

C.让老年人了解引起意外伤害的危险因素

D.淋浴时要严格掌握温度,以免烫伤

E.外出注意避开人多拥挤的高峰时间

16.适合老年人运动的项目有(　　)。

A.步行　　　　　　B.游泳　　　　　　C.骑车　　　　　　D.太极拳　　　　　E.慢跑

17.(多选题)引起老年人便秘的常见原因有(　　)。

A.胃结肠反射性刺激减少　　　　　B.缺乏体力活动

C.习惯性服用缓泻剂　　　　　　　D.肛门内括约肌松弛

E.环境改变,情绪抑郁

二、简答题

1.影响老年人活动的因素有哪些?

2.日常生活中如何保障老年人的安全?

3.简述老年人运动的注意事项。

4.简述老年人的饮食保健原则。

5.简述帮助长期卧床的老年人变换体位的方法。

6.如何指导老年人采取合理的饮食与活动,维持正常的排泄功能?

三、案例分析

患者,男,71岁,平时心率为69次/min。某日在家进行活动,运动后测心率为132次/min,运动结束后3 min,10 min分别测量心率为108次/min、70次/min。患者自诉运动时胸闷、气喘,运动后疲乏、食欲减退、睡眠不良。

问题:

请判断该老年人的活动量是否合适? 应如何对其进行指导?

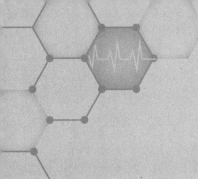

项目5
老年人常见心理问题的护理

【学习目标】

1.**掌握**:老年人常见心理问题的护理评估内容与护理措施;能够对老年人进行心理健康的评估,并根据评估结果为有心理问题的老年人提供有针对性的护理。

2.**熟悉**:老年人的心理特征及老年人心理健康的标准。

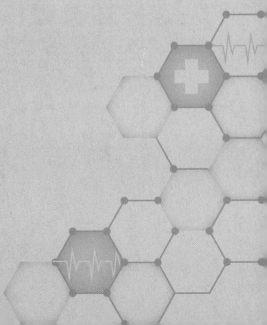

►▷ **思政育人目标**

通过本项目的学习,使学生获得心理体验,增强孝敬老年人、尊重老年人的责任感,深入研究老年人的心理,科学地安排好老年人的生活、工作和学习,制订合理的综合保健措施。

►▷ **思政育人案例导入**

"世号仙翁,方传时后"——
葛洪

思政延伸:

葛洪从小就热爱学习,又不断在生活中学习群众的实践经验,同时,他会对客观事物做深入细致的观察,并擅长对观察到的现象进行系统总结。葛洪能在中医急症诊治中做出巨大的贡献,显然离不开他潜心好学、乐于观察、善于实践的敬业精神!

🖱 **育人名言**

知识是从刻苦劳动中得来的,任何成就都是刻苦劳动的结果。——宋庆龄人体是一个有机整体,不仅身体的各个部分、各系统相互联系、相互制约,而且生理与心理也相互协调、相互制约,从而构成一个有机的统一整体。研究发现,心理因素对生理功能的影响绝不亚于躯体疾病对身体健康的危害。因此,保持健康的心理状态,对健康长寿尤为重要。

随着人们生活水平的不断提高,人类的平均寿命不断延长,这也是社会进步及发展的标志,同时也带来了一系列关于老年医疗保健和心理卫生方面的问题。要使老年人身体健康、长寿,必须深入研究老年人的心理,科学地安排好老年人的生活、工作和学习,制订合理的综合保健措施。

老年人的心理特征主要体现在以下方面。

1.感知觉

(1)感觉 是当前直接作用于感觉器官的客观事物的个别属性在人脑中的反映,或是指机体的感觉器官对环境变化的反映,是人对刺激的基本形式的最初体验,包括视觉、味觉、听觉、嗅觉、皮肤觉、平衡觉等。随年龄的增长,老年人的视觉会逐渐老化,出现老花眼、视力减退等;痛觉较为迟钝,耐寒能力差,与年轻人相比较怕冷。听力也会下降,对声音、语言的辨别能力降低;嗅觉、味觉敏感度明显下降。

(2)知觉 是人脑对当前直接作用于感觉器官的客观事物的各种属性及其外部相互关系的综合反映,或是感觉器官与大脑对外界刺激所做出的解释、分析的总和。知觉有很大的个体差异,不同的人对所察觉的相同信息,在知觉上可能会有很大区别。老年人的知觉反应会相对减慢,其正确性基于老年人的过去经验仍较高,但易发生定向力障碍,影响其对时间、地点、人物的辨别。

2.记忆 是指一个人感知和经历过的事情的印象在脑内的识记、保持和恢复的一种心理过程。记忆包括识记、保持、再认和重现。老年人随着年龄增长,感觉器官逐渐不能正确有效地接收信息,加上记忆细胞的萎缩,引起记忆功能减退。老年人的记忆特点如下。

(1)初级记忆保持较好,而次级记忆减退比较明显。初级记忆是指对刚看过或听过当时还在大脑中留有印象的事物的这类记忆。次级记忆是指对已听过或看过一段时间的事物,经过编码储存在记忆仓库,以后需要时加以提取的记忆。

(2)老年人机械记忆较差。在40岁开始减退,60岁以后明显减退,而逻辑记忆较好,一般60岁才逐渐减退。机械记忆是指依照识记材料的外部联系,采用简单重复的方式进行的识记。逻辑记忆是指对公式、概念、推理和判断等抽象内容的一种记忆。

(3)再认能力的保持远比回忆能力好。再认是指当以前感知过的事物或场景重新呈现时,能辨认出曾经感知过。回忆是指以前感知过的事物或场景不在眼前,而要求屡次重新呈现出来。

(4)远事记忆良好,对往事回忆准确且生动;近事记忆衰退,近期记忆的保存效果较差,常常遗忘近期所发生的事情。远事记忆是指对数年前或数十年前发生事物的记忆。近事记忆是指对最近几年或几个月内发生事物的记忆。老年人的记忆减退存在个体差异,出现有早有晚,速度有快有慢,程度有轻有重。因此,老年人可通过坚持适当的记忆训练和脑力锻炼等方法延缓记忆衰退。

(5)有意记忆处于主导地位,无意记忆应用较少,因此无意记忆能力下降。有意记忆是指事先明确了识记目的且经过努力,运用一定的方法进行的识记。无意记忆则对需要记忆的事无明确的识记目的。

学习任务 5.1 离退休综合征老年人的护理

一、概述

（一）概念

离退休综合征是指老年人离退休之后,不能适应新的社会角色、生活环境和生活方式的变化而出现的恐惧、焦虑、抑郁、悲伤等消极情绪。离休和退休是生活中的一次重大变动,由此,当事者在生活内容、人际交往、社会地位、生活节奏等各个方面都会发生极大变化,如果适应不了环境的突然改变,就会出现情绪上的消沉和偏离常态的行为,甚至引起疾病,直接影响老年人的身心健康,加速老化进程。离退休综合征往往发生在老年人离退休后的前半年,大多数人过了一年后会慢慢适应。

案例分析 1

（二）病因

（1）离退休前后生活境遇反差过大。

（2）个性缺陷或适应能力差。

（3）离退休前没有足够的心理准备。

（4）失去价值感。

（5）社会支持缺乏。

（三）临床表现

从忙人变成闲人,从群体生活的大天地转向家庭生活的小天地,容易使人意志消沉、萎靡不振和情绪低落。具体可表现为以下几方面。

1.无用感 离退休前,一些人事业有成,受人尊敬,掌声、喝彩、赞扬不断,一旦退休,一切化为乌有,退休成了"失败",由有用转为无用。如此反差,老年人心理上便会产生巨大的失落感,深感自己"无用"了。

2.无力感 许多老人不愿离开工作岗位,认为自己还有工作能力,但是社会要新陈代谢,必须让位给年轻一代,离退休对于老年人来说实际上是一种牺牲。面对"岁月不饶人"的现实,老年人常感无奈和无力。

3.抑郁症状 老年人情绪低落,忧伤、郁闷、沮丧,精神消沉、萎靡不振;对未来生活感到悲观失望;行为退缩,自信心下降,茫然不知所措,兴趣减退,无兴趣参加以前感兴趣的活动,不愿主动与人交往;懒于做事,严重时个人生活不能自理。

4.无助感 离退休后,老年人离开了原有的社会圈子,社交范围变小了,朋友也变少了,孤独感油然而生,要适应新的生活模式往往使老年人感到无助、不安和无所适从。

5.焦虑症状 无力感、无用感和无助感终会导致离退休老人出现焦虑、多疑,表现为坐卧不安、心烦意乱;做事缺乏耐心,急躁冲动,容易发怒,对任何事都不满或不快;行为重复,小动作多,无法自控,整日不知干什么好;有时还会出现强迫性定向行走。当听到他人议论工作时常会烦躁不安,猜疑其有意刺激自己。因注意力不能集中,常做错事;性格变化明显,容易急躁和发脾气,对什么都不满意。严重者产生高度紧张、恐惧感,伴有出汗、心慌等症状。

6.躯体不适症状　患者往往出现失眠、头痛、腹痛、头晕、胸闷或胸痛、乏力甚至全身不适等症状,这些症状通常不能用躯体疾病来解释。

二、护理措施

1.调整心态,顺应规律　衰老是不以人的意志为转移的客观规律,离退休也是不可避免的。这既是老年人应有的权利,是国家赋予老年人安度晚年的一项社会保障制度,也是老年人应尽的义务,是促进职工队伍新陈代谢的必要手段,老年人必须在心理上认识和接受这个事实。离退休后,要消除"树老根枯""人老无用"的悲观思想和消极情绪,坚定美好的信念,重新安排自己的工作、学习和生活,做到老有所为、老有所学、老有所乐,发挥余热,重归社会。

2.发挥个人专长,贡献余热,避免个人价值感失落　离退休老人如果体格健壮、精力旺盛,又有一技之长的,可以积极寻找机会,做一些力所能及的工作。这样,既发挥余热,为社会继续做贡献,实现自我价值;又使自己精神上有所寄托,使生活充实起来,增进身体健康;同时还获得一定的经济收入,提高生活质量。如果是普通的工作人员,且没什么特长,则可以从事力所能及的家务劳动,如照看孩子、买菜、烧饭、整理房间、辅导孩子学习等,这样既可增进家庭和睦和减轻子女压力,也能享受家庭的温馨和天伦之乐,减轻孤独感与无用感。

3.扩大社交,排解寂寞　离退休后,很多老年人不愿外出,整天待在家里,极不利于老年人的身心健康。老年人不应自我封闭,应积极融入社会生活,不仅应该努力保持与旧友的关系,更应该积极主动地去建立新的人际关系,保持良好的人际关系面,以开拓生活领域,排解孤独寂寞,增添生活情趣。

4.培养爱好,寄托精神　许多老年人在离退休前已有业余爱好,只是工作繁忙无暇顾及,退休后正可利用闲暇时间充分享受这一乐趣。即便先前没有特殊爱好的,退休后也应该有意识地培养一些,以丰富和充实自己的生活。写字作画、种花养鸟,既陶冶情操也可锻炼身体;跳舞、气功、打球、下棋、垂钓等活动,都能使参加者益智怡情,改善人际关系,增进身心健康,减缓老化。

5.善于学习,渴求新知　"活到老,学到老",一方面,学习促进大脑的使用,使大脑越用越灵活,延缓智力的衰退;另一方面,老年人要通过学习来更新知识,适应社会变迁,跟上时代的步伐,有利于与人沟通,更好地融入社会,避免变成孤家寡人。

6.生活自律,保健身体　老年人的生活起居要有规律,离退休后也可以给自己制订切实可行的作息时间表,早睡早起,按时休息,适时活动,适应一种新的生活节奏,建立适合自己的休息、运动和娱乐的模式。同时要养成良好的饮食卫生习惯,戒除有害于健康的不良嗜好,建立起以保健为目的的生活方式。

7.必要的药物和心理治疗　年人出现身体不适、心情不佳、情绪低落时,应该主动寻求帮助,切忌讳疾忌医。对于患有严重的焦躁不安和失眠的离退休综合征的老年人,必要时可在医生的指导下适当服用药物,以及接受心理治疗。

学习任务 5.2　老年期疑病症的护理

　　老年期疑病症主要是指老年人对自身感觉或征象做出不切实际的病态解释,整个身心由此产生的疑虑、烦恼和恐惧所占据的一种神经症。患者自诉躯体症状,反复就医,虽经反复医学检验结果阴性或医生解释没有相应疾病证据,也不能消除患者的顾虑,常伴有焦虑或抑郁。对身体畸形的疑虑也属于本症。

　　老年期疑病症的病因尚未明了,一般认为与疾病、心理、家庭环境、社会因素、不良的医源性暗示、患者自身的性格缺陷等有关。人到老年后,各项生理功能的减退,躯体疾病的增多,加上各种生活事件增多,如适应不良,易产生孤独、寂寞感,关注的重心便转移到自身健康上。另外,性格的缺陷,如内向、固执、孤僻、过分地关注自身、胆怯、脆弱、敏感、自我、自恋、暗示性强等,也可能导致老年期疑病症的发生和发展。

一、概述

　　1.心理障碍　心理障碍有两种表现:一种为疑病观念,老年人的描述形象逼真、生动具体,确信自己患有某种疾病,要求做各种检查;另一种为疑病感觉,感觉对身体某部位的敏感度增加,进而疑病,或过分关注。患者的描述含糊不清,部位不确定;尽管各项检查结果正常,医生的解释与保证仍不足以消除其疑病观念,依然认为检查可能有误。患者常伴有抑郁、失眠和焦虑现象。

　　2.躯体反应　疼痛是该病最常见的症状。大约有 2/3 的患者有此症状,常见部位为头部、下腰部或右髂窝。这种疼痛描述不清,有时甚至主诉全身疼痛,但查无实据,患者常四处求医仍毫无结果,最后才到精神科,常伴有失眠、焦虑和抑郁症状。

　　躯体反应的表现多样而广泛,涉及身体许多不同的区域。患者表现为恶心、吞咽困难、反酸、胀气、腹痛、心悸、左侧胸痛、呼吸困难,担心患有高血压或心脏病。有些患者怀疑自己的五官不正,特别是鼻子、耳朵以及乳房形状异样,还有诉体臭或出汗等。

二、护理评估

　　1.既往史　了解患者有无慢性躯体疾病和明显的心理不适症状。

　　2.个性特征　了解老年人的个性有多疑无、敏感等,对人、对事是否过于敏感,行为有无患得患失,犹豫不决等性格缺陷。

　　3.生活事件　了解老年人近期有无重大生活事件发生,有无心理冲突及负性情感体验。

　　4.辅助检查　根据老年人所述临床症状做出必要的检查,判断症状是器质性的或非器质性的。

三、护理诊断

1.舒适的改变　与老年期疑病症的各种症状有关。

2.精神困扰　与老年人过度关注自身健康有关。

四、护理措施

老年期疑病症的治疗,以心理治疗为主,可适当配合药物治疗。

1.心理护理　以支持性心理治疗为主。护理人员要充分理解和接纳老年人,耐心细致地听取老年人的叙述,持同情关心的态度,尽量不要挑动患者的症状或要老年人承认疑病症的不可信,这样反而适得其反,弄巧成拙。应尽量回避讨论症状,与患者建立良好的关系,逐步引导患者认识到自己并不是真患有躯体疾病,而是一种心理障碍,需要用心理方法治疗。注意与患者沟通时态度诚恳,语气不可模棱两可,但也不能做作或过分地关心、体贴,以免引起患者猜疑。

2.矫正老年人的不良认知　通过进行相关知识的健康教育,教会老年人一些医学常识,改变其不良认知,纠正错误逻辑和推理。

3.转变不良的生活方式　鼓励老年人积极参加各种有益的活动,合理安排日常生活,转变不良的生活方式。引导老年人做其他有想的事情,以转移其注意力,减少对自身健康的过分关注,也可获得一定的改善。

五、健康教育

(1)指导患者正确认识离、退休问题。

(2)指导患者认识老有所学的必要性。

(3)指导患者安排好家庭生活。处理好"代沟"问题。

学习任务 5.3　老年期抑郁症的护理

一、概述

抑郁是老年期最常见的精神障碍之一。老年期抑郁症是指存在于老年期(>60岁)这一特定人群的抑郁症。它是一种以持久的抑郁心境为主要临床特征的精神障碍。其主要表现为情绪低落、意志活动减退、思维迟缓和躯体不适等。它不是躯体疾病或脑器质性病变,具有缓解和复发的倾向。部分患者预后不良,可发展成难治性抑郁症。

老年期抑郁症病因目前尚不明确。一般认为,心理社会因素、大脑组织结构的改变、生化代谢异常、遗传因素等都可能在本病发生中起一定的作用。由于老年人本身生理和心理状态的变化,使其对躯体疾病和各种精神创伤的适应能力下降,也是本病发生和发展的重要原因。此外,老年人遭受各种心理社会应激事件明显增加,如疾病、地位改变、孤独、丧偶、与子女分居、经济贫困等都加重了老年人寂寞、无用、无助之感,成为心境抑郁的根源。老年人因患本病,可能导致丧失劳动能力和日常生活的能力,精神残疾,甚至会自杀。所以,老年期抑郁症已经成为全球性的重要精神卫生保健问题,被世界卫生组织列为各国都要防治的重要精神疾病。

老年期抑郁症患者的症状与青壮年人的基本相似,发生是渐进而隐匿的。抑郁发作以情绪低落、思维迟缓和行为抑制为典型症状。

1.思维障碍 主要表现为思维迟缓,反应迟钝,患者回答问题语速缓慢,且内容简单,常常数问一答。记忆力明显减退,注意力无法集中。部分患者还可出现疑病、被害、贫穷等妄想。疑病性抑郁症患者疑病内容常为消化系统症状,如便秘、胃肠道不适,这是此类患者最常见也是较早出现的症状之一。

2.情绪低落 轻者表现抑郁悲观,成天唉声叹气,缺乏愉快感,丧失了对生活的乐趣,不愿意参加正常社交、娱乐活动,甚至闭门不出;重者忧郁沮丧、消极厌世,觉得活着什么意义。患者还可能出现自责、负罪感,常出现自伤、自杀的企图及行为。重度抑郁障碍的老年人其抑郁心境呈现晨重夜轻的波动性变化,清晨低落情绪和症状最重,至下午或黄昏时则有所减轻。

3.行动抑制、迟滞 患者主动性活动减少,言语阻滞,生活被动,回避社交,不愿参加平时感兴趣的活动;重者终日卧床不起,日常生活不能自理。进一步发展,会不语不动、不吃不喝,对外界完全无动于衷,达到木僵状态,称为抑郁性木僵。

4.抑郁性假性痴呆 常见于老年人,为可逆性的认知功能障碍,经过抗抑郁治疗可以改善的。80%的患者有记忆减退的主诉,存在比较明显的认知障碍,抑郁的患者在情绪极度低沉、消极时,可能出现连日期、家人的姓名也回答不出的类似痴呆的表现。

5.躯体症状 老年抑郁症患者躯体症状特别突出,这与年龄较大,更加关注躯体健康有关。躯体不适主要以消化道症状为多见,如食欲差、便秘、口干等,多数还伴有睡眠障碍。上述症状常导致患者长期在医院反复就诊。如躯体症状突出,完全掩盖了患者的抑郁情绪,极易造成误诊,称为隐匿性抑郁症。

6.自杀倾向 自杀是老年期抑郁症最危险的症状。重度老年期抑郁症患者,常自觉极度绝望、忧伤、悲观,度日如年,内心也十分痛苦,往往产生强烈的自杀企图与行为,并且由于老年人的思维是正常的,在实施后的成功率较高。老年人一旦决心自杀,比年轻人更坚决,往往计划周全、隐秘,很难防范,是抑郁发作时最危险的病理意向活动。

二、护理评估

1.健康史 了解老年人是否有急、慢性疾病,如脑血管系统疾病、心肺疾病、内分泌系统疾病、贫血、维生素缺乏等,家族中有无抑郁症患者。

2.评估 老年人的意识、精神运动、认知、睡眠-觉醒周期的异常情况和自我照顾的能力;密切观察患者的生命体征及意识,夜间尤应注意。如患者意识障碍程度加深,往往是病情加重的标志,应早期发现,及时报告医生。

3.心理-社会功能 了解老年人病前人格特征,是否遭受心理社会应激事件,如退休、丧偶、独居、家庭窘迫等,老年人应对挫折与压力的心理方式及效果,社会支持系统等。

三、护理诊断

1.思维过程紊乱 与消极的认知态度有关。

2.个人应对无效 与不能满足角色期望,对未来丧失信心、疑病、情绪抑郁、消极悲观有关。

3.睡眠型态紊乱 与精神压力大,抑郁导致的睡眠障碍有关。

4.营养失调,低于机体需要量 与抑郁导致食欲差等有关。

5.有自伤、自杀的危险 与极度的忧郁、悲观、无助、绝望、自责等有关。

6.生活自理缺陷 与意志活动减退、无力照顾自己有关。

四、护理措施

老年期抑郁症的治疗较青壮年人复杂得多。治疗要点包括:采取个体化原则,以药物治疗为主,结合心理治疗和社会干预的综合治疗模式,有效地减轻抑郁症状,巩固疗效和减少复发。对严重的抑郁症患者如有自伤、自杀或药物治疗无效者可考虑电休克治疗。临床常用的抗抑郁药有四环类抗抑郁药、单胺氧化酶抑制药、三环类抗抑郁药及其他抗抑郁药物。老年人的用量从最低有效剂量开始。其他具体的护理措施如下。

1.心理护理

(1)阻断负向思考,减轻心理压力 抑郁症患者常会不自觉地对自己或事情有负向的看法,护理人员应帮助老年人正确认识及对待导致抑郁的不良生活事件,引导其交际的机会,协助改善消极被动的生活方式,逐渐提高老年人健康的人际交往能力,重新找回生活的乐趣。

(2)有效沟通鼓励患者抒发自己的想法,耐心倾听老年人诉说内心的感受,建立良好的护患关系;允许患者有充足的反应与思考时间,避免使用简单、生硬的语言。在使用语言交流的同时,应重视非语言沟通的运用,如抚摸、倾听、安静陪伴等。

2.日常生活护理

(1)保持合理的休息和睡眠 护理人员要指导老年人有规律地生活,合理安排活动与睡眠时间,为老年人创造一个安静、舒适的休息环境,必要时遵医嘱给予安眠药,确保患者充足的睡眠。

(2)加强营养 抑郁症常导致老年人食欲缺乏,加之老年患者体质较差,容易出现营养不良。因此保证患者合理膳食及营养的摄入很重要,要注意营养成分的摄取,并注意保持食物的清淡。

(3)协助自理 抑郁症患者日常生活自理能力下降,护理人员应指导、协助老年人完成日常生活自理,并使之养成良好的卫生习惯。对于重度抑郁、木僵、生活完全不能自理者,要悉心照料,做好老年人的个人清洁卫生工作。

3.安全护理

(1)提供安全的环境 病房应光线明亮,环境整洁舒适;病房设施要加强安全检查,保管好药品及危险物品。一切危险物品如刀剪、绳索、有毒物品等一律不能带入病房,杜绝不安全因素。

(2)加强巡视,严防自杀　严重抑郁的老年患者,易出现自杀观念与行为,患者往往事先计划周密,行动隐蔽,不易被人发现。要加强巡视,识别自杀动向,密切观察老年人有无自杀先类症状。对于有强烈自杀企图者,要全天专人看护,必要时给予约束。凌晨是抑郁症者发生自杀的最危险时期,应加强巡视,严防自杀、自伤等危险行为发生。

4.观察药效和不良反应　严格掌握抗抑郁药物的适应证和禁忌证。三环类抗抑郁药对心血管和消化系统等的不良反应明显,老年人使用时应慎重。四环类抗抑郁药剂量过大易诱发癫痫发作。此外,用药时要注意观察各种药物的相互作用、不良反应和毒性反应,警惕药物中毒的发生。

五、健康教育

(1)指导患者及家属认识疾病的性质,采取正确的对待方法,说明长期巩固治疗的重要性,定期复查,预防复发。

(2)指导家属给予抑郁症老年人更多的关心和照顾,减少老年人孤独及与社会隔绝感。

(3)鼓励老年人要多学新知识,培养广泛的兴趣爱好,积极参加社会活动,丰富晚年的生活。

学习任务 5.4　老年期谵妄的护理

一、概述

(一)概念

老年期谵妄是指由于各种致病因素导致老年人脑功能失调,出现以意识障碍和认知功能改变为主要特征的急性脑病综合征。据报道,老年病房谵妄发生率可达 16% ~50%。

(二)病因

脑器质性病变,如颅内肿瘤、脑血管病变、颅内感染、脑部退行性疾病等。老年人下丘脑-垂体-肾上腺素轴对内稳态调节机制减弱。躯体疾病,如各种感染性疾病、代谢及内分泌紊乱、大手术后、心脏疾病等。老年人对环境的适应能力减退,各种生理、心理、社会应激因素如离退休、手术、搬迁、丧亲友等,导致疲劳、失眠、恐惧、紧张、焦虑等而引起谵妄。老年人药物耐受力和排泄能力的下降,导致一些常用药物在治疗剂量时即可导致谵妄发生。

(三)临床表现

老年期谵妄大多起病急,部分老年可有疲乏、多梦、易激惹、失眠等前驱症状。

1.意识障碍　是谵妄症最突出的基本特征之一。主要表现为:①意识的清晰度降低,根据意识障碍的轻重程度,可从嗜睡、意识模糊到昏迷。②意识范围缩小,此时从表面上看,患者可有行动,似乎清醒,但反应迟缓,不能进行有效的言语对答。③意识内容异常,如幻觉、惊恐场面等。

意识障碍可呈波动性,有忽明忽暗的表现,通常是昼轻夜重。待意识恢复后,对出现的这些症状大部分遗忘。

认知障碍主要包括:①记忆受损,以即刻记忆和近事记忆障碍最明显。②定向障碍的特点是常将不熟悉的事物认为是熟知的,往往最先出现的是时间障碍,继而出现地点障碍,如分明躺在医院的病床上,常认为是在工作中或在家中。③知觉障碍,表现为经常出现大量的错觉或幻觉,最常见的错觉为错视,在光线暗淡的环境中易产生,如将夜间挂着的衣服看作不速之客。幻觉的发生率高达 40%~70%,在多种形式的幻觉中,以幻视最常见,幻视的内容往往生动逼真,并带有恐怖形式等,因而产生显著的惊慌恐惧、躁动不安等,并可做出相应的防卫或退避反应,产生冲动行为、伤人或自伤的潜在危险。④言语紊乱,表现为对物体不能正确命名或者写作,常言语含糊,词不达意,甚至思维不连贯。

2.精神运动障碍　谵妄时的精神运动性兴奋为一种不协调的器质性兴奋,动作行为缺乏目的,杂乱无章,受感知觉障碍及妄想的影响带有冲动性,甚至攻击性,出现不停地大喊或躁动不安,拒食,拒绝治疗,无目的摸索,撕扯衣角、被褥,也可表现为重复或刻板的抓握动作。少数可由兴奋躁动突然变成精神运动抑制,表现为少动、呆坐或静卧,常常提示原发躯体疾病的恶化,有可能发展为昏迷甚至死亡。

3.睡眠-觉醒周期紊乱　表现为睡眠颠倒,即白天卧床不起、困倦或嗜睡,而夜间不眠且躁动不安。

二、护理评估

评估老年患者有无器质性病变,躯体疾患,或是否服用可能引起谵妄的药物;了解老年患者的自我照顾能力、意识障碍的程度及辅助检查的结果等。

辅助检查:应根据病情有针对性地进行,但一般进行血、尿、便常规,血糖,血电解质,血气分析,肝、肾功能,心电图等检查。脑电图检查对谵妄的诊断有参考意义,通常发现弥漫性的慢波。有关神经心理学检查可供参考,如谵妄量表是鉴别及评价谵妄严重程度的有效工具。

三、护理诊断

(1)思维过程紊乱与谵妄有关。

(2)自理缺陷与意识障碍有关。

(3)语言沟通障碍与认知障碍有关。

(4)潜在性暴力行为与精神运动障碍有关。

四、护理措施

老年期谵妄的治疗采取病因治疗、对症治疗与护理支持等加强治疗措施,对症治疗主要是针对睡眠障碍、兴奋躁动、脑细胞代谢降低等进行。具体的护理措施如下。

1.严密观察病情　了解老年人的认知、意识、精神运动、睡眠-觉醒周期的异常情况及自我照顾能力;密切观察患者的生命体征及意识,尤其是夜间更应注意观察。如患者意识障碍程度加深,常是病情加重的标志,应早期发现,及时报告医生。

2.提供舒适、安全的环境 病房环境要舒适安静,温度、湿度适宜,经常开窗通风,保持空气清新;患者对环境熟悉,可以允许患者熟悉的亲属陪护;保证患者充足的睡眠等。

3.加强生活照护 要保证充分的营养摄入,尤其是老年人兴奋躁动,体力消耗较多,尽可能利用其安静、合作、清醒的时候,多补充营养与水分,给予清淡、易消化饮食。对于意识不清或昏迷的患者,要注意加强皮肤和口腔的护理,预防并发症的发生。

4.特殊情况护理

(1)行为紊乱 尤其要注意防止意外发生,预防谵妄患者跳窗逃跑、攻击他人或自伤等。对明显躁动以及有明显幻想、幻觉的患者,注意避免激惹,必要时给予约束。

(2)意识障碍 意识模糊的患者,定向不全,无自我保护能力和生活自理能力,且夜间明显,应注意重点监测患者的生命体征及瞳孔等。

(3)遗忘和痴呆 患者生活的环境中应设有醒目的标示牌进行提示,防止患者走失。在老年人认知的范围内,多交谈,并用简单的词语提问,鼓励老年人回答。训练日常生活自理能力,或鼓励患者多参加社交活动或集体活动。

五、健康教育

(1)老年人应定期进行健康检查,早发现、早诊断、早治疗,尽量减轻疾病对身心健康的影响。

(2)指导老年人保持良好的生活环境和个人卫生,心情愉快,注意劳逸结合,避免过度劳累。

 思考与训练

一、选择题

1.老年人退休后如果不能尽快适应可能出现所谓的(   )。

 A.经济问题 B.健康问题 C.家庭问题 D.退休综合征 E.机体老化

2.下列属于老年人心理健康标准的是(   )。

 A.行为正常 B.人格完整 C.功能完整 D.善于想象 E.情绪稳定

3.老年焦虑症的表现不包括(   )。

 A.不安 B.紧张 C.失眠 D.烦躁 E.焦虑对象明确

4.老年期主要的心理社会问题有(   )。

 A.健康状况   B.经济问题

 C.退休后的生活方式   D.以上全是

 E.家庭问题

5.下列有关老年人抑郁心境的特点,描述不正确的是(   )。

 A.少言寡语   B.重者黄昏时情绪低落明显

 C.兴趣缺乏   D.自责、自罪

 E.丧失既往对生活的乐趣

6.老年人抑郁发作最危险的病理意向活动是(   )。

 A.意志活动减退   B.睡眠障碍

 C.情绪低落   D.认知功能障碍

 E.自杀观念和行为

7.阿尔茨海默病临床首发症状是(　　)。

    A.定向障碍　　　　B.思维障碍　　　　C.记忆障碍　　　　D.人格障碍　　　E.睡眠障碍

8.下列不属于离退休综合征原因的是(　　)。

    A.无准备突然离职　　　　　　　　B.难以适应退休后生活

    C.退休后社交活动减少　　　　　　D.家人关心照顾过度

    E.感到失去社会价值

9.下列有关空巢综合征的表现,描述不正确的是(　　)。

    A.自责　　　　　　　　　　　　　B.愿意与邻里往来,参加户外活动

    C.兴趣减退　　　　　　　　　　　D.伴食欲减退、睡眠障碍

10.高楼住宅综合征多发生于(　　)。

    A.居住高楼而深居简出的老年人　　B.户外活动少的老年人

    C.有恐高症的老年人　　　　　　　D.社交活动少的老年人

    E.有慢性病的老年人

二、简答题

1.简述阿尔茨海默病和血管性痴呆的鉴别要点。

2.老年期有哪些常见的心理问题?

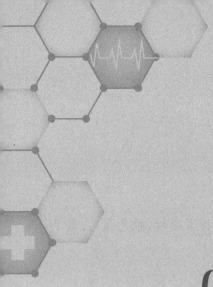

项目6
老年人用药安全

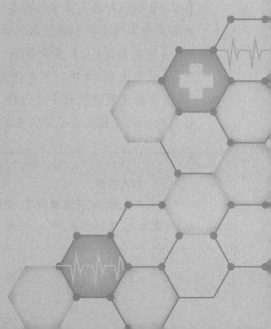

【学习目标】

1. 掌握：老年人的用药原则，常见的药物不良反应和预防措施。
2. 熟悉：老年人药代学和药效学的概念及不同给药途径的护理。
3. 了解：老年人药代学和药效学的特点，老年人常见的药物不良反应及采取的护理措施。

▶▷ 思政育人目标

通过本项目的学习，教导学生"仁者人也，亲亲为大"，以博爱之心，推己及人，至于天下，以此作为学生应该追求的精神目标。

▶▷ 思政育人案例导入

针灸大成——
杨继洲

思政延伸：

从杨继洲著《针灸大成》中，我们看到了一位医学大家友善敬业、严谨诚信的治学态度。杨继洲始终牢记医者的使命，并没有因疫病肆虐而顾及自身安危，对病患避而不见，也没有因为自己身居要职而桀骜不驯。他一视同仁，坚持在民间坐诊，为百姓看病。始终保持对生命的敬畏和作为医者的使命感、责任感，对没有把握的操作，要求先行动物实验，务必操作熟练后方能用于病患。在行医生涯中，杨继洲始终抱着实事求是、认真严苛的态度，对经典古籍反复揣摩、及时记录心得。他重视中医经典理论的应用和融合，博采众长，触类旁通。对他人所著医书，抱着客观的态度。对不同的见解，不因出于名家而盲从，也不因著者人微言轻而妄下论断，尽量做到客观公正，坚持己见，言必有据。杨继洲高深的学术水平和精深的针灸学功底备受后人推崇。

《针灸大成》一书蜚声针坛，自 1601 年问世以来，翻刻不下数十次，国内外流传广泛。《针灸大成》既保存了古代各善本，又对各学说进行评论、概括、注解，可谓是承上启下，是针灸发展史上的一次飞跃，为推动中国针灸学的发展做出了不可磨灭的贡献，对针灸的后世发展起着不可估量的作用。

✎ 育人名言

夫大医之体，欲得澄神内视，望之俨然。宽裕汪汪，不皎不昧。省医诊疾，至意深心，详察形候，纤毫勿失，无得参差。——孙思邈

学习任务 6.1　老年人的用药特点

一、老年药物代谢动力学特点

老年人药动学是老年人药物代谢动力学的简称,是研究老年人机体对药物处置的科学,即研究药物在老年人体内的吸收、分布、代谢(生物转化)和排泄过程及药物浓度随时间变化的规律的科学。药物的吸收、分布、代谢和排泄直接影响组织中的药物浓度和维持有效药物浓度的持续时间,而组织中药物的浓度决定了药物作用的大小,与药物的疗效和毒性的大小有着密切的关系。

老年人药动学的特点是药物在体内的动力学过程减慢,绝大多数口服药物(被动转运吸收药物)吸收不变或(主动转运吸收药物)吸收减少,药物代谢能力减弱,药物排泄功能降低,药物半衰期延长和血药浓度增高。

(一)药物的吸收

药物的吸收是指药物从给药部位转运至血液的过程。药物本身的理化性质、给药途径、吸收面积、局部血液流速、胃液 pH 值、胃排空速度及肠蠕动等均可影响药物的吸收。老年人胃酸分泌减少、胃排空和胃肠蠕动减慢、胃肠道的血流量减少,这些因素均会影响药物的吸收。

1.胃酸缺乏,使药物在胃内吸收减少　胃酸直接影响着药物的离子化程度。老年人胃黏膜萎缩、胃酸缺乏的发生率明显增加(70 岁的老年人胃酸可减少 20%~25%),而某些药物不易被吸收,未解离型的则易被吸收。如阿司匹林在正常胃酸非解离的比例大,当胃酸缺乏时其在胃中的吸收必然减少。安定则必须在胃酸中水解后形成甲基安定才能起作用,胃酸分泌减少时其生物利用度必然受到影响。

2.胃排空减慢,影响药物在小肠吸收　小肠是大多数药物的吸收部位,老年人多有胃排空减慢,延长了药物到达小肠的时间,使肠溶片药物的吸收受影响。

3.胃肠道黏膜和血流量改变,影响药物的吸收　老年人胃肠黏膜的结构机能和血流量随增龄而发生的改变也会影响药物的吸收。如老年人小肠绒毛变厚、变钝,黏膜的吸收面积减少,血流量较正常成年人减少 40%~50%,这些改变必然使老年人胃肠道的药物吸收明显低于正常成年人。

(二)药物分布

药物分布是指药物吸收进入人体血液循环后向各组织器官及体液转运的过程。影响药物在体内分布的主要因素有以下几种。

1.老年人的心输出量减少　血液灌注不足影响药物到达组织器官的浓度。

2.老年人的脂肪组织增加　非脂肪组织减少,体内水分不足。一些水溶性强的药物在体内分布减少,血药浓度较高,而易出现毒性反应或副反应。而脂溶性药物则在体内分布容积增大,药物作用持续较久,半衰期延长,易引起药物蓄积中毒。

3.老年人血浆蛋白的含量减少 使与血浆白蛋白结合率高的药物的游离型成分增加,分布容积加大,药效增强,易引起不良反应,因此应减少使用剂量。

(三)药物的代谢

药物的代谢又称生物转化,是指药物在体内发生的化学变化。肝脏是药物代谢的主要器官。随着年龄的增长,老年人的肝的体积减小17%~32%,重量减轻30%~40%;肝实质细胞数量的减少;肝血流量比成年人降低40%~65%。肝微粒体的药物氧化酶通过催化药物的氧化、还原、水解、结合等生物转化过程使药物变成容易排泄的形式排出体外。但此酶的活性也随着年龄的增长而降低,因此老年人的药物代谢速度减慢,大约只有年轻人的65%,药物的半衰期延长,血药浓度增高,容易出现毒性反应。因此,应用保泰松、氯丙嗪、利多卡因、巴比妥类、阿替洛尔、地西泮、苯妥英钠等药物时,老年人应注意减量或延长药物的使用间隔。肝血流量减少时药物首过效应减弱,对某些首过效应明显的药物,如吗啡、普萘洛尔等消除减慢,进而导致血药浓度升高。老年人肝脏代谢药物能力的改变不能采用一般的肝功能检查来预测,这是因为肝功能正常不一定说明肝脏代谢药物的能力正常。一般认为,血药浓度可反映药物的作用强度,血浆半衰期可作为预测用药剂量和药物作用的指征。

(四)药物的排泄

药物的排泄是指药物在体内经吸收、分布、代谢后,最后以药物原形或其代谢物的形式通过排泄器官或分泌器官排出体外的过程。

排泄主要通过肾和小肠,老年人的肾脏重量在40~80岁要减少10%~20%,主要是肾单位减少。65岁老年人肾血灌注量仅为青年人的40%~50%,肾小球滤过率在50~90岁可下降50%,肾小球分泌功能也大大降低。应用主要经肾排泄的药物在老年患者体内消除缓慢,血浆半衰期会延长,易导致蓄积中毒。一般来说,60岁以上老年人用药以成年人药量的3/4为宜。

二、药物效应动力学特点

(一)对药物敏感性的改变

1.中枢神经抑制药和镇痛药

(1)由于中枢神经系统功能退行性变,脑循环血管阻力增加,脑血流量、酶活性改变、脑内各种生物活性物质减少等,使老年人对中枢神经系统抑制药(如镇静催眠药)的敏感性增高,药物半衰期延长,不良反应发生率增高。

(2)由于肾、肝解毒和排泄功能减退,老年人对中枢性镇痛药(如吗啡、哌替啶等)的敏感度增高。

2.心血管系统药物

(1)由于心血管系统的结构和功能发生明显改变,老年人对洋地黄类强心药的正性肌力敏感性降低,毒性反应敏感性增高,治疗安全范围变窄,只需年轻人量的1/4~1/2即可获得治疗效果。

(2)因血压调节功能减退,老年人使用β受体阻滞剂、降压药、亚硝酸酯类及利尿剂类药物时,易发生体位性低血压。

3.其他

（1）对胰岛素和口服降糖药的敏感性增高,易发生低血糖反应。

（2）对抗凝血药的敏感性增高,易致出血反应,用药时须减量。

（3）对 β_2 受体激动剂（如沙丁胺醇等）的敏感性降低。

（二）对药物耐受性的改变

老年人对药物的耐受性普遍下降,同等剂量的药物,老年人用后发生不良反应的概率明显高于其他人群。例如,老年人使用糖皮质类激素时,较年轻人更易出现消化性溃疡、骨质疏松症和出血等;使用非甾体抗炎药（如布洛芬、阿司匹林等）的不良反应发生率可高于60%。

（三）老年人对常用的各类药物的效应改变

1.心血管系统药物　由于心血管系统压力感受器敏感性降低,血压的调节功能不全,对水及电解质平衡的调节能力也下降,故老年人对降压药的敏感性增强,多数降压药包括 β 受体阻滞剂、吩噻嗪类、亚硝酸盐类血管扩张药等可引起直立性低血压。老年人心脏 β 受体对肾上腺素受体激动剂与阻滞剂的敏感性均降低,临床应用受体激动剂如异丙肾上腺素和阻滞剂如普萘洛尔时,剂量应适当增加。对洋地黄类强心剂的毒性反应敏感性增强,用药时需谨慎。

2.内分泌系统药物　老年人对激素类药物的敏感性增强。应用糖皮质激素易引起骨质疏松、消化性溃疡,出血和穿孔的概率较青年人增加,对胰岛素耐受性下降,降糖药物易引起低血糖反应。

3.中枢神经系统药物　由于老年人脑细胞数量及血流量减少、高级神经功能衰退较早,因此,对中枢神经系统药物敏感性增强,这类药物包括镇静催眠药、抗抑郁药、抗精神病药和镇痛药。如老年人应用巴比妥类和安定类药,易出现共济失调与精神错乱。

4.其他药物　老年人对支气管扩张药沙丁胺醇的敏感性增强;对利尿剂多巴胺、呋塞米等的敏感性下降;对抗凝药物华法林与肝素的敏感性增强,可能引起凝血功能障碍,甚至有自发性出血的危险;对耳毒性药物如氨基苷类抗生素特别敏感,易致听力损害。

三、老年人用药行为特点

1.自主选药愿望强烈　老年患者大多患病时间比较长,有一定的用药经验,对用药有自主选择具有强烈愿望,一味追求广告新药,认为药物越新越好,价格越贵的药治疗效果越好。

2.缺乏合理的用药知识　老年患者受文化水平的限制和年龄的影响缺乏用药常识,存在靠经验服药、滥用药物和不合理用药的情况,用药的不安全因素增加。部分患者会表现出知识和行为互相分离的现象,患者了解用药常识,但是不具备正确的态度,而且心理上的原因会造成患者趋向于迷信"洋药""名药""贵药"等情况,希望用药物可以治愈某些疾病,认为药物用得越贵、越多就会对疾病的治疗效果越明显。

3.服药依从性差　依从性是指患者能否按医生的处方规定用药。许多调查资料显示,老年人用药的依从性较低,出院6周后48%的老年人服药量比医生处方规定的量减少一半,而26%的人多服了规定量的1倍。因此,老年人用药的依从性是老年人用药管理的重要问题。

学习任务 6.2 老年人的用药原则

老年人由于机体的老化易患各种疾病,不适当的用药或错误用药,容易导致药物不良反应的发生率较高。因此,掌握老年人安全用药的原则是非常重要的。

一、受益原则

明确疾病的诊断,确定用药适应证。选择合适的药物,使用药物的受益高于风险。选择疗效明确而毒副反应小的药物。

二、治疗优先原则

老年患者合并有躯体的慢性疾病,但当突发急性病症时要优先治疗急症,如合并冠心病的患者罹患感冒时发热应先缓解发热症状,暂停服用活血化瘀增强免疫功能的药物,防止合并用药增加不良反应的发生概率。

三、个体化原则

根据老年患者的具体病情进行综合分析,做出正确诊断,明确用药指征并制订合理的治疗方案,包括患者用药的选择、合适的给药途径、用药剂量及用药疗程。如有肝脏疾病的老年患者不宜使用可的松,可改为氢化可的松进行治疗;氨基糖苷类药物不适合肾功能障碍者及老年患者应用。

四、择时原则

选择合适的用药时间为最大程度地发挥药物效应、减少毒副反应,应根据疾病发作的规律、药效学的昼夜变化节律和药物代谢动力学,选择合适的用药时间进行治疗。如治疗变异型心绞痛可在睡前应用长效钙拮抗剂,而治疗劳力型的心绞痛则需在早晨使用钙拮抗剂、β 受体阻滞剂等,糖尿病患者在用降糖药时,拜糖平宜饭时服用,二甲双胍应饭后服用,而优降糖则宜在饭前半小时服用。

五、小剂量原则

注意剂量个体化,老年人用药应遵循从小剂量开始逐渐调整到适宜于个体的最佳剂量。中国药典规定老年人的用药剂量为成人量的 3/4,应用时从成人量的 1/4~1/3 开始,逐渐调整剂量到疗效满意而无不良反应。一般 60 岁以上老年人多采用成年人剂量的 3/4,或采用随年龄递增而递减药量的方法:65 岁剂量减少 10%,75 岁减少 20%,85 岁减少 30%。另外,还需根据老年人的具体情况,实行剂量个体化的原则,根据老年人的年龄、体重、肝肾功能、健康状况、用药反应及患病情况等进行综合考虑。根据个体化的原则,把药量掌握在最低有效剂量,是老年人安全用药的保障。

六、联合使用药物

尽量不超过 5 种用药,应依据主要疾病来选择,联合用药一般应控制在 3~4 种,尽量不超过 5 种。多药合用不仅会增加老年人的经济负担,更大的风险是增加药物的相互作用,产生不良反应。如镇静剂、利尿剂、血管扩张剂、降压药的联合应用易导致发生直立性低血压,使用时应慎重。长期用药的老年人,应定期检查肝、肾功能,以便及时调整用药。抗精神病药、抗抑郁药、抗胆碱药、抗组胺药均具有抗胆碱作用,联合使用后更易发生视物模糊、口干、尿潴留、便秘与各种精神症状等不良反应。

学习任务 6.3　老年人常用药物的不良反应

一、药物的不良反应

药物不良反应是指质量合格的药物在正常用法和用量条件下引起的与用药目的无关的或意外的有害反应。药物不良反应是药物固有的作用和药物相互作用的结果。药物不良反应包括副反应、毒性反应、依赖性、特异性反应、过敏反应、致畸、致癌和致突变反应,不包括药物过量、药物滥用、治疗错误、药物误投及不遵医嘱用药引起的反应。

药物不良反应是所用药物特有的性质和患者某种决定个体对药物反应方式的先天性和获得性性状之间的相互作用结果。因此,有些药物不良反应主要取决于药物的物理、化学性质,以及剂型、剂量、与给药速度与途径;有些药物不良反应则主要取决于患者因素,如遗传、病理变异和生理等;还有一些反应与两者都有关系。药物不良反应的发生可随年龄的增长而增多。

二、老年人常见药物不良反应的原因

1.药动学与药效学改变　老年人肝肾功能减退,药物代谢减慢、排泄减少,药物半衰期延长,造成药物不良反应发生率增高。此外,老年人机体内环境稳定性减退,中枢神经系统对某些药物特别敏感,镇静药易引起中枢过度抑制;老年人免疫功能下降,使药物变态反应发生率增加。

2.同时接受多种药物治疗　老年人常患多种疾病,接受多种药物治疗,产生药物与药物相互作用,加强或减弱药物的效果,增加不良反应。老年人药物不良反应的发生率与用药种类呈正相

关。据统计,同时用5种药以下者,药物的不良反应发生率为6%~8%;同时用6~10种药时,不良反应发生率升至40%;同时用15~20种药时,不良反应发生率升至70%~80%,多种药物合用发生不良反应的潜在危险性增加。

3.滥用非处方药 老年人因缺乏医药知识,导致擅自服用、滥用滋补药、保健药、抗衰老药和维生素,容易产生药物不良反应。

三、常用药物的不良反应及预防

(一)常用药物的不良反应

1.抗生素类药物 最易发生不良反应,其他依次是中枢神经系统药物、心血管系统药物、中成药等。老年人发生药物不良反应的程度和后果往往较重,有时与原发疾病不易鉴别,须注意观察。氨基苷类抗生素主要用于革兰阴性细菌感染,庆大霉素、链霉素、新卡那霉素等均属于此类药物。此类药物有耳毒性和肾毒性等不良反应,可导致听力下降、血尿、蛋白尿、耳聋等,在老年人使用时更易发生,因此,老年人应谨慎使用氨基苷类抗生素。

2.硝酸甘油 适用于心绞痛发作时,舌下含服,药物在2~3 min迅速生效。不良反应可引起血压下降、心动过速、皮肤潮红、血管搏动性头痛、头晕。

3.抗焦虑、催眠药物 多用苯二氮䓬类制剂,小剂量有抗焦虑作用,中等剂量可起到镇静、催眠的作用。常见不良反应为常规剂量可引起轻度乏力、头晕、困倦、腹泻、视力模糊、口干及便秘等,大剂量还可引起共济失调、精神错乱、意识障碍,甚至昏迷。老年人因肝肾功能减退,对中枢神经系统药物敏感性增强,药物半衰期延长,因此对老年人应用此类药物时,剂量应为成年人的1/2。

4.强心剂 多用洋地黄类制剂,如地高辛。据资料报道,老年人服用地高辛的半衰期平均为70 h(中青年为30~40 h),而且老年人服用地高辛中毒者增多,故老年人应用地高辛应谨慎,用药时最好监测地高辛的血药浓度。洋地黄类药物常见的不良反应是消化道症状(恶心呕吐、食欲缺乏)、视力障碍及各种心律失常,常见的有室性早搏、二联律或心室率低于60次/min,或突然增快至120次/min以上。

5.利尿药 常用利尿药有呋塞米、氢氯噻嗪及保钾利尿药(螺内酯及氨苯蝶啶)等。呋塞米、氢氯噻嗪可引起高尿酸血症,用量大或长期使用时易发生低血钾及低血容量,而低血容量易致低血压,可造成全身重要脏器供血不足,影响脏器功能。氢氯噻嗪与洋地黄类药同用于心力衰竭患者时,一旦发生低血钾更易诱发洋地黄中毒。氢氯噻嗪可致血糖、血脂升高,长期用药者应注意检测相应指标。

6.降压药 临床用药有β受体阻滞剂、氢氯噻嗪、钙拮抗剂、血管紧张素转换酶抑制剂(ACEI)等,除了可引起直立性低血压的不良反应以外,不同种类药物的影响有所区别。硝苯地平是钙拮抗剂,适用于老年期高血压及伴有心绞痛者,长期应用可致水钠潴留,临床常见的不良反应为面部潮红、头痛、头晕。氢氯噻嗪适用于轻、中度高血压,其不良反应同利尿药。阿替洛尔、普萘洛尔属于β受体阻滞剂,适用于轻、中度高血压病或伴心律失常、心绞痛者,不良反应是易诱发心动过缓与诱发、加重心力衰竭。长期使用对脂肪代谢和糖代谢无影响,不良反应主要是引起头痛头晕、皮疹、大便次数增多、干咳。

7.降血糖药　低血糖是较易发生的不良反应,需重视并预防,长期注射胰岛素者还可发生注射部位红肿、硬结。

8.糖皮质激素　易致老年人发生消化性溃疡、出血和穿孔,以及骨质疏松。

9.中药制剂　近些年来,中药制剂尤其是针剂发生不良反应的病例时有出现,应引起注意。

(二)不良反应的预防

1.应严格遵循个体化给药、择时等原则　依据诊断选用药物,用药应从小剂量开始,一般从成人剂量的 1/4 开始,渐至 1/3→1/2→2/3→3/4,同时密切观察用药后反应并逐渐调整。联合用药时要注意药物配伍禁忌,药物种类尽量少,最多不超过 5 种。用药过程中应密切观察,监测血药浓度和肝、肾功能,发生不良反应后,立即停药并通知医生及时处理。

2.遵医嘱服药　护理人员或照顾者应协助老年人准确理解医嘱内容(如药名、剂量、用法等)并正确实施,严格按医嘱服药。必要时以书面形式告知老年人或其照顾者。当老年人用药依从性较差、药效不理想时,要查找相关原因。

3.检查药物质量　服药时应注意检查所服药物是否变质、过期。一般来说,应让老年人在服药前了解一些药物质量检查方法便于识别药物是否变质。

4.做好药物标记　老年人由于视力、听力、记忆力和理解能力等均减退,故应在药瓶上贴上颜色比较鲜艳的标签,并且在药品标签上以醒目的颜色和大字标明药品的名称、用法和剂量等。

5.定时监测血药浓度　长期服用一种药物时应监测血药浓度并做好详细记录,以避免发生不良反应,根据老年人的理解能力,在给药前应将服药后可能出现的不良反应告知老年人,服药后应经常向老年人了解用药后的感受,并备好血压计、体温计等,以便随时测量生命体征。老年人在服药期间一旦发生异常,需立即通知医生进行处理。

6.避免过敏反应发生　若服用能致敏的药物时,用药前一定要仔细了解老年人的用药史、过敏史、家族史,必要时做药物过敏试验,过敏试验结果为阴性时方可使用。

四、老年人的给药途径

(一)口服给药

老年人应以口服给药为主,该方法方便、简单且较安全,容易被老年人所接受,但口服给药吸收较慢,故不适用于急诊老年患者。

(二)舌下给药

某些药物可舌下含化,被舌下小血管吸收,它们可不经肠壁和肝的首过效应而迅速直接进入体循环,达到治疗目的。如老年人在使用硝酸甘油类药物缓解心绞痛时常采用舌下给药方法。

(三)注射给药

注射给药可使药物在短时间内达到病灶部位,较口服给药方式作用快。注射给药包括静脉注射、肌内注射和皮下注射。皮下注射可使药物进入小血管随血流进入体循环达到治疗目的,皮下注射常用于容易被胃肠道破坏的药物治疗,如蛋白质类药物和胰岛素的给药。老年人在给予注射量较大的药物时常采用肌内注射,但老年人因肌肉组织相对较少,注射时容易损伤神经或其他组织,肌内注射时应选择好注射部位以确保注射的安全性。静脉注射起效快,多用于急症和危重患者的给药,在采用静脉给药时应注意老年人的心脏功能状况,尽量减慢给药的速度和减少液体的输入量。

(四)经皮给药

某些药物可以涂戴的形式将药贴于皮肤的表面,不经注射便可经皮进入血循环。这种经皮给药可缓慢持续很长时间,但这种途径受药物通过皮肤快慢的限制,只有那些日给药量少的药物可采用此途径。

(五)直肠给药

直肠给药可通过直肠壁丰富的血循环迅速吸收,达到治疗目的。当老年患者限制饮食、恶心,丧失吞咽能力及外科手术后等不能口服时可用栓剂直肠给药,许多口服给药的药物可以栓剂形式直肠给药。

(六)喷雾吸入

喷雾吸入时药物可通过气道直接入肺,并在肺内吸收进入血循环。因喷雾吸入进入血液的药量差异性大,故这种给药途径很少用于治疗除肺以外的其他组织或器官疾病,只有少数药物可用此途径,如雾化抗哮喘药物可采用此方法。每种给药途径均有其特殊目的,各有利弊。给药途径的选择应根据老年人的具体情况,综合地加以考虑。

学习任务 6.4　老年人用药护理

随着年龄的增长,老年人的记忆力减退,对药物治疗的目的、服药方法、服药时间、常不能正确理解,影响用药安全和药物治疗的效果。因此,指导老年人用药是护理人员一项重要的工作。

一、护理评估

(一)各系统老化状况

全面评估老年人各系统各脏器的功能状况,如肝、肾功能的生化指标,以判断所用药物是否合理。如肾功能有明显减退的老年人,应该尽量避免经肝脏代谢和肾脏排泄的药物,以免药物蓄积中毒。

(二)用药史

详细询问老年人过去及现在的用药情况,如药名、剂量、用法、服药时间、作用效果、有何不良反应等,建立完整的用药记录,尤其要详细记录曾引起过敏或不良反应的药物。

(三)服药能力及作息时间

详细评估老年人的视力、记忆力、理解力、吞咽能力、阅读力、听力、获取药物的能力、发现不良反应的能力等,以判断其区别药物种类、准时准量用药、自行取药、坚持用药、适当停药的能力,以此提出适当的给药途径和观察方法。

(四)心理-社会状况

了解老年人的家庭经济状况、文化程度、饮食习惯等,对当前的治疗方案及护理计划的了解、认识度和满意度,家庭的支持情况,对药物有无恐惧、依赖、期望等心理。

二、加强安全用药指导

(一)影响老年人的安全用药因素

1.机体老化程度 随年龄增长机体各系统发生退行性改变,老年人各脏器功能退化,记忆力、阅读能力、听力、视力、理解力、吞咽能力的下降,手足活动能力、取物能力等受限,记不住服药的剂量、时间、品种、顺序等,从而影响药物的安全应用。

2.经济因素 老年人退休后经济收入降低,会发生因家庭经济状况差而自行减量、减少药物种类或停止用药,或服用已过期药物等情况。

3.作息习惯与饮食习惯 作息是否规律,饮食习惯、进食时间及所服药物是否有冲突。

4.心理因素 因期待药物的疗效而依赖于药物,或因既往用药史使老年人对用过或常用的药物产生依赖感,对新药不信任、不愿服用,或担心药物的不良反应而不敢服用,影响疾病治疗。

(二)老年人用药的注意事项

1.用药种类宜少 据研究发现,药物不良反应的发生率与用药种类有一定相关性。尤其是老年人在肝、肾功能衰退的情况下,过多地使用药物,只会加重脏器负担,不利于疾病的治疗。

2.药物剂量与个体差异 老年人用药适宜从小剂量开始,用药种类依主要疾病以单一用药为宜,且存在个体差异。

3.用药须遵医嘱进行 老年人服药常有易忘、不按时、有时漏服、下次一起补上等不遵医行为,因此,护理人员和家属一定要督促老年人按时服药,所用药物应遵医嘱,禁忌自主服用任何药物。

4.密切观察药物的副反应 老年人对药物的副反应表现常不典型,但精神症状较突出,用药中如果出现类似老化现象如食欲下降、健忘、意识模糊、焦虑等,应首先考虑与药物的关系。对既往有过不良反应的药物,应记录,便于治疗时参考。对过去未用过的药物要严密观察,出现副反应需及时停药。并发症较多的老年人,应在治疗中注意,避免药物的互相作用,影响病情变化。

(三)提高老年人用药的依从性

1.加强药物管理

(1)住院的老年人 护士应严格执行给药操作规程,按时将早晨空腹服、食前服、食时服、食后服、睡前服的药物分别送到老年人床前,并照护其服下。

(2)出院的老年人 护士应通过口头和书面形式,向老年人解释药物名称、作用、用量及副反应。并用较大醒目的字体注明用药剂量和时间,以便老年人识别。

(3)吞咽障碍与神志不清的老年人 一般通过鼻饲管给药。如是神志清楚但吞咽有障碍的老年人,可将药物加工制作成糊状物后再给予服用。

(4)外用药物的老年人 护士应详细说明,并在盒子外面贴红色标签,注明外用药不可服用,并告知家属。

（5）精神异常或不配合治疗的老年人　护士需协助和监督老年人用药,并确定其是否将药物服下。如老年人在家中,应要求家属配合做好协助督促工作,可通过电话追踪确定老年人的用药情况。

（6）独居、空巢的老年人　护士可以将老年人每天需要服用的药物放置在专用的塑料盒内,盒子有三个小格,每个小格标明早、中、晚的时间,并将药品放置在醒目的位置,促使老年人养成按时服药的习惯。

2.提高老年人用药依从性的措施

（1）加强用药指导　药师承担着监督执行、保护用药安全和有效的社会责任,因此临床应重视药师在老年人安全用药中的指导作用,增进临床医生、药师与护理人员及患者之间的沟通。药师可加强用药教育宣传,通过开展药物咨询服务、个人及团体指导等活动向老年患者及其家属讲解老年人安全用药的重要性、用药特点、用药原则、用药注意事项、药物的正确使用和保管方法,并将安全用药的教育贯穿于家庭、社区、门诊,以及住院期间和出院后。

（2）经济合理用药　临床用药应选择老年人经济可负担、药效好、不良反应小的药物,以有效提高老年患者用药的依从性,真正实现合理用药。世界卫生组织的合理用药标准是:开具处方的药物应适宜;在适宜的时间,以公众能支付的价格保证药物的供应;以正确的用法、准确的剂量和用药时间服用药物;确保药物有效、安全。

（3）简化药疗方案　老年人的用药方案力求简单易懂,尽可能减少所用药物的种类、数量及服药次数,统一服药时间,使老年患者容易理解、接受和记忆。如:高血压患者使用长效制剂,每日用药 1 次,可保持 24 h 血压稳定。如果患者服用 CCB 类药物控制血压,同时合并持续而轻微的低钠血症,则可调整用药为 ACEI/ARB 类药物,在控制血压的同时起到保钾的作用,而不用增加单独的保钾药物。

（4）制订细化措施　为了保证老年人按时服药,医护人员可制订相应的细化措施。①保留病历:老年人完整的病历有利于定期核查用药、长期随访,有助于护士、医生药师了解患者的病史、用药史和药物过敏史,及时发现药物不良反应和调整用药,指导患者合理用药。②药物摆放醒目:护士应把药物固定放在醒目和便于看到的位置,如卧室床头、餐桌上、电视机旁、电话旁等处,便于提醒老年人用药。③使用特定药盒:护士应建议老年人制作或购买 1 周用药的小药盒,标明星期几、早中晚、餐前、餐后服药等字样,或书写服药记录单等,防止漏服药物。④设立提醒装置:利用定时器、电子手表或手机定好时间,提醒按时服药;有条件的老年人可买智能电子药盒,自动定时提醒服药等,以利于老年人按时用药。

（5）促进护患沟通　护士应理解老年人患病后的痛苦,尊重老年人的用药心理,加强与老年患者及其亲属的沟通,耐心倾听,积极帮助,教给老年人更多的安全用药知识。和谐的护患关系能使护士及时、全面地了解老年人的心理状况,及时防范各种影响用药依从性的因素,更好地提高其服药依从性。

（6）建立用药支持　求医方便,容易获得用药的帮助和支持,老年人的服药依从性就会大大提高。例如,城镇老年患者的服药依从性较农村老年患者好,这与医疗服务条件的优劣密切相关。家庭和亲属的支持,如和睦的家庭环境,伴侣、子女及亲属的关爱、支持和照顾,会有效提高老年人的服药依从性,在很大程度上减少造成老年患者服药依从性降低的不利因素。

3.行为治疗措施

（1）行为监测　建议老年人记服药日记、病情自我观察日记等。

（2）刺激与控制　将老年人的日常生活习惯与用药行为联系起来,如设置闹钟提醒用药时间。

（3）强化行为　当老年人用药依从性好时及时给予肯定,依从性差时当即给予批评。

（四）家庭用药指导

随着医药制度的改革,非处方药在国内已经普遍实行。非处方药是指不需要医生处方,患者或家属可以直接购买使用,使某些轻微疾病及慢性疾病能及时得到治疗或缓解的药物。非处方药的种类包括感冒药、解热镇痛药、抗胃酸药、镇咳药、维生素、助消化药、消炎药、驱肠虫药、滋补药、通便药、外用药、保健药等。在服用非处方药物时,需根据病情慎重选择,不可随意购买和滥用。

1.药物的针对性强　根据身体不适的表现和既往经验,在咨询药剂师后选择合适的药品。仔细阅读药品说明书,根据所列出的药品适应证、禁忌证、不良反应、用法等判断是否适用于所患病证。如果病情较复杂,一般药品不能治疗时,应及时就医确诊,正确用药。

2.注意药物联用的相互影响　老年人多同时使用多种药物,应注意一些药物之间的相互影响,避免错误用药。如阿司匹林与优降糖、吲哚美辛不能同时服用,牛黄解毒丸与四环素同服可降低疗效等。

3.指导正确的用药方法　老年人用药的剂量应低于年轻人,可按成人剂量的 1/3-1/2-2/3-3/4 等顺序应用,不可自行随意加量。掌握正确的服药方法,不用热水、宜用温水服药,但注意止咳糖浆服用后不宜喝水。服药姿势以站立、坐位为宜,避免服药后立即躺床上休息（至少应间隔 5 min）。避免夜间服用片剂或胶囊类药物。注意药物的服用间隔,掌握最佳服药时间,避免漏服或重复服用。

4.选择合适的药物　通常一些药物能同时治疗几种不同的疾病,而一种疾病有好几种药物可选择应用,应根据病因、体质、病情及经济条件等选择适宜的、疗效显著且毒副反应小的药物。不要受广告影响而盲目选择,不盲目听信秘方、偏方。

5.注意食品对药物的影响　在使用药物时,应注意某些药物与食品之间的相互影响而进行适当调整。

 思考与训练

一、名词解释

1.老年药物代谢动力学:

2.药物不良反应:

二、选择题

1.关于老年人药物代谢特点,描述不正确的是（　　）。

　　A.药物代谢的主要场所是肝脏　　　　B.老年人肝细胞、肝血流量减少

　　C.肝药物代谢酶活性增高　　　　　　D.药物血浆半衰期延长

　　E.老年人肝合成蛋白能力降低,致结合型药物减少

2.关于老年人用药原则正确的是（　　）。

　　A.老年人患病种类较多,选用药物的种类无须控制

B.60 岁以上老年人可以服用和成年人相同的剂量

C.不同药物剂型中,缓释剂比较适宜于老年人

D.在医生指导下,合理使用保健药物

E.有相同作用的药物可以合用,以增强疗效

3.关于老年人使用催眠类药物,描述不正确的是(　　)。

 A.最常用的为苯二氮䓬类药物 B.给药途径主要为口服

 C.一般剂量为青年人的 1/2 D.对苯二氮䓬类药物的敏感性减弱

 E.常见不良反应有头晕、乏力、困倦、口干等

4.老年人服用降压、利尿药物时,常见的不良反应不包括(　　)。

 A.呋塞米用量大或长期使用,易发生低血钾、高尿酸血症

 B.钙拮抗剂久用,可致水钠潴留

 C.ACEI 类药物易引起直立性低血压

 D.受体阻滞剂易诱发、加重心力衰竭

 E.氢氯噻嗪可抑制胰岛素分泌且使血脂升高

5.长期或大量使用易使老年人发生低血钾的药物是(　　)。

 A.呋塞米 B.螺内酯 C.氨苯蝶啶 D.硝苯地平 E.卡托普利

6.大多数药物代谢的主要器官是(　　)。

 A.肝脏 B.心脏 C.胃 D.肾脏 E.脾

7.下列选项中,不属于老年人用药原则的是(　　)。

 A.暂停用药原则 B.个体化给药

 C.择时原则 D.大量服用维生素

 E.小剂量给药

8.下列指导家属帮助老年人保管药物的方法中,不妥的是(　　)。

 A.丢弃过期的药物 B.定期整理药柜

 C.所有药物都放在冰箱里 D.内服、外用的药物分开放

 E.及时补足常用的药物

三、简答题

1.老年人药物代谢的特点是什么?

2.老年人药效学有哪些改变?

3.简述老年人用药原则。

4.如何预防老年人常见的不良反应?

5.如何指导老年人安全用药?

四、案例分析

  患者,男,69 岁,在晨起时突然跌倒,急送医院检查,诊断为脑血栓,经治疗基本康复,嘱患者出院后遵医嘱用药、加强锻炼。该患高血压、高血脂、冠心病史,家属反映其平时吃药不严格按照医生要求,有时只吃一种药物,有时自行停药,不听家属劝解。

  问题:

  对该患者应如何进行用药护理?

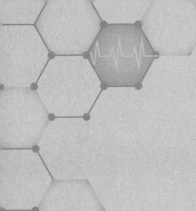

项目7
老年人常见健康问题的护理

【学习目标】

1.掌握:老年人常见健康问题的典型表现和主要护理措施。

2.熟悉:老年人常见健康问题的病因和治疗要点。

3.了解:老年人常见健康问题的健康史和辅助检查。

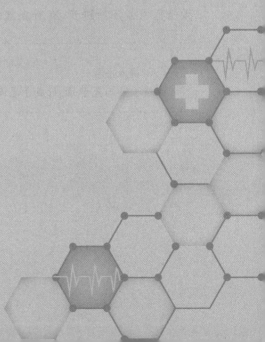

▶▷ **思政育人目标**

以"老吾老,以及人之老"的经典古训,让学生知道在赡养孝敬自己的长辈时不应忘记其他与自己没有亲缘关系的老人,以此弘扬中华民族尊老、爱老、敬老的传统美德。

▶▷ **思政育人案例导入**

温病学派奠基人——
叶天士

思政延伸:

从叶天士求知若渴、博采众长的案例,我们可以看出他的敬业精神。他热爱医学这个职业,叶天士在世80年,临终前警戒他的儿子们说:"医可为而不可为,必天资敏悟,读万卷书,而后可借术济世。不然,鲜有不杀人者,是以药饵为刀刃也。吾死,子孙慎勿轻言医。"这是一个对自己的言行极端负责的仁者之言,同时也显示出他对医学的敬畏之心。要想做一名优秀的医生,必须要有精湛的医疗技术,因为医道是"至精至微之事",只有"博极医源,精勤不倦",方是习医之人的座右铭。

另外,从叶天士诚恳大方地向世人认可章医生医术的案例,也体现出其有容乃大的优秀品质。不因龃龉而心生杂念,主动认可对方的优点,为人谦逊,不断学习,这也是叶天士医术能不断进步、有所成就的一大重要因素。

✎ **育人名言**

业精于勤而荒于嬉,行成于思而毁于随。——韩愈

学习任务 7.1　跌倒的护理

一、概述

1.概念　跌倒是指站立或行走时摔倒在地,或从稍高处摔倒在地的现象。跌倒是老年人的常见问题,资料报道 65 岁以上老年人发生过跌倒的占 30%,80 岁以上的老年人发生过跌倒的占 50%,跌倒的发生率随年龄增长而增加,女性多于男性。跌倒可导致骨折、软组织损伤,继而引起各种并发症如伤残、压疮、心理疾病,甚至导致死亡,严重的会影响老年人的身心健康和生活质量,应引起人们的重视,积极开展预防。

2.病因　老年人跌倒是由内因与外因共同作用的结果。

(1)内因　人体行走时保持稳定状态前庭感知空间位置、深度觉、本体觉、视力、肌力、关节的灵活性等因素有关。当上述器官、组织发生退行性改变,加上心脑血管疾病、精神疾病、骨关节炎等,破坏了原有的稳定状态,跌倒的危险性大大增加。

(2)外因　主要的外因有:①被约束;②地面因素:过滑、不平、潮湿、过道上的障碍物;③家具及设施因素,如座椅过高或过低、缺扶手、椅背过低,厨房吊柜过高、燃器具过高、床过高或过低、床垫过于松软,坐便器过低、无扶手,台阶间距过高、边界不清晰,楼梯无扶手,室内光线过暗或过明;④居住环境的改变,尤其是搬迁进入陌生环境。

3.临床表现　老年人跌倒的发生率高、危害大,易导致老年人伤残,增加老年人的死亡率,给家庭和社会带来很大的经济负担。

二、护理评估

1.健康史　评估跌倒者的姓名、性别、年龄等基本信息。询问老年人跌倒的时间、地点、方式(滑倒、绊倒、晕倒)、环境,跌倒时的着地部位、活动状态,现场诊疗情况及现场其他人员所看到的跌倒相关情况等;跌倒前有无饮酒、服用可疑药物,有无头晕、头痛、心悸等先兆症状;跌倒后有无意识丧失,能否独立站起等。

询问老年人过去是否有跌倒史和最近一次跌倒的情况;有无惧怕跌倒的心理;近 1 周用药情况,既往疾病及诊治情况等。

2.身体状况　跌倒后可致多种损伤和并发症,应对老年人做全面而详细的体格检查,并对着地部位重点检查。

检查老年人是否出现与跌倒相关的损伤。体检时要全面,首先检查其意识和生命体征,随后进行头部、胸部、腹部、脊柱、四肢、骨盆、皮肤及神经系统等的全身检查,老年人跌倒后容易并发多种损伤,如软组织损伤、骨折、关节脱位、脏器损伤等,要重点检查着地部位、受伤部位,详细检查外伤、骨折的严重程度。跌倒的具体情况不同,表现也不尽相同。跌倒时,若头部先着地,可发生头部外伤、颅内血肿,当即或在数日甚至数月后出现脑出血症状;若臀部先着地,易引起髋部股骨颈骨折,表现为局部剧烈疼痛、不能行走或跛行;若向前扑倒,易发生股骨、髌骨及上肢前臂骨折,表现为局部肿胀、疼痛、破损和功能障碍。

3.辅助检查 根据需要进行影像学和实验室检查,以明确跌倒造成的损伤情况和引发跌倒的现存的或潜在的健康问题。跌倒后疑似并发骨折可行 X 线检查;疑似并发脑部损伤可行头颅断层扫描(CT)或磁共振(MRI)检查;怀疑跌倒为低血糖引起时要检测血糖;测血压以排除直立性低血压;检查骨密度以确定有无骨质疏松症。

4.心理、社会状况 由于害怕再次跌倒而常有恐惧心理,因此会减少活动,导致体质虚弱、体能下降甚至更易跌倒。

三、护理诊断

1.疼痛 与跌倒后损伤有关。

2.自理缺陷 与跌倒后损伤有关。

3.有受伤的危险 与老年人感知运动障碍或环境不安全因素有关。

4.健康维护能力下降 与相关知识缺乏有关。

5.恐惧 与担心再次跌倒有关。

四、护理措施

1.一般护理 老年人跌倒时,不要急于扶起,应先观察其神志是否清醒。意识清醒者,询问其跌倒的原因、摔倒部位、疼痛程度,根据不同情况予以护理。意识不清者,保持患者安静,将其头部扭向一侧,避免呕吐物堵塞呼吸道导致窒息;疑脑出血引起跌倒者,可取半卧位;疑脑缺血引起跌倒者,可取平卧位,并根据医嘱进行护理;疑有骨折者,不要随意搬动患者,避免加重病情。注意搬动患者的正确方法,一人托患者头部和胸部,一人托患者腰部和臀部,一人托腿部和脚部,缓慢平稳地移动患者。

2.对症护理 除注意休息与体位外,护士应注意为患者保暖,酌情对疼痛部位进行热敷、理疗等,促进血液循环,放松骨骼肌,减轻疼痛;患者因病情需长时间处于同一体位时,可为其适当垫软枕;也可通过听音乐、暗示疏导等方法缓解患者的疼痛,必要时遵医嘱使用镇疼剂。

3.用药护理

(1)钙调节剂 ①降钙素,使用过程中要监测老年人有无面部潮红、恶心、腹痛和尿频等副反应,若出现耳鸣、眩晕、哮喘和便意等表现应停用;②维生素 D:在服用维生素 D 的过程中要监测血清钙和肌酐的变化;③雌激素:是女性绝经后骨质疏松症的首选用药,长期大量使用雌激素,易增加罹患乳腺癌和子宫癌的概率,故应定期进行妇科检查和乳腺检查,若出现反复阴道出血应减少用量,甚至停药。

(2)钙制剂 是防治本病最基本的药物,如碳酸钙、葡萄糖酸钙等。服用钙剂最好在用餐时间外应用,空腹服用效果最好,同时要增加饮水量,通过增加尿量减少泌尿系统结石形成的机会,并防止便秘。注意不可和绿叶蔬菜一起服用,以免形成钙赘生物而减少钙的吸收。

（3）二膦酸盐　如依替膦酸二钠、阿仑膦酸钠等。该类药可引起皮疹和暂时性低钠血症，且口服引起食管病变较多见，故应指导患者晨起空腹服用，同时饮清水 200~300 mL；至少在半小时内不能进食或喝饮料，也不能平卧，以减少对消化道的刺激，用药期间应监测血钙、磷和骨吸收生化标志物。

4.心理护理　重点针对跌倒后出现恐惧心理的老年人进行心理护理。帮助其分析产生恐惧的原因，并共同制订有针对性的措施，以减轻或消除恐惧心理，并学会如何预防恐惧心理的形成。指导老年人克服不服老、不愿意麻烦别人的心理，正确评估自身的健康状况和活动能力，力所不能的事应主动向他人求助，以免跌倒。

五、健康教育

健康指导的重点在于如何预防再次发生跌倒，以减少老年人跌倒的发生，减轻老年人跌倒所致伤害的严重程度。

1.老年人家庭教育　向老年人及其家属介绍跌倒的危险性及预防对策，使其重视对跌倒的预防。

2.改善居家、社区环境　保持环境明亮、光线充足，通风良好，保持地面干燥、平坦、整洁，生活用品摆放有序、固定，避免登高取物；将道路、厕所、灯等明确标识，并告知老年人位置；衣着舒适、合身，鞋子要合脚，避免穿过于紧身或宽松的衣物和拖鞋、高跟鞋等；设立跌倒警示牌，提醒老年人和照顾者。

3.预防视力、听力减退所致的跌倒　避免看电视、阅读等用眼过度；最好在白天外出、活动；指导听力障碍的老年人正确使用助听器，避免服用对视神经有害的药物；每半年至一年检查视力、听力。

4.防治骨质疏松　加强老年人膳食营养，均衡饮食，适当补充维生素 D 和钙剂，绝经期女性必要时遵医嘱进行激素替代治疗，增强骨骼强度，减轻跌倒后的损伤严重程度。指导老年人参加适宜、规律的体育锻炼，以增强其肌肉力量、协调性、平衡能力、稳定性等，减少跌倒的发生。合适的运动方式有打太极拳、散步、慢走等。

5.适当训练　进行适当的肌力锻炼和平衡能力训练，减少跌倒发生。

6.正确使用药物，减少药物的不良反应　一旦有不适，及时就诊、调整用药。尤其对使用降压药、镇静药、安眠药者，用药期间需防止体位突然改变导致的低血压而诱发的跌倒。

学习任务 7.2　睡眠障碍的护理

一、概述

（一）概念

睡眠障碍是指睡眠质量的异常或在睡眠中出现异常行为的表现。老年人群发病率高，据统计成人中有睡眠障碍的约有30%,而65岁以上人群中有睡眠障碍的占50%以上。老年人睡眠障碍大多表现为入睡困难、夜间觉醒次数增多、浅睡、易醒,或醒后难以再次入睡,或表现为嗜睡及睡眠的昼夜节律紊乱,长期睡眠障碍可导致机体抵抗力下降以及与老年痴呆、高血压等并发症的发生或加重原有的慢性疾病,影响生活质量及寿命,需引起人们的重视。

老年人由于生理性变化、受精神因素影响等易发生睡眠障碍,主观感觉睡眠质量异常。睡眠障碍是老年人常见的问题,主要表现为睡眠时间短,睡眠浅,伴多梦,自觉精神、体力恢复不够。睡眠具有两种不同的时相状态。老年人可因睡眠障碍而无法扮演正常生活中的角色。

(二)病因

1.机体老化的影响　随着年龄的增长,老年人大脑皮质功能减退,调节睡眠的能力下降,机体新陈代谢减慢,日常活动量减少,对睡眠时间的需求也减少,容易出现入睡困难、早醒、睡眠维持时间短等。

2.躯体疾病　老年人常患多种疾病,因为疾病或伴随症状如疼痛、咳嗽、夜尿增多、呼吸困难等而影响睡眠。常见疾病如脑血管病、脑肿瘤、帕金森病、抑郁症、甲状腺功能异常、慢性阻塞性肺疾病、冠心病、心功能不全、肝肾疾病、类风湿关节炎、骨质增生、瘙痒症、夜间肌痉挛等。

3.药物因素　老年人长期使用镇静催眠药易形成耐药性或药物依赖性,突然减量或停药可引起失眠,并可伴有夜间惊恐发作。其他因素,如服利尿剂、支气管扩张剂、降压药等也可以引起失眠。

4.其他因素　不良的睡眠习惯(如睡前饮酒、含咖啡因的饮料、浓茶、晚餐过饱等)、精神刺激、心理因素、环境改变等可影响老年人的正常睡眠。

(三)临床表现

1.入睡困难或容易早醒　老年人常入睡困难或容易早醒,上床2 h以后未能入睡或凌晨4时左右便醒来就不能再睡,常感到睡眠不好。

2.睡眠时间缩短　人的睡眠时间随年龄的增长而缩短,一般夜间睡5~7 h,而白天打瞌睡或午睡时间长。

3.睡眠呼吸暂停综合征　睡眠时有短暂的呼吸暂停,在50岁以上人群中多见,男性多于女性,发病率随年龄增加而增长,会加重呼吸系统疾病,引起睡眠中高血压、心律失常、猝死、肺动脉高压或诱发脑血管疾病。

4.主观性失眠　老年人的实际睡眠状况很好,但醒后坚持说自己没有睡好。其主要原因是睡眠浅、做梦多,醒来后有没有睡着的感觉。

5.睡眠浅,夜间易醒　有的老年人一夜要醒2次以上,故连续睡眠时间较短。夜间多次觉醒的老年人醒后会感到疲乏,整日精神不振,昏昏欲睡。

二、护理评估

(一)健康史

了解发病诱因、病程,有无心理、环境影响因素,有无导致失眠的疾病存在或药物应用史,评估老年人睡眠障碍是老化引起的生理现象还是疾病或药物所致。多数老年患者睡眠障碍的发生与躯体疾病有关,是疾病的表现形式之一。

(二)身体状况

评估睡眠障碍的类型及程度。了解老年患者入睡和起床时间,有无易醒、早醒,睡眠中觉醒次数和时间,总睡眠时间是否不足 5 h;是否多梦,睡眠中是否有伴随症状或异常表现,对同室睡眠者有无影响,睡眠质量如何,是否在晨起后头痛、头昏、乏力、反应下降、情绪不稳;是否打鼾或睡眠中出现呼吸暂停,整晚睡眠中呼吸暂停时间和次数;是否有睡眠瘫痪现象,偶尔出现还是经常发生,有无白天嗜睡现象,发作性睡眠时是否伴有跌倒、睡前幻觉等。

(三)辅助检查

可通过多导睡眠图、呼吸暂停生理记录仪、小睡潜伏时间试验、动脉血气分析、影像学检查等诊断。

(四)心理、社会状况

护士应认真评估老年人的精神状况,特别要注意评估老年人的个性特征、对应激事件的心理应对方法,因为这常常是导致老年人患病的原因,也是治疗与护理的重点。

三、护理诊断

1.睡眠型态紊乱　与身体不适、不良情绪及不适当的环境刺激等因素有关。

2.疲乏　与睡眠时间不足、睡眠质量下降有关。

3.焦虑　与失眠有关。

4.潜在并发症:老年痴呆　与长期睡眠紊乱有关。

5.活动无耐力　与睡眠不足、疾病的干扰等因素有关。

四、护理措施

(一)一般护理

消除影响睡眠的因素,停用可导致失眠的药物,避免晚间情绪刺激,保持居室及周围环境安静、整洁、光线适宜、温度和湿度适中。

护士应嘱老年人清淡饮食,可多吃新鲜的蔬菜和水果,不宜多吃油腻、辛辣或难以消化的食物,不宜过饱;睡前勿饮咖啡、浓茶,可酌情喝热牛奶 100~200 mL 帮助睡眠。

护士应指导老年人制订活动和休息时间表,身体状况允许时可增加白天的活动量;适当减少白天的睡眠次数和时间,积极参与社会活动或多与朋友交谈。护士应督促老年人睡前排尿,可以把便器放靠在其床边,晚上 8 时以后限制老年人的饮水量。

(二)对症护理

护士应将护理活动集中进行,减少对老年人的干扰。护士应为老年人提供促进睡眠的措施有:晚餐不宜过饱或过多饮水;减少睡前活动量;睡前用热水泡脚或洗澡,适当按摩局部。如老年人有身体不适或疼痛,护士应遵医嘱给药,帮助老年人摆放舒适的体位。护士可根据老年人的习惯指导其午睡前听轻音乐、阅读娱乐性读物,不看惊险、刺激的电影、小说等,以免过度紧张而影响睡眠。

（三）用药护理

治疗睡眠障碍应针对病因,必要时应用镇静催眠药,镇静催眠药可作为治疗失眠症的辅助手段,但应注意避免长期使用一种药物,以免产生药物依赖性。睡眠障碍的药物治疗首选苯二氮 䓬类药物。嗜睡症患者可用低剂量中枢兴奋剂对症治疗。镇静催眠药不应常规应用,使用时间不得超过 14 天。

（四）心理护理

关心、尊重老年人,耐心倾听患者的倾诉,了解其目前有哪些心理问题存在及与睡眠障碍的关联程度,介绍相关知识和帮助睡眠的方法;消除患者害怕用药成瘾而不敢用药的顾虑,嘱在医生指导下用药。

五、健康教育

（1）护士应向老年人及其家属解释引起睡眠障碍的原因。

（2）养成良好的睡眠卫生习惯,生活作息有规律,晚餐不要过晚、过饱,不在睡前进食、大量饮酒、喝水、饮用浓茶和含咖啡因的饮料,避免睡前看紧张、恐怖的电视、电影或书籍,不在床上思考事情,避免情绪刺激,不做强度大的活动,如有失眠次日要坚持正常工作或活动,不在白天补觉。

（3）对睡眠障碍严重的老年人,护士应指导其遵医嘱服用镇静催服药,以辅助睡眠,减少睡眠障碍带来的不适。

（4）调节居室环境,定时开窗通风,使室内空气新鲜,避免对流风直吹人体;保持合适的室温、湿度,室内光线柔和,窗帘选择能遮挡光线的布料;窗户密闭性好,减少周围噪声。选择合适的卧具以硬质木板床为宜,被褥整洁,厚薄适当,枕头高低适度,睡姿以右侧卧位为佳。

（5）采取措施促进睡眠,睡前 30 min 饮用温热牛奶,晚上用热水泡脚、按摩足底,做些放松活动（如散步、太极拳、肌肉放松训练、气功等）。

（6）加强锻炼,增强体质,根据个人爱好参加一些团体活动,进行适当的社会交往,保持良好的心情和情绪。

学习任务 7.3　便秘的护理

一、概述

（一）概念

便秘是指正常的排便形态改变,排便次数减少,粪便干硬,排便时间延长、排便困难,便后有残留感。不同个体排便习惯有较大差别,健康人群可表现为每日 3 次或每周 3 次,如每周排便次数少于 3 次应考虑发生便秘。便秘是老年人的常见症状,约占老年人群的 1/3,应重视对便秘的预防。

（二）病因

1.老化的影响　随年龄的增长,肠蠕动变慢导致肠内容物通过缓慢,粪便内水分过度重吸收,引起粪便干硬;胃结肠反射减弱,腹部和盆腔肌肉收缩力下降,直肠对粪便的敏感性下降而引起便秘。

2.排便习惯改变　受环境改变(如旅行、住院、不清洁的厕所等)、精神因素(高度紧张、焦虑等)影响,使排便受意识抑制未能及时排便而发生便秘。

3.活动量不足　老年人活动减少,肠蠕动减慢,如患有慢性疾病或长期卧床等,更易发生便秘。

4.饮食因素　若老年人的饮水量不足,每日饮水量少于 500 mL,则便秘的发生率明显升高。老年人牙齿松动、脱落,使进食量减少,食物过于精细等可致排便反射减弱,易引起便秘。

5.生活方式　久坐不动、缺乏锻炼、日常生活起居不规律的老年人,易发生便秘;长期卧床或活动受限的老年人,由于主动或被动运动少,肠蠕动减弱,也容易发生便秘。

6.疾病因素　胃肠道疾病,如结肠、直肠肿瘤;神经性疾病,如脑血管意外、帕金森病、阿尔茨海默病、多发性硬化;内分泌疾病,如糖尿病神经病变、甲状旁腺功能亢进症、甲状腺功能减退症等,都易导致便秘。

7.环境因素　老年人在外出或住院时可因不适应环境改变(如缺乏私密性、不习惯如厕设施、卫生间距离较远等)而发生便秘。

（三）临床表现

便秘可导致老年人腹部不适、头痛、头晕、食欲缺乏、疲乏、焦虑、坐卧不宁等,对正常生活有明显的影响,还可使心脑血管疾病加重,甚至突发脑出血而猝死。

二、护理评估

（一）健康史

评估排便情况及影响因素。了解排便习惯、发生便秘的时间、排便间隔、最近一次排便时间、粪便形状及质地;有无导致便秘等疾病存在或用药史,是否排便环境改变引起;一般情况如何,是否精细饮食、进食及饮水减少,营养、精神状态、睡眠是否在正常范围。

（二）身体状况

1.评估　有无腹胀、腹痛、食欲下降、头痛、乏力等;有无伴随症状,如便血、肛周疼痛、腹痛、腹胀、呕吐、便秘与腹泻交替、下肢水肿、咳喘及呼吸困难等;检查腹部有无肿块(粪块),肿块的大小、硬度、有无压痛;检查有无肛周疾病。

2.并发症　①粪便嵌塞:粪便滞留在肠腔中形成坚硬的粪块,并嵌顿在肠道导致肠梗阻、粪性溃疡、尿潴留甚至大便失禁;②严重便秘使腹腔和肠腔内压力增高,引起胃食管反流、痔疮、肛裂;③老年人用力排便时,可导致脑血流量的降低发生昏厥,冠状动脉供血不足引发心绞痛、心肌梗死,高血压者可发生脑出血等。

(三)辅助检查

1.粪便检查 观察粪便的形状、大小、硬度、有无脓血和黏液等,行粪便常规和隐血试验。

2.其他检查 行直肠镜、乙状结肠镜等纤维内镜检查,了解肠黏膜病变情况;胃肠 X 线钡餐检查,了解胃肠运动功能有无下降。

(四)心理、社会状况

患者多会出现烦躁、焦虑、沮丧、情绪低落等反应,影响正常工作和生活质量。

三、护理诊断

1.便秘 与肠蠕动减慢、不良的生活习惯、用药不当有关。

2.焦虑 与老年人便秘引起不适及并发症有关。

3.舒适的改变 与便秘引起腹胀、腹痛、呕吐等有关。

4.知识缺乏 缺乏健康生活行为和缓解便秘方法等相关知识。

5.潜在并发症 肠梗阻、痔疮、心脑血管意外等。

四、护理措施

(一)一般护理

1.环境护理 安排适宜的病室环境,对活动不便、长期卧床需在床上排便的患者应考虑个人私密性要求,可在病床间放置屏风,避免精神紧张致排便困难。

2.饮食护理 饮食调整是治疗便秘的基础。老年人应多吃含粗纤维如芹菜、韭菜、粗粮,以及蔬菜、瓜果、豆类等食物;多饮水,每日饮水量至少 1 500~2 000 mL,尤其是每日清晨或饭前饮一杯温开水或淡盐水,可有效预防便秘;此外,可食用一些具有润肠通便作用的食物,如黑芝麻、蜂蜜、香蕉等,适当食用油脂性食物。应避免辛辣刺激性食物。

3.适当活动 资料显示,老年人极少行走者便秘的发生率明显增高,而坚持锻炼者便秘的发生率则大为减少,应当鼓励老年人参加力所能及的运动,如散步、走路,或每日双手自左向右按摩腹部数次,以增强胃肠蠕动促进排便。对长期卧床或坐轮椅的老年人,可通过转动身体、挥动手臂等方式来进行锻炼。

4.重建良好排便习惯 建立正常的排便行为,养成定时(早餐前或临睡前)排便的习惯,即使无便意,也要按时如厕,以形成条件反射。

(二)对症护理

经多种方法仍不能排便时,为减轻老年人痛苦,可采用人工通便。具体方法为:老年人取左侧卧位,戴手套,左手分开老年人臀部,右手示指涂肥皂液后,伸入直肠内,慢慢将粪便掏出。取便完毕后,给予热水坐浴,以促进血液循环,减轻疼痛。

(三)用药护理

1.导泻剂 可增加粪便中水分,加快肠蠕动,常用有石蜡油、酚酞(果导片)、开塞露、甘油栓等。注意不能经常使用泻剂,不宜使用刺激性强的泻药(蓖麻油、番泻叶、硫酸镁等),伴有腹痛原因不明者不能随意用泻药。

2.胃肠道动力药　可用于治疗慢性便秘和胃肠运动功能失调致便秘者。注意观察药物疗效和不良反应。

3.灌肠护理　是一种临时性治疗方法,可刺激肠蠕动、软化粪便。常用灌肠液有温(38～41 ℃)的生理盐水、甘油、石蜡油等。注意液体温度应稍高于体温,用量一般为500～1 000 mL,注意灌肠液的浓度、速度,嘱灌肠后尽量多保留几分钟,需轻柔操作避免损伤肠黏膜。

(四)心理护理

关注患者存在的心理问题,通过介绍相关知识、指导放松技巧减轻精神因素对正常排便的干扰。

五、健康教育

1.预防　告知老年人可能引起便秘的原因,强调预防的重要性。

2.建立正常的排便习惯　嘱老年人养成良好的生活习惯,作息有规律,不随意抑制便意,每日在固定时间排便(多为晨起或早餐后),不管有无便意均坚持按时间表进行,有助于排便反射的建立。在适当的时间按时给予卧床患者便器,提供相对隐蔽的排便环境(拉窗帘、放置屏风),避免精神因素对排便的影响。

3.饮食指导　一日三餐合理搭配,多食用粗粮、蔬菜、水果等含有丰富纤维素的食品,适当增加油脂类的摄入,多饮水,每日饮水量最好不少于2 000 mL,忌饮浓茶、咖啡、烈酒,少吃或不吃辛辣等刺激性食物。晨起空腹饮一杯温水或淡盐水、睡前饮一杯蜂蜜水均有助于排便。

4.锻炼指导　根据体能制订活动计划,坚持锻炼身体,指导老年人加强腹肌、膈肌、盆底肌的锻炼(如仰卧起坐、缩肛运动等),改善食欲、促进肠蠕动,预防便秘发生。

5.用药指导　避免药物副反应导致的便秘,如果发生,应及时就诊,必要时在医生的指导下更换药物。密切观察药物的不良反应,勿滥用泻药,以免产生依赖性。

学习任务 7.4　大便失禁的护理

一、概述

(一)概念

大便失禁是指每日有2次及以上不能自行控制的排便和排气。女性多于男性,多产、密产的老年妇女更易发生,给老年人带来很大的痛苦,影响其正常的生活和社会活动。

(二)病因

各种导致肛门括约肌功能低下或完整性受损的因素均可致。如年龄的增长使盆底肌、肛门括约肌张力下降,分娩或手术损伤使骨盆底肌肉筋膜受损,直肠癌术后,内痔脱出等。

(三)临床表现

老年人大便失禁表现为不同程度的排便失控。轻者对液体性粪便难以控制,偶尔弄脏其内裤;重者对固体性粪便也无法控制,表现为频繁地排出粪便或每天有 1~2 次成型粪便,无排便感觉,粪便被排在床上或裤内。因肛周长期受粪便浸渍,老年人会出现皮肤糜烂、湿疹样改变,易引起局部或全身感染。

二、护理评估

(一)健康史

详细询问老年人每日排便的情况,如每日排便的次数、有无便意、粪便的性状、有无自理能力、排便与饮食的关系、排尿是否正常等。了解发病诱因,如有无外伤、手术史,女性患者有无产伤史等。

(二)身体状况

观察老年人营养及精神状态,意识是否清晰,肛门视诊时观察肛周有无粪便污染、溃疡、湿疹、皮肤瘢痕、肛门扩张、直肠脱垂等,通过直肠指诊评估肛门括约肌的收缩力是否正常。

(三)辅助检查

可通过直肠镜检、肛管直肠测压、排便造影、肛管超声等了解局部有无病变,检测肛门括约肌的功能及神经支配情况、耻骨直肠肌的状态和肛门括约肌有无损伤。

(四)心理-社会状况

大便失禁往往会给老年人的生活和社交带来很大的负面影响。护士应评估老年人是否因此而产生羞愧、自卑、自责,甚至抑郁、退缩等不良情绪;了解家属或照顾者对老年人大便失禁的理解、照顾和心理支持情况。

三、护理诊断

1.**皮肤完整性受损** 与粪便长期刺激局部皮肤、老年人缺乏自我照顾能力有关。
2.**自我形象紊乱** 与大便失禁导致的异常气味有关。
3.**抑郁** 与大便失禁影响正常生活和社会活动有关。
4.**排便失禁** 与粪便嵌顿、肛门括约肌失常、神经病变或损伤有关。

四、护理措施

(一)一般护理

1.**保持局部卫生、干燥** 及时用温水清洁肛门及周围皮肤,有皮炎者涂抹膏霜制剂,必要时局部用烤灯治疗,及时更换干净衣物、床单等。观察老年人排便习惯,及时督促排便或把便盆拿给患者。

2.积极治疗原发病　对症状性大便失禁以治疗原发病为主;由粪便嵌顿引起的大便失禁以治疗便秘为主;神经性大便失禁可通过饮食或药物疗法重新建立条件反射,如遵医嘱使用阿片制剂或新斯的明等药物重建排便条件反射。

3.饮食护理　护士应指导老年人养成规律的饮食习惯,合理调整饮食结构;进食高热量、高蛋白、清淡、易消化的食物,多饮水,多吃新鲜的水果和蔬菜等,以刺激肠蠕动,恢复排便的规律性;避免食用产气类食物,如牛奶、豆类、红薯等。

(二)症状护理

(1)粪便嵌塞者,通过灌肠、人工掏粪等方法及时清除,避免诱发大便失禁,注意操作轻柔、避免损伤。

(2)全结肠切除术后或腹泻引起的大便失禁,可给予止泻剂;肛门外括约肌对神经支配有反应、能感觉便意者,可行生物反馈治疗;末梢神经损伤引起者,可行针灸治疗;必要时进行手术治疗。遵医嘱进行相应的护理配合,及时送检大便常规,若发现感染应进行消化道隔离。

(三)用药护理

1.外用简易泻药　简易的通便剂如开塞露、肥皂条等,经肛门插入,通过润滑肠道软化粪便,促进排便。

2.口服泻药　宜选用温和泻药,勿长期使用,以免产生依赖性:①容积性泻药,不易被肠壁吸收,可吸收肠管内水分增加大便量,扩张肠道容积,刺激肠蠕动,引起排便反射;②润滑性泻药:如液体石蜡,能局部润滑肠壁,软化大便,促进大便排出;③接触性泻药:如番泻叶,酚酞等,能影响肠道活动,吸收肠黏膜中水分和电解质而导泻,作用相对强,易引起严重腹泻,应尽量少用。

(四)心理护理

关心、尊重老年患者,给予安慰和鼓励,鼓励家属理解、支持老人,帮助患者树立治疗疾病的信心,积极配合治疗。

五、健康教育

(1)调整饮食,以容易消化吸收、少渣少油、营养丰富的饮食为主,减少含纤维素丰富的食物摄入,避免食用易胀气的食物,注意补充水分。

(2)护士应向老年人及其家属介绍大便失禁的病因、预防措施和功能锻炼方法,指导老年人保持衣裤、床单和被褥整洁,保持局部皮肤清洁、干燥;定时开窗通风,保持空气清新。

(3)积极预防疾病。护士应指导老年人配合医护人员积极治疗原发病,养成良好的生活习惯,每日有规律地作息,包括定时饮水和排便,以预防大便失禁或延缓大便失禁的发展。

学习任务 7.5　疼痛的护理

一、概述

(一)概念

疼痛是一种令人不快的感觉和情绪上的感受,伴随现有的或潜在的组织损伤出现,目前被普遍认为是人的第五个生命体征。疼痛对老年人的生理、心理会造成深刻的负面影响,不仅影响疾病康复的过程,还可改变生理功能和情绪状态,降低老年人的生活质量。疼痛的处理是一个复杂的临床过程,需要经过医护人员的正确评估,并在此基础上进行合理的干预。

(二)病因

疼痛与多种因素有关,老年人慢性疼痛以运动系统疾病多见,并与各种慢性疾病有关,如肿瘤、糖尿病、神经系统疾病等。

(三)临床表现

1.神经性疼痛　常呈放射性烧灼痛,往往伴有局部感觉异常,如三叉神经痛、带状疱疹后疼痛、卒中后疼痛、糖尿病并发症(周围神经病)等。

2.躯体性疼痛　是指来自皮肤、皮下组织、骨骼、肌肉等部位的疼痛,见于骨关节退行性变、风湿或骨折、类风湿关节炎、手术等,疼痛部位较明确。

3.内脏性疼痛　多见于腹腔脏器的炎性病变,疼痛部位较深且不易确定。

二、护理评估

(一)健康史

询问患者疼痛的部位、程度、特点、开始时间、持续时间、加剧和缓解因素,有无发病诱因和伴随症状,曾用什么方法治疗,能缓解疼痛的方法是什么,有无慢性疾病,疼痛对老年人食欲、睡眠、日常生活的影响。

(二)身体状况

观察患者的营养、神志和生命体征,检查疼痛范围、疼痛部位有无肿胀,关节活动有无受限,有无神经系统损伤征象,有无引起慢性疼痛的相应疾病的体征,观察患者的表情、行为改变以了解病情轻重。

(三)辅助检查

通过各种疼痛评分量表的检查法评估疼痛的程度,临床常用以下方法。

1.口述分级法　根据患者的主诉,把疼痛程度分为六级:①0级无疼痛;②1级轻度疼痛(可忍受,正常生活、睡眠不受影响);③2 级中度疼痛(睡眠有一定程度干扰,需用止痛药);④3 级重度疼痛(睡眠被干扰,需用麻醉止痛药物);⑤4 级剧烈疼痛(睡眠被干扰程度明显,常伴有其他症状);⑥5 级极度疼痛(无法忍受,睡眠被严重干扰,伴有其他症状或被动体位)。

2.面部表情评分法 适宜于认知功能障碍或表达能力丧失的老年人,直观、易于掌握(图 7-1)。

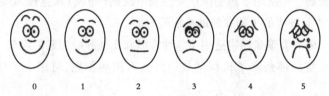

图 7-1 面部表情评分法

3.疼痛日记评分法 是由老年人自己、家属或护理人员按照一定的时间间隔(如间隔 0.5 h、1 h、2 h、4 h)记录与疼痛相关的活动,其活动方式为坐位、行走、卧位。疼痛强度用 0~10 的数字量级来表示,睡眠过程按无疼痛记分(0 分)。记录表内详细记录某时间段内某种活动方式与疼痛的关系,使用的药物名称和剂量。此方法简单、可靠,便于发现患者的行为与疼痛、疼痛与药物用量之间的关系,是临床常用方法之一。

(四)心理、社会状况

长期慢性疼痛常引起老年人的消极情绪,要及时评估老年人目前的心理、社会状况,如是否有焦虑、抑郁、愤怒等心理,是否有社会适应能力下降,对老年人日常生活和社会生活的影响等。

三、护理诊断

1.疼痛 与骨关节炎、骨折、神经系统病变、肿瘤转移、带状疱疹等有关。
2.抑郁 与长期慢性疼痛、对治疗丧失信心有关。
3.睡眠型态紊乱 与疼痛明显影响睡眠有关。
4.焦虑 与疼痛迁延不愈、担心治疗预后有关。
5.舒适度减弱 与疼痛有关。

四、护理措施

(一)一般护理

1.在治疗前、治疗中及时对疼痛进行评估 对于慢性疼痛者,指导患者采取一些方法分散注意力,可根据自身条件、爱好选择不同的方法,如运动锻炼、刺激皮肤法、听舒缓的音乐、深呼吸等。

2.刺激皮肤法 包括热敷、冷敷、按压、按摩等方法,可在一定程度上缓解疼痛。热敷时间一般为 20~30 min,因老年人皮肤敏感性下降,需注意温度适宜、防止烫伤。冷敷可减轻炎症和水肿,时间一般为 10 min,使用冰袋时应注意防止冻伤。按摩能使肌肉松弛,改善局部血液循环,有效地缓解疼痛。注意按摩时用力适当,避免增加不适。

(二)对症护理

护士应在老年人疼痛时带助其采取舒适体位,嘱其进行深呼吸分散注意力。此外,护士还可应用冷热疗法,按摩、放松疗法、音乐疗法等帮助老年人减轻疼痛。

(三)用药护理

药物治疗是止痛常用的方法,所用药物种类很多,临床上常将镇痛药分为以下几类:

1.非甾体类抗炎药 是适用于短期治疗炎性关节疾病(痛风)和急性风湿性疾病(风湿性关节炎)的主要药物,也是肿瘤的早期和辅助止痛药物。

2.阿片类药物 阿片类镇痛药物适用于急性疼痛和恶性肿瘤引起的疼痛。

3.抗抑郁药物 抗抑郁药除了抗抑郁效应外还有镇痛作用,可用于治疗各种慢性疼痛综合征。

4.其他药物 曲马朵主要用于中等程度的各种急性疼痛和手术后疼痛,由于其对呼吸抑制作用弱,适用于老年人的镇痛。

5.外用药 辣椒素是一种新的止痛物质,使用安全。辣椒素广泛应用于关节炎、带状疱疹、糖尿病引起的周围神经病变。

(四)心理护理

尊重、关心患者,多与患者交流,耐心倾听患者的诉说,了解其疼痛的感受和真实的心理状况,鼓励患者保持积极、乐观的情绪,积极配合治疗,鼓励患者家属多关爱、支持老年人。

五、健康教育

(1)介绍常用止痛药物的不良反应和与其他药配伍使用的禁忌,指导家属及患者对直立性低血压的预防措施。

(2)使用外用止痛剂型时,注意观察皮肤局部的反应,避免长时间使用发生局部皮肤刺激,及时清洁残留药物。

(3)指导患者及家属学会疼痛程度的评价方法,重视对疼痛的观察和治疗。

(4)长期使用阿片类药物可因肠蠕动受抑制而出现便秘,可选用麻仁丸等中药软化和促进排便。止痛与心血管药、降血糖药、利尿药及中枢神经系统药物合用时,应注意药物的相互作用可能带来的影响。

学习任务 7.6　压疮的护理

一、概述

(一)概念

压疮是指身体局部组织长期受压,血液循环障碍,持续缺血、缺氧、营养不良,致使皮肤和皮下组织失去正常功能而引起的组织破损和坏死。压疮可发生于各个年龄段,但在老年人尤其是

70 岁以上老年人中多见,多见于脊髓损伤的截瘫患者和老年卧床患者,与行动不便、长期卧床、坐轮椅或使用整形外科装置等有关。压疮多表现为局部症状,若病变严重、继发感染可导致败血症而使患者有生命危险。资料显示,压疮可使老年人的死亡率提高 40%~60%。压疮可影响老年人的疾病康复、加重机体损伤。在临床护理和家庭护理中应重视对压疮的预防。

(二)病因

压疮易发生于受压和缺乏脂肪组织保护、无肌肉包裹或肌层较薄的骨隆突处,与多种因素的作用有关。

1.压力 压力是指来自自身体重和附加于身体的压力。研究显示,当局部皮肤组织持续承受压力超过 30~35 mmHg 达 2~4 h 就可能发生压疮。长期卧床或长期坐轮椅等,使局部组织长时间承受超过正常毛细管压的压力压迫,就会发生血液循环障碍,局部组织缺血、坏死,形成压疮。

2.局部潮湿 皮肤被汗液、大小便、创面渗液及各种引流液浸渍而变得潮湿、松软,皮肤的弹性下降、酸碱度改变,表皮角质层的保护能力下降,更易受到摩擦而发生损伤。正常皮肤偏酸性(pH 值为 4.0~5.5),尿液和粪便为碱性,可刺激皮肤引起疼痛,而且尿液中的氨为细菌繁殖提供营养,粪便中含有较多的细菌及毒素,均对皮肤有较大的刺激;临床资料显示,失禁患者发生压疮的概率是一般患者的 5.5 倍。

3.活动受限 活动受限或躯体移动障碍者,因身体局部受压时间过长而易发生压疮。

4.活动障碍 因疾病发生活动障碍,如脊髓损伤、骨折制动、外科手术、昏迷或意识丧失等,患者不能独立地自主变换体位致使局部长时间受压。

5.感觉障碍 机体对刺激无反应,不能发现局部受压或疼痛,不会自动改变体位来缓解疼痛和压力,使局部组织循环障碍,进而发生压疮。

6.营养不良 老年患者易发生低蛋白血症、贫血等营养不良,皮下脂肪减少、肌肉萎缩、弹力纤维退化,血液携氧能力减弱,受压部位更易发生血液循环障碍,形成压疮的危险升高。

7.老化 随年龄增长,导致皮肤松弛、弹性下降、皮下脂肪变薄、肌肉萎缩,以及汗腺、皮脂腺分泌减少而使皮肤干燥,老年人机体组织对压力的耐受能力降低,从而易发生压疮。

二、护理评估

(一)健康史

了解患者的健康状况,评估有无发病的高危因素和诱因。询问老年人有无慢性疾病或感觉障碍,是否有糖尿病、骨折、脊髓损伤、意识不清、精神疾病等,了解是否过于肥胖或消瘦,有无营养不良、贫血、水肿等,是否年老体弱、活动不便,有无大小便失禁、多汗现象,患者是否长期卧床、坐轮椅或活动受限,更换体位的间隔时间和方法是否妥当。询问有无皮肤受损(出现时间、部位、数量及范围)、有无分泌物及其性状等。

(二)身体状况

观察老年人的神志、营养状况及生命体征,检查局部皮肤有无异常及病变程度。临床上将压疮分为 4 期。

1.淤血红润期(Ⅰ期) 局部皮肤出现红斑,压力解除30 min后皮肤颜色仍无改善。

2.炎性浸润期(Ⅱ期) 表皮呈现红色,可有水疱、硬结、糜烂或浅表溃疡等,患者常感疼痛,病变未累及真皮质。

3.浅表溃疡期(Ⅲ期) 水疱破溃后疮面发生感染,导致浅层组织坏死、形成溃疡,病变未累及周围组织。

4.坏死溃疡期(Ⅳ期) 感染向深部和周周组织蔓延,累及肌腱、骨骼等,甚至发生全身感染危及生命安全。

(三)辅助检查

常通过血常规、血液生化检查、血糖测定、创面分泌物和血液细菌培养等了解有无贫血、低蛋白血症、糖尿病、继发感染等。

(四)心理-社会状况

除了解老年人的一般心理和社会状况外,还要特别关注有压力性损伤的老年人无压力性损伤发生后的焦虑、恐惧心理,有这种心理的老年人为避免继续对压力性损伤部位造成继发损伤,采取固定体位,从而造成另一侧肢体压力性损伤。加之,家人上班无时间和精力照顾而雇用护理人员给予照顾,如果护理人员责任心差,不能做到定时2 h翻身,很容易致使老年人发生压力性损伤。

三、护理诊断

1.皮肤完整性受损 与局部受压过久(或压力过大)、组织缺血缺氧坏死有关。

2.疼痛 与压力性损伤侵犯神经末梢有关。

3.焦虑 与担心压力性损伤预后差有关。

4.抑郁 与压疮愈合缓慢、正常生活受影响有关。

5.移动能力障碍 与担心再次压上皮肤有关。

6.知识缺乏 缺乏压疮的预防及护理知识。

四、护理措施

(一)一般护理

(1)指导老年人增加营养,饮食应富含高蛋白、高维生素、高热量的食物,必要时补充维生素及微量元素,静脉滴注白蛋白、氨基酸等营养物质,以促进创面愈合。定时观察皮肤情况,发现问题及时报告医生。

(2)协助患者翻身、更衣,换床单时要抬起身体,避免拖、拉、拽等形成摩擦力,损伤皮肤。使用便盆时应抬高臀部,不可硬拉、硬塞,保持便盆光滑完好,并可垫上软纸或布垫。对受压部位的皮肤不可用力擦拭。

(二)对症护理

1.淤血红润期 早期压疮表现为受压部位皮肤发红,去除受压因素、改善血液循环后多能缓解。可采取勤翻身、涂抹凡士林、垫软垫、热毛巾湿热敷、红外线照射等方法。不宜按摩,以免加重软组织损伤。

2.炎性浸润期　防止局部继续受压并预防感染。未破的小水疱,避免发生摩擦,让其自行吸收;大水疱在消毒局部皮肤后用无菌注射器抽出疱内液体,并用无菌敷料加压包扎。需注意保持创面干燥。

3.浅表溃疡期　此期的护理应注意清洁创面并保持创面清洁。可在去除创面坏死组织、焦痂后,采用生理盐水敷料、藻酸钙敷料等覆盖创面,每日换药 2~3 次,以利于促进肉芽组织生长。还可采取纤维蛋白膜、骨胶原膜、新鲜鸡蛋内膜等贴膜疗法及应用抗感染药物。

4.坏死溃疡期　此期重点为清洁伤口,清除坏死组织,处理伤口渗出液,促进肉芽组织生长,并预防和控制感染。

具体如下:①清除坏死组织,Ⅲ期、Ⅳ期压疮的创面通常覆盖较多的坏死组织,因此,首先要进行伤口创面清创处理;②控制感染,先进行伤口分泌物或组织的细菌培养和药敏试验,创面未感染时使用生理盐水进行冲洗;创面有感染性时,可选择合适的消毒液清洗伤口,如 1:5 000 呋喃西林溶液冲洗创面,再用生理盐水清洁,伤口可用银离子抗菌敷料;③根据患者病情和耐受性,后部伤口坏死组织情况和血液循环情况选择清创方式,如外科清创、机械性清创、自溶性清创、生物性清创和化学性清创,准备伤口床,必要时转外科治疗;④根据渗出液特点,选择适当的湿性敷料,并根据伤口的渗出情况确定换药频率;⑤Ⅳ期压力性损伤除加强Ⅲ期的治疗和护理措施外,主要采取清创术清除焦痂和腐肉,处理伤口潜行和窦道,以减少无效腔,并保护暴露的骨骼、肌腱和肌肉。伤口清创的应用:先用刀片在结痂上划几条线,再用清创胶溶痂,换药时用清创胶加泡沫敷料,3 天后结合机械性清创,大部分的坏死组织已经去除。

(三)心理护理

心理护理重点针对压力性损伤后出现焦虑心理的老年人进行心理护理,帮助其分析产生焦虑的原因,并探讨是外源性因素还是内源性因素导致的压力性损伤发生,并共同制订针对性措施,以减轻或清除焦虑心理。

五、健康教育

(1)着重于如何预防压力性损伤的发生。积极开展预防老年人压力性损伤的指导干预,将有助于减少老年人压力性损伤的发生。

(2)指导饮食结构,增加营养,避免发生贫血、低蛋白血症;指导患者适当活动,不要静养不动;保持乐观、开朗的情绪。

(3)定时给患者翻身(或患者自己变换体位),建立翻身记录卡,变换体位的间隔时间最长不超过 2 h;协助患者翻身、更衣,换床单时要抬起身体,避免拖、拉、拽等动作摩擦损伤皮肤;翻身前后整理床面,使床单清洁、平整,没有碎屑;各种护理用具保持光滑、完整。

(4)保持皮肤清洁干燥。及时更换、清洗污染的衣物、床单、被褥,对受压部位皮肤每日擦洗 2 次,局部被分泌物或污染物浸湿后要及时清洁擦干。

(5)合适的支撑面:①应用支撑面可以有效降低压疮发生率;②使用支撑面仍需定时进行体位变换,并进行压疮预防有效性的持续评估;③在椅子或轮椅上使用减压坐垫;④医用羊皮垫能有效降低压疮发生率;⑤避免使用环状或圆形装置,充水手套和非医用的合成羊皮垫;⑥局部减压垫必须放在床垫上,不能直接放在没有床垫的床架上;⑦对所有压疮高危人群而言,使用高级别的泡沫床垫的比医院普通泡沫床垫更好;⑧使用荞麦皮床垫或气垫床能有效地预防压疮发生。

(6)合理使用防治用具。在易发生压疮的骨突部位垫上软枕、泡沫、海绵、气圈等,或使用翻身床、气垫床等用具,注意充气用具不能充气过度以免起反作用。

 思考与训练

一、选择题

1.关于老年人跌倒的护理,不正确的是(　　)。

　　A.发现老年人跌倒时要立刻扶起

　　B.改善环境,地面保持干燥、平整,无障碍物

　　C.指导老年人变换姿势时起身不要太快

　　D.加强肌力锻炼和平衡能力训练,减少跌倒的危险

　　E.加强心理护理,消除对跌倒的恐惧心理

2.老年女性在大笑、咳嗽或打喷嚏时易发生的尿失禁为(　　)。

　　A.急迫性尿失禁　　　　　　　　B.功能性尿失禁

　　C.充溢性尿失禁　　　　　　　　D.张力性尿失禁

　　E.混合性尿失禁

3.关于对睡眠型态紊乱的老年人的护理,不正确的做法是(　　)。

　　A.合理安排白天活动　　　　　　B.避免睡前过度兴奋

　　C.睡前热水泡脚　　　　　　　　D.夜间定时提醒老年人排尿

　　E.睡前勿饮用浓茶、咖啡、可乐等含咖啡因的饮料

4.关于老年人的疼痛,描述不正确的是(　　)。

　　A.根据发病情况分为急性疼痛和慢性疼痛

　　B.慢性疼痛以运动系统疾病多见

　　C.老年人疼痛能被早期发现并及时治疗

　　D.根据发病机制和表现特点分为躯体性疼痛、内脏性疼痛、神经性疼痛

　　E.常通过各种疼痛评分量表的检查评估疼痛的程度

5.老年人常见的问题有(　　)。

　　A.跌倒　　　　　B.睡眠障碍　　　　　C.疼痛　　　　　D.便秘　　　　　E.抑郁

6.便秘老年人应采取(　　)。

　　A.多饮水　　　　　　　　　　　B.少食蔬菜和水果

　　C.尽量减少户外活动　　　　　　D.不固定排便时间

　　E.多饮咖啡和浓茶

7.老年人发生便秘的根本原因是(　　)。

　　A.进食不足　　　　　　　　　　B.体力活动减少

　　C.排便习惯不良　　　　　　　　D.未做腹部按摩

　　E.胃肠蠕动减慢

二、简答题

1.简述改善睡眠紊乱的措施。

2.简述预防便秘的方法。

3.简述对大小便失禁者的护理。

4.简述减轻疼痛的方法。

5.简述压疮的分期及表现。

6.如何预防老年人压疮的发生?

7.简述预防老年人跌倒的健康教育。

8.简述老年人常见心理问题的预防措施。

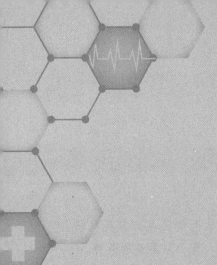

项目8
老年人常见疾病的护理

【学习目标】

1.掌握:常见老年病的典型表现及护理措施。

2.熟悉:常见老年病的评估内容和方法;能对老年人进行躯体健康评估,并根据评估结果对常见疾病提供有针对性的护理措施。

3.了解:老年病的概念及老年患病特点。

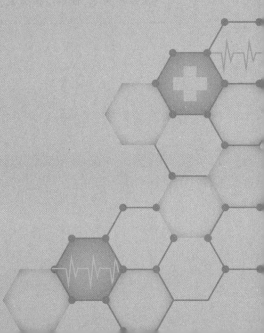

▶▷ **思政育人目标**

通过本项目的学习,使学生深刻理解护士应该具备良好的医德医风,"救死扶伤、忠于职守、爱岗敬业、文明行医"的道德风范是一名合格的护理人员必须具备的条件。

▶▷ **思政育人案例导入**

中医"杏林"
之美誉

思政延伸:

历代关于"杏林"的人物和故事,曾激励过无数医者提高其医疗技术和道德修养,也有力地促进了中医药学的发展。今天,我们应将此加以保护并传承。现在很多医学院校也种植"杏林",既是为了纪念董奉,同时也是为让学子们时刻牢记医者的职责,以治病救人为己任,不遗余力。

✍ 育人名言

行医以德为先,服务以诚为本,做人以品为重,做官以廉为先。

学习任务 8.1　呼吸系统疾病的护理

人类的呼吸系统在 30 岁以后开始老化,表现为解剖结构开始退行性变、生理功能开始减退,60 岁以后老化更加明显,因而老年人呼吸系统发病率增高、病情常较重。

1.呼吸道　老年人鼻黏膜萎缩、变薄,鼻道变宽,分泌减少,局部抵抗能力下降,易患呼吸道感染。喉黏膜感觉减退,咳嗽反射减弱,呼吸道内带有细菌、病毒的痰液不能及时排出,积聚在呼吸道内使感染率增加。气管、支气管黏膜上皮细胞萎缩,纤毛粘连、倒伏或缺失,抵挡微尘的功能降低。小气道因杯状细胞增多,分泌物增多、潴留,宜发生管腔狭窄、部分小气道阻塞,导致阻塞性通气功能障碍。支气管的反应增强,易致喘息发生。

2.肺脏　老年人随年龄的增长,肺脏发生退化,出现老年肺的特点。肺组织颜色呈灰黑色;肺体积、重量减小,肺组织萎缩;肺泡周围弹力纤维退化,肺泡管、肺泡囊及肺泡扩张,肺硬度增加,肺泡的回缩力减弱,肺顺应性降低;肺动脉壁渐肥厚、纤维化,肺静脉内膜硬化,使肺血流量减少,肺毛细血管黏膜表面积减少,肺灌注流量减少,通气与血流比例失调,气体交换功能受影响。

3.胸廓和呼吸肌　老年人胸椎椎体退行性变、脊柱弯曲后凸、胸骨前凸、肋骨走向改变近于水平,使胸腔前后径变大、左右径相对变小而呈桶状胸。肋软骨钙化、肋胸关节钙化、关节周围韧带硬化等使关节活动度降低,影响胸廓的活动度。呼吸肌肌肉萎缩、肌纤维减少,使肌力下降和呼吸效率降低。这些改变致胸廓弹性变小、呼吸容量下降,通气储备能力明显降低。随年龄发生的老化使肺功能下降,同时受环境污染、不良习惯(如长期大量吸烟)、免疫力下降及其他器官疾病影响等,老年人容易发生呼吸道疾病,影响身体健康。

一、老年肺炎患者的护理

(一)概述

1.概念　老年肺炎是指发生于老年人的终末气道、肺泡和肺间质的炎症,由于免疫功能降低和呼吸系统的退行性变,老年人肺炎的发病率和死亡率约是青年人的 10 倍。老年肺炎临床表现不典型,容易误诊或漏诊、病情发展变化快、预后较差。

案例分析 2

2.病因及分类

(1)社区获得性肺炎　是指在入院前或入院 48 h 内发生的肺炎。多由细菌感染引起,常见于肺炎球菌感染,也可见于流感嗜血杆菌、金黄色葡萄球菌、肺炎支原体、肺炎衣原体及流感病毒等感染。

(2)医院获得性肺炎　是指入院时不存在,入院 48 h 后发生的肺炎。以吸入性肺炎多见,与口咽部寄生菌、含细菌的胃分泌物有关。常见病原体是需氧革兰阴性杆菌,如铜绿假单胞菌、肺炎克雷伯氏菌、肠杆菌属等,也可见于金黄色葡萄球菌、肺炎球菌或厌氧菌等。

3.临床表现　临床表现不典型,多无发热、咳嗽、咳痰、胸痛等肺炎的典型症状,而表现为呼吸频率加快、嗜睡、呼吸困难、疲乏、食欲下降、恶心、腹泻或心律不齐等,少部分患者表现出谵妄、意识模糊,甚至突发休克、呼吸衰竭。

(二)护理评估

1.健康史 评估老年人的身体健康情况,有无慢性疾病史,如肺部疾病、心脑血管疾病、糖尿病等,有无吞咽功能障碍、留置鼻饲管史等,是否为长期卧床患者,有无长期住院尤其是常住 ICU 病房史,是否行气管插管、气管切开、机械通气等治疗,是否长期使用抗生素、糖皮质激素及细胞毒性药物。

2.身体状况

(1)起病缓慢 老年肺炎患者往往主诉较少,常有低热、呼吸急促数日等原因就诊。

(2)临床表现不典型 老年肺炎多无典型高热、咳嗽、咳痰症状,常以食欲减退、乏力、营养不良等非特异性表现为主。

(3)并发症多且严重 因老年人常患多种慢性疾病,免疫功能下降,一旦罹患肺炎,常并发呼吸衰竭、心力衰竭、休克、DIC、水电解质紊乱等严重并发症。

(4)病程较长 老年肺炎常为多种病原菌混合感染,耐药情况常见,病灶吸收缓慢,病程延长。

3.辅助检查

(1)血液检查 白细胞总数正常、增多或减少,中性粒细胞增多,有核左移。C 反应蛋白阳性,红细胞沉降率加快。

(2)病原学检查 痰标本涂片有助于初步诊断,细菌培养可明确诊断。

(3)胸部 X 线检查 老年肺炎 80%以上表现为支气管肺炎,典型的大叶性肺炎少见。

4.心理-社会状况 身体健康状况良好的老年人会因突然患病而产生烦躁不安、焦虑、抑郁等情绪。病情严重或伴有基础疾病的老年人,因肺炎不仅引发呼吸系统症状,还能加重基础疾病,而且可能出现消极、悲观、恐惧等心理反应。在评估老年人心理状态的同时,要注意家属对其病情和预后的态度,以及家庭的照顾、支持能力和周边医疗卫生设施等社会支持情况。

(三)护理诊断

1.清理呼吸道无效 与肺部炎症、大量脓痰、咳嗽无力有关。

2.气体交换受损 与气道内分泌物增加、肺实变等导致通气功能下降有关。

3.焦虑 与呼吸困难、担心疾病预后有关。

4.体温过高 与病原体感染肺部有关。

5.活动无耐力 与呼吸困难、乏力、倦怠或多脏器功能障碍等有关。

6.潜在并发症 感染性休克。

7.知识缺乏 缺乏疾病相关知识。

(四)护理措施

1.一般护理

(1)环境与休息 提供安静整洁、阳光充足、温度适宜的休息环境,保证患者充足的睡眠;住院早期应卧床休息,以减少氧耗量,如并发休克者取中凹卧位,遵医嘱给予高流量吸氧。

(2)呼吸与活动 指导患者进行有效呼吸,痰液黏稠不易咳出者协助翻身、叩背、雾化吸入,必要时给予吸痰;病情稳定时适当的活动。

(3)饮食护理 饮食宜清淡,给予高热量、高蛋白、高维生素的饮食,少量多餐,注意补充水分。

2.症状护理

(1)呼吸困难者 给予低流量、低浓度、持续吸氧。

(2)痰液黏稠、咳痰不易者 给予拍背、雾化吸入、祛痰药等,指导患者进行咳嗽练习,必要时行引流吸痰。

(3)发热者 每4 h测体温一次,采用物理方法或药物降温。

3.用药护理 及时使用抗生素是治疗的关键,但老年人往往存在肝肾功能不全,用药时应慎重或减量,用药时注意观察疗效及副反应,一旦出现严重不良反应,应及时与医生沟通,并作相应处理。抗菌药物使用个体化,对高龄、衰弱、伴有严重并发症的患者应选用强效广谱抗生素或联合用药。

4.心理护理 了解患者对疾病的认识程度和想法、家庭支持系统的状况,向患者及家属解释疾病的特点和治疗方法,关心患者,提供心理支持,帮助患者树立战胜疾病的信心。

(五)健康教育

(1)介绍老年肺炎的临床特点,告知家属注意观察老年人,尤其是有慢性肺部疾病者,如出现无明显原因的消化道症状、乏力、呼吸加快、心率增快、嗜睡、意识障碍等,尽管没有发热、咳嗽、胸痛等,也应考虑老年肺炎的可能性,及时到医院就诊。

(2)合理饮食,增加营养,合理安排活动与休息,注意进行室外锻炼,增强身体的耐寒能力和抵抗力。

(3)护士应指导患者加强营养,保证有充足的休息时间,增强机体对感染的抵抗能力;避免受寒、过劳、吸烟等诱发因素,注意天气变化,随时增减衣服,注意保暖,预防上呼吸道感染。护士应向患者说明吸烟的危害,帮助吸烟者制订戒烟计划。

(4)长期卧床患者每1~2 h翻身一次,并轻拍背部,以预防坠积性肺炎。吞咽功能下降的老年人,应注意预防吸入性肺炎。

(5)护士应教会患者自我监测病情;指导患有慢性病的卧床老年人经常变换体位;鼓励患者有效咳嗽、咳痰,保持呼吸道通畅。同时,护士应密切关注老年人的身体情况,嘱其在出现不明原因的消化道症状、乏力、呼吸加快、心率加快、意识改变时及时就医。

二、慢性阻塞性肺疾病的护理

(一)概述

1.概念 慢性阻塞性肺疾病是指由慢性支气管炎或肺气肿所致的以不可逆、进行性加重气流阻为特点的疾病,主要包括慢性支气管炎和阻塞性肺气肿,气流受限不完全可逆、慢性进行性加重,严重影响患者的劳动能力和生活质量,伴有气道和肺对有害颗粒或气体所致慢性炎症反应的增加。

在老年人群中患病率和死亡率均较高。慢性阻塞性肺疾病的发生与肺脏对

案例分析3

有害颗粒或有害气体的异常炎症反应有关。一般认为吸烟是其重要发病因素,烟龄越长、吸烟量越大,患病的概率越高,而呼吸道感染则是该病发病和加剧的另一个重要原因。

2.病因

(1)吸烟　是已知引起慢性阻塞性肺疾病的主要原因。烟中有害物质能够引起肺功能减退,并且与吸烟量和吸烟时间呈正相关。患有慢性支气管炎和肺气肿的老年人常有吸烟史,继续吸烟可加重病情发展。

(2)空气污染　工业化导致城市中空气严重污染。污染的空气使老年人肺部感染的发生率和病死率高于其他老年人。

(3)气道感染　由于老年人机体老化、支气管分泌免疫球蛋白功能降低,导致细菌易于在呼吸道停留、繁殖,使老年人发生呼吸系统感染概率高。

(4)过敏　常由一些过敏物或刺激因素引起,如花粉、吸烟、粉尘、烟雾、气温变化、服用某些药物等,可诱发哮喘急性发作。

3.临床表现

(1)以呼吸困难为主要表现　老年人的气道阻力增加,呼吸功能发展为失代偿,轻度活动甚至安静时也有胸闷、喘息。

(2)机体反应差,临床表现不典型　急性发作期患者的体温可能正常,白细胞增多不明显;患者的咳嗽、喘息症状不显著,仅表现为厌食、胸闷、少尿等;体格检查可发现患者精神萎靡、颜面发绀、呼吸音减弱或啰音,以及心病、肺性脑病、呼吸衰竭、心力衰竭、自发性气胸、酸碱失衡、电解质紊乱、休克、弥散性血管内凝血等。

(二)护理评估

1.健康史　评估患者的发病情况。询问患者有无吸烟史、烟龄及每日吸烟量,是否有长期接触粉尘、有害气体、刺激性烟雾史。了解本次发病的诱因,是否与呼吸道感染有关,或与空气污染、受凉、过度劳累等有关。平素身体健康状况如何,有无其他慢性疾病。了解患者以前有无类似情况,第一次发病距现在的时间间隔,每次发病持续时间,既往诊治经过。评估患者目前饮食、睡眠及大小便情况,并评估患者的活动能力。

2.身体状况

(1)症状　患者主要表现为咳嗽、咳痰、气急及呼吸困难。了解咳嗽、咳痰的程度,一般多为晨起咳嗽明显、秋冬季节加重,评估痰液性状,是白色黏液、浆液泡沫状还是脓性痰,痰量多少。注意观察呼吸的节律、频率,评估患者有无胸痛、气急、喘息、呼吸困难等。了解患者有无疲乏、紧张、焦虑、嗜睡等。

(2)体征评估　患者生命体征,注意体温是否升高、呼吸是否费力,评估呼吸型态。检查是否有桶状胸、呼吸运动是否减弱、语颤有无减弱或消失、肺部是否呈过清音。听诊胸部是否心音遥远、呼吸音减弱,有无哮鸣音和呼气延长,肺部是否闻及湿啰音。

(3)并发症　自发性气胸、肺部急性感染、慢性肺源性心脏病等。

3.辅助检查

(1)X线检查　早期X线胸片无变化,后期可见肺纹理增多、紊乱。当发生肺气肿时,患者的肋间隙增宽,肺的透亮度增加。

(2)CT检查　高分辨率计算机断层扫描(即CT)可较早发现小范围病变,可确诊小叶中心型或全小叶型肺气肿及肺大疱的数量和体积。

（3）肺功能检查　早期无明显改变，随病情发展逐渐表现出阻塞性通气功能障碍，SP：第一秒用力呼气量/用力肺活量持续降低，残气量（RV）和残气量/肺总量（RV/TLC%）增大，肺活量下降等。

（4）其他实验室检查　阻塞性肺气肿患者感染加重时可有 PaO_2 下降、$PaCO_2$ 升高。

（5）血常规检查　发生细菌感染时，患者的白细胞及中性粒细胞增多，有核左移现象；喘息型慢性支气管炎患者可有嗜酸性粒细胞增多现象。

4.心理、社会状况　COPD病程长，且反复发作，老人因呼吸困难导致自理能力下降，病情逐年加重可致患者出现焦虑、抑郁等，对治疗缺乏信心。故应评估老人是否有焦虑、孤独、抑郁等心理状况，并了解家人对老人的关心程度。

（三）护理诊断

1.清理呼吸道无效　与呼吸道分泌物多而黏稠、咳嗽无力有关。

2.气体交换受损　与呼吸道阻塞、肺组织弹性下降、通气功能障碍有关。

3.有感染的危险　与痰液量多、黏稠不易排出有关。

4.营养失调　低于机体需要量与食欲减低、摄入量减少等有关。

5.焦虑　与久咳、气短或呼吸困难、病情反复有关。

6.潜在并发症　肺源性心脏病、休克、呼吸性酸中毒、肺性脑病等。

（四）护理措施

1.一般护理　保持病室内空气新鲜流通，室温和湿度适宜，根据病情指导患者卧床休息或适当活动，指导饮食应高热量、高蛋白、富含维生素和矿物质且易消化，应少量多餐，避免过饱和食物过咸，鼓励多饮水，必要时静脉补充营养。

2.对症护理

（1）发热、气短、呼吸困难、咳痰不易者的护理，具体内容参考对应前述。

（2）病情严重者，可行人工呼吸机通气，耐心指导患者学会呼吸与使用吸入器的协调方法。

（3）协助排痰，教会患者及家属呼吸功能锻炼的方法及有效清理呼吸道的技能，如雾化、胸部叩击、体位引流等注意体位引流的禁忌证。

3.用药护理

（1）吸氧的护理　应低流量、低浓度持续给氧，每日湿化吸氧 15 h 或以上，睡眠时间也不可间歇，以防熟睡时呼吸中枢兴奋性下降或上呼吸道阻塞而加重低氧血症。可用面罩、鼻导管、鼻塞等供氧，注意给氧的流量和浓度，一般氧浓度为 25%～29%，氧流量为 1～2 L/min，注意观察缺氧症状有无改善，必要时酌情提高氧浓度，或用呼吸机改善缺氧。保持鼻导管、鼻塞的清洁畅通，定期更换。

（2）用药护理　①及早足量使用广谱抗生素，注意观察药物的不良反应，一旦发现应及时通知医师。②支气管舒张剂，包括 β_2 受体激动剂、抗胆碱药物和茶碱类药物。大剂量使用 β_2 受体激动剂可引起心动过速、心律失常，长期使用可发生肌肉震颤；合并前房角狭窄的青光眼或因前列腺增生而尿道梗阻者应慎用抗胆碱药物；使用茶碱类药物时应监测血药浓度。③糖皮质激素：可引起老年人高血压、白内障、骨质疏松等，故不推荐长期服用。④止咳药：可待因有麻醉性中枢镇咳作用，会加重呼吸道阻塞而抑制呼吸，使用需谨慎。⑤祛痰药：常用药物为盐酸氨溴索，不良反应较轻。⑥针对并发症进行相应的治疗和护理,注意药物的不良反应,对老年患者慎用镇静、安眠药和地高辛类药物。

4.心理护理 患者因长期患病、反复发作,工作和生活质量受到很大影响,容易出现焦虑、烦躁、抑郁、孤僻、悲观等心理,会过度依赖药物或不配合治疗。应注意关心患者、多与患者沟通,及时解除患者的思想顾虑,鼓励患者树立治疗疾病的信心,了解患者家属的想法,鼓励他们对老年人给予必要的经济支持和精神安慰。

(五)健康教育

1.避免诱发因素 戒烟,预防上呼吸道感染,改善环境卫生,居室定期通风,避免烟雾、尘埃和刺激性气体的不良影响。

2.合理安排饮食 增加营养注意饮食调理,以高蛋白、高热量、高纤维素、富含维生素 C 和维生素 E、易消化的饮食为主。注意少量多餐,每餐以七八成饱为宜,尤其晚餐不宜多食。适当减少食盐的摄入,不饮酒,慎吃辛辣等刺激性食物,少吃海鲜类、油炸类食品。

3.锻炼身体 增强机体抵抗力,注意进行耐寒锻炼;根据体能制订运动计划,选择适宜的锻炼方式,如散步、太极拳、登楼梯、骑车、保健操等,运动量由小至大、由慢至快逐渐增加,达到每日 3~4 次、每次 20~30 min 为宜。

4.氧疗指导 长期氧疗可改善慢性阻塞性肺疾病患者生存时间及提高生活质量,需做家庭氧疗及无创呼吸机的老年人,护士应告知有关家庭氧疗的知识及使用、保养方法。患者应坚持治疗,一旦出现不适,如明显的呼吸困难应及时就医。

5.呼吸运动训练 坚持腹式呼吸和缩唇呼吸训练,可增强呼吸肌活动能力,提高通气量,改善缺氧。

学习任务 8.2 消化系统疾病的护理

一、消化系统的老化改变

消化系统由口腔、咽、唾液腺、食管、胃、肠、肝、胆和胰等组成,主要机能为消化和吸收。随着增龄,老年人消化器官的结构和机能发生退行性生理老化,如消化酶分泌减少,免疫机能低下,代偿能力下降等。加之老年人的日常活动减少,胃排空时间延长,其消化和吸收机能日渐减退,容易发生消化系统疾病,影响老年人的生活与健康。

(一)口腔和唾液腺

口腔是消化系统的门户,老年人牙龈、牙根萎缩,导致牙齿容易脱落。牙釉质变薄,釉质下牙本质神经末梢外露,对冷、热、酸、甜、咸、苦和辛辣等刺激过敏,容易导致酸痛。味蕾萎缩导致咀嚼机能削弱,因此而增加其胃肠机能的负担。另外,老年人唾液腺、胃腺以及消化酶分泌腺渐萎缩,其每日唾液分泌量仅相当于青年人的 1/3,易发生口干和味觉减退,影响食欲和胃纳。

(二)食管和胃肠道

食管上段括约肌运动机能可因老年人食管结构退化而发生障碍。同时,老年人食管可发生不协调节段性无推动力的痉挛性收缩。再者,主动脉弓对食管压迫较青年人重,这些都可导致吞咽机能障碍。

正常人的食管下段在膈肌下方,50 岁以上者很容易因食管周围韧带松弛,腹腔压力增加,使食管下段通过食管裂孔而脱入胸腔,形成食管裂孔疝。

(三)胃

老年人胃壁血管硬化,胃黏膜供血不足,胃黏膜变薄,腺体萎缩,胃壁细胞数目减少,分泌胃酸和胃蛋白酶功能变弱,消化功能下降,平滑肌的萎缩使胃蠕动减弱,食物与消化酶不能充分混合,胃排空时间延长,代谢产物、毒素不能及时排出,老年人易发生慢性胃炎、胃癌、消化不良、便秘等。

(四)肝脏与胆囊

肝实质细胞数量减少、变性,肝脏萎缩,结缔组织含量增加,易造成肝纤维化和肝硬化,肝功能减退,药物代谢能力与速度下降,易引起药物性肝损害,如药物性不良反应、毒性反应等。胆囊及胆管壁变厚、弹性降低,因胆汁含大量胆固醇,易发生胆囊炎、胆石症。

胰腺分泌脂肪酶功能减弱,影响脂肪的消化、吸收,易产生脂肪泻。步入老年期后,胰腺分泌胰岛素的生物活性下降,导致葡萄糖耐量下降,易发生老年性糖尿病。

(五)肠

老年人小肠黏膜和肌层萎缩,小肠绒毛增宽变短,平滑肌层变薄,绒毛活动减弱、减少,肠蠕动缓慢无力,对水分的吸收减少,大肠充盈不足,直肠对扩张的敏感性降低,易造成便秘。

二、慢性胃炎的护理

(一)概述

1.概念　慢性胃炎是由于多种不同病因所引起的慢性胃黏膜炎性病变,是消化系统最常见的疾病,发病率随年龄增长而增加。可分为浅表性胃炎、萎缩性胃炎和肥厚性胃炎,老年患者以萎缩性胃炎多见。其临床表现缺乏特异性,可有消化不良症状,或无规律性上腹痛。慢性胃炎发病尚不十分明确,目前认为幽门螺杆菌是其主要病因。幽门螺杆菌可穿过胃黏液层,移向胃黏膜而定居,分解毒素损伤黏膜上皮细胞,引起局部炎症、免疫反应,导致胃黏膜慢性炎症性病变。另外,老年人长服抗风湿药物、饮用咖啡、浓茶、饮酒、进食辛辣食物等也易引起胃黏膜炎症。幽门括约肌机能的失调,胆汁反流也可破坏胃黏膜。部分疾病由急性胃炎反复发作演变而来。因在80%~90%患者血中可找到抗内因子抗体(FA)故慢性胃炎的发病可能与免疫因素也相关。

2.病因　慢性胃炎的发病与胆汁反流、长期吸烟、服用对胃有刺激性的食物或药物等因素有关。

3.临床表现　本病进展缓慢,大多无明显症状。一般表现为反复发作的消化不良症状,如食欲不振,恶心,上腹不规律隐痛、钝痛、烧灼痛,嗳气,返酸等。可有轻微上腹部压痛,偶有舌炎、消瘦和贫血表现,但都无特异性。上腹部饱胀感多于饭后明显,伴胃黏膜糜烂者可有少量出血。

(二)护理评估

1.健康史 护士应询问患者有无饮食过冷、过热、喜油炸食物等不良饮食习惯;有无喝浓茶、咖啡,以及进食刺激性食物的习惯;有无无规律疼痛,以及疼痛的性质等。

2.身体状况评估 护士应评估患者的生命体征有无异常,观察患者的面色、呼吸状况、精神状态、有无上腹部不适等表现。

3.辅助检查 胃镜检查及活组织病理检查可直接观察病变部位,确定病变性质和分型,是最可靠的诊断方法。对慢性胃炎患者作幽门螺杆菌检测是有必要的,临床常作血清幽门螺杆菌抗体测定或常规病理切片中寻找幽门螺杆菌。

4.社会心理评估 护士应评估患者是否存在意志行为逐渐减退的情况,是否因生病住院而产生诸多顾虑,有无情绪低落、焦虑等表现。

(三)护理诊断

1.疼痛 与胃黏膜炎症损伤有关。

2.营养失调 低于机体需求量与疼痛致摄入减少及消化吸收障碍有关。

3.知识缺乏 缺乏对疾病病因和防治知识的了解。

4.焦虑 与疾病反复发作、病程迁延有关。

(四)护理措施

1.一般护理

(1)病情观察 护士应观察患者有无上腹部不适、腹胀、食欲减退等消化不良的表现;密切观察患者有无上呼吸道出血征象,如有无呕血与(或)黑便等,同时做粪便隐血试验,以便及时发现病情变化。

(2)生命体征的监测 护士应监测患者的生命体征变化,及时发现病情变化。

(3)环境 护士应注意病室的消毒工作,定时为病室通风,保持室内卫生。

(4)饮食护理 老年人进食凉菜、生菜及虾类食物时应特别注意饮食卫生。老年人胃炎急性发作时一般可给予其无渣、半流质的温热食物;患者有少量出血时可给予其牛奶、米汤等中和胃酸,以利于黏膜的修复。

(5)休息与活动 护士应嘱老年人有规律地生活,注意劳逸结合。

2.用药护理 护士应遵医嘱给予患者根除幽门螺杆菌感染的治疗,以及应用抑酸剂、胃黏膜保护剂,注意观察药物的疗效和不良反应。

3.对症护理 长期疼痛会影响老年人的情绪和活动能力,导致其自理能力下降,社会交往活动减少。护士要多观察患者,在患者出现疼痛时遵医嘱给予其局部热敷、按摩、针灸或止痛药等缓解上腹部疼痛,同时安慰、陪伴患者,以使其精神放松;消除患者的紧张、恐惧心理,使其保持情绪稳定,增强患者对疼痛的耐受性。

4.心理护理 老年人的器官功能减退,感觉能力尤其是视、听、味等的灵敏度逐渐减退,因此生病住院时会有较多顾虑,表现为情绪低落、焦虑等。护士应主动接近老年患者,并做好安慰工作。

(五)健康教育

(1)向患者及家属讲解慢性胃炎的病因和发病,告知预防复发的重要性。帮助患者去除各种可能的致病因素。

（2）护士应反复向老年人及其家属强调要养成良好的生活习惯,注意饮食卫生,进食要有规律,避免进食刺激性食物及饮浓茶、咖啡;指导嗜酒者戒酒。

（3）避免刺激和精神紧张,注意气候变化,防止受凉,避免劳累。

（4）护士应向老年人及其家属介绍慢性胃炎的病因和诱发因素,介绍药物的作用、服用剂量、方法及时间,说明长期服药的重要性。

三、老年消化性溃疡患者的护理

（一）概述

1.概念　消化性溃疡指发生于胃肠道黏膜的慢性溃疡,主要指胃溃疡和十二指肠溃疡。发生于 60 岁以上的称为老年消化性溃疡。近十多年来,消化性溃疡患者中老年人的比例呈增高趋势。研究表明,幽门螺杆菌感染是消化性溃疡的主要原因,幽门螺杆菌感染改变了胃肠道黏膜侵袭因素与防御因素之间的平

案例分析 4

衡,凭借其毒力因子的作用,幽门螺杆菌在胃黏膜定殖,诱发局部炎症和免疫反应,损伤局部黏膜的防御修复机制;幽门螺杆菌感染可增加胃泌素和胃酸的分泌,增强了侵袭因素。另外,遗传、应激、精神、吸烟、浓茶、咖啡、不规律饮食等均可引起胃黏膜屏障破坏而与溃疡发病有关。加之,老年人的心血管机能减退,血流灌注不足使胃黏膜细胞营养供应障碍,胃酸对胃黏膜渗透防御功能下降,细胞萎缩及修复能力减退,都能损害胃黏膜屏障而发生溃疡。

2.病因　消化性溃疡的病因及发病机制较复杂,主要是以胃酸、胃蛋白酶为主的损害因素增强,胃、十二指肠黏膜的防御因素削弱,以及幽门螺杆菌感染。这三大因素在消化性溃疡的发病中起到了至关重要的作用。

3.临床表现　老年人消化性溃疡症状不典型,约 1/3 患者无明显疼痛,可有食欲不振、恶心、呕吐、厌食、体重下降、贫血、营养不良等症状。存在疼痛患者其疼痛也缺乏规律性,常呈微痛,疼痛放射至背,左腰、脐周或剑突上区,常因合并心、肺、肝胆疾病而漏诊或混淆。老年人多发胃溃疡,其病变多为胃体上部或高位溃疡,且其发病部位越高,胃酸分泌越少。有巨型溃疡老年胃溃疡病灶直径>1 m 者占 54.3%）与机能性幽门狭窄症状。而且高龄者球部溃疡的病程迁延、复发率高。靠近贲门和胃体者,临床可出现吞咽困难,胸骨下紧迫感和疼痛等,应注意区别食管疾病、心绞痛、胃癌等。

（二）护理评估

（1）健康史评估　护士应了解患者的饮食习惯是否规律,是否嗜好过酸、过辣等刺激性食物,是否吸烟、饮酒等。护士应询问患者的工作和生活环境,有无负性生活事件刺激造成的情绪应激;了解患者有无慢性病和用药情况,是否用过阿司匹林、引噪美辛等药物。

（2）身体状况评估　护士应评估患者的生命体征有无异常,观察患者的面色、呼吸状况及精神状态,有无倦怠、精神萎靡等表现;评估患者有无上腹部不适及疼痛。

（3）辅助检查　①X 线钡餐检查:消化性溃疡在 X 线下的特征性表现为龛影,即由钡剂充填溃疡部位而显示出的阴影。②纤维胃镜检查:目前临床确诊消化性溃疡的主要方法,一般较安全,但对老年人而言可引起循环系统的一些严重并发症,如心率加快、血压急剧升高、心律失

常等。

（4）社会心理评估　护士应评估患者是否因病情反复发作及发生并发症而出现焦虑、急躁、抑郁等情绪；评估患者及其家属对消化性溃疡的认知程度，了解患者家庭的经济状况和社会支持状况。

（三）护理诊断

1.焦虑　与溃疡反复慢性发作有关。

2.疼痛　与胃、十二指肠溃疡损伤黏膜有关。

3.营养失调，低于机体需求量　与疼痛所致摄入减少及消化、吸收障碍有关。

4.潜在的并发症　上消化道出血、穿孔、幽门梗阻、癌变。

5.知识缺乏　患者缺乏消化性溃疡的相关防治知识。

（四）护理措施

1.饮食与生活护理

（1）选用少渣、柔软清淡易消化食物，急性发作期选流质或半流质饮食，待症状减轻，恢复正常时，以面食为主，或软饭、米粥、米汤，可适量摄取脱脂牛奶。

（2）告知患者规律饮食，少量多餐，定时定量，每餐不宜过饱，以免胃窦部过度扩张而发生危险。

（3）忌酒，尽可能戒烟，不喝浓茶、咖啡、可乐等饮料，避免过咸、酸、辛辣、生冷坚硬及刺激性食物，以免加重黏膜损伤。

2.对症护理　护士应首先帮助患者认识和去除引起疼痛的原因，如避免进食刺激性食物、戒烟、忌酒，以免加重胃黏膜损伤。发生疼痛时，护士应嘱患者卧床休息，指导患者用缓慢深呼吸、听音乐、交谈等方法分散注意力，以缓解疼痛。护士可指导患者在疼痛发作前或疼痛时进食碱性食物或服用抑酸剂，或采用热敷、针灸等方法止痛。同时，护士应观察患者疼痛的性质、部位、持续时间，如疼痛加剧或由剑突下疼痛转为全腹疼痛，则应疑为并发出血或穿孔，应及时报告医生并协助处理。

3.用药护理　遵医嘱给抗酸剂、抗菌治疗，保护胃黏膜。

（1）抗酸剂能迅速止痛，有助于溃疡愈合。如氢氧化铝凝胶，10～15 mL，每日 3 次。注意长期服用可使磷酸盐缺乏、骨质疏松。应在两餐之间或临睡前服药，宜研碎或嚼碎。长期服用出现便秘者可给予轻缓泻剂。抗酸药与奶制品相互作用可形成络合物，应避免同时服用。

（2）H_2 受体拮抗剂，如西咪替丁 400 mg 口服，每日 2 次；或雷尼替丁 150 mg，每日 2 次；法莫替丁 40 mg，每晚睡前 1 次，不与抗酸药同时服用，静滴时注意控制速度，过快可引起低血压、心律失常，用药期间监测肝肾机能和血象。

（3）其他如奥美拉唑、阿莫西林及甲硝唑等。

4.心理护理　因疼痛及病情迁延、反复，患者易出现精神紧张、焦虑和抑郁心理，而长期的心理应激又会增加胃黏膜的损害或削弱胃黏膜保护因子的作用。因此，护士应给予患者有针对性的心理护理，如鼓励患者下棋、看报、听音乐等，以消除其紧张情绪；还可采用一些训练方法，如精神放松法、气功松弛法、自我催眠法等减轻焦虑情绪。

（五）健康教育

（1）护士应告知患者老年消化性溃疡的易患因素及诱因等，使老年人能够避免这些因素，如纠正不良的饮食习惯,戒烟、忌酒,积极治疗幽门螺杆菌感染及某些与致病因子密切相关的疾病(风湿性关节炎、肝硬化等)。

(2)指导消毒隔离,养成良好的个人卫生习惯。与消化性溃疡的发病关系密切的幽门螺杆菌是一种感染率极高的细菌。人是幽门螺杆菌的唯一宿主,其传播途径为口-口和粪-口传播。因此,护士应嘱老年患者于饭前、便后洗手,认真消毒餐具,每日用含氯消毒剂消毒洗手间与便器;非一次性器具应在严格消毒后备用,以免成为传染源,继续播散幽门螺杆菌。

(3)积极预防疾病,培养良好的饮食习惯是预防消化性溃疡的关键。护士应指导患者合理饮食。患者的饮食宜规律,少食多餐,以使胃窦扩张轻、胃泌素分泌少、胃酸产生少。指导患者避免暴饮暴食与饱食,特别是避免进食过热、过冷、油炸、辛辣等食物以保护胃黏膜。应嘱患者进食温热的食物,如半流质且富含蛋白质及维生素,清淡且易于消化的食物,如大米粥、小米粥、蒸鸡蛋、果汁等。指导患者适当限制鸡汤、鱼汤等含氮量高的食物,以免强烈刺激胃酸分泌,加重黏膜损伤。

(4)监测病情,护士应指导患者遵医嘱服药,不可随意停药,注意药物的疗效和不良反应,如肝、肾功能损害及过敏反应等;如疼痛有节律或加剧,出现心悸、出汗等症状,或出现呕血、黑便时应立即就医。

四、老年胃食管反流病患者的护理

(一)概述

1.概念　胃食管反流病是指由于防御系统减弱或受损,使胃、十二指肠内容物通过松弛的食管下括约肌反流的强度、频率和时间超过组织的抵抗力,从而进入食管下端,引起一系列症状。根据有无组织学改变分为两类:①反流性食管炎,食管有炎症组织学改变;②症状性反流,客观方法证实有反流,但未见组织学改变。

案例分析 5

2.病因　老年人膈肌、韧带松弛及食管裂孔疝的发生率较高,因此反流性食管炎的发生率也明显增高。引起反流性食管炎的原因可能与饮酒、吸烟、插胃管、高脂肪饮食、反复呕吐与胃潴留等有关。

3.临床表现

(1)胸骨后烧灼感或疼痛　多在进食后 1 h 左右发生,可由屈曲弯腰、咳嗽、用力排便、头低位仰卧或侧卧诱发,故又称姿势性烧心。胸骨后烧灼感或疼痛在直立位和服用抗酸剂后可减轻,而过热、过酸的食物则可使之加重。胸骨后烧灼感或疼痛是反流性食管炎的主要症状。

(2)反流症状　表现为反酸、反食、反胃、嗳气等。反酸常伴胃灼热,多在胸骨后烧灼感或烧灼疼痛发生前出现。患者的餐后症状明显或原有症状于餐后加重。

(3)吞咽困难　初期患者可因食管炎引起继发性食管痉挛而出现间歇性吞咽困难,后期因食管瘢痕形成所致狭窄而出现永久性吞咽困难。

(4)食管以外的症状　患者可表现为咳嗽、哮喘、声嘶。咳嗽多在夜间发生,呈阵发性,伴有气喘。严重的反流性食管炎患者可发生食管黏膜糜烂而致出血,多为慢性少量出血。长期或大量出血可导致缺铁性贫血。疼痛常在患者弯腰、咳嗽、用力排便、头低位仰卧或侧卧时诱发,常与心绞痛难以区别,应予以重视。

(二)护理评估

1.健康史 询问老年人有无吞咽困难、胃部烧灼感及发生的时间,与饮食、体位的关系;有无引起胃食管反流病的消化性疾病(如胃泌素瘤、十二指肠溃疡等)和全身性疾病(如糖尿病、进行性系统硬化症等);有无服用松弛食管下括约肌的药物(如地西泮、吗啡等)。了解老年人的饮食是否油腻,是否有吸烟、喝浓茶和饮酒的习惯,以及大小便情况。

2.身体状况 反流物刺激食管表现为胃灼热、胸痛、吞咽困难等。胃灼热多在餐后 1 h 发生,常在弯腰、咳嗽、用力排便、头低位仰卧或侧卧时诱发。胸痛为胸骨后或剑突下疼痛,可放射至胸部、后背、肩部、颈部、耳后。早期因食管痉挛、吞咽困难呈间歇性,进食液体或固体食物均可发生。严重食管炎或食管溃疡者可有咽下困难。反流症状表现为反酸、反食、反胃、嗳气等,餐后明显或加重,常伴胃灼热感。食管以外的刺激症状表现为咳嗽、哮喘、声嘶,咳嗽多在夜间,呈阵发性,伴有气喘。严重者可致食管糜烂出血;胃食管反流可引起误吸。

3.辅助检查

(1)食管滴酸试验 通过食管黏膜酸化诱发老年人症状(如嗳气、胸痛等),以确定症状是否与反流有关,可鉴别胸痛是否为食管源性。

(2)食管腔内 pH 值测定 24 h 食管 pH 值监测可确定胃食管反流病的程度、食管清除反流物的时间及胸痛与反流之间的关系。酸反流得分>15 分为阳性。

(3)X 线钡餐检查:可见钡剂频繁地反流入食管下段,食管蠕动有所减弱,食管下段痉挛及运动异常;有时可见食管黏膜不光滑,有龛影、狭窄及食管裂孔疝的表现。

(4)内镜及活体病理检查:内镜检查是评价内膜损伤的最佳方法,观察食管黏膜有无损伤、炎症或狭窄,同时结合病理活检,可确定是否为 Barct 食管。内镜下反流性食管炎分为 4 级:①1级,1 个至多个充血渗出的非融合性病变;②2 级,充血、糜烂、渗出、融合但未环周 1 圈;③3 级,环周 1 圈;④4 级,食管病变可为溃疡、狭窄、Barrett 食管,局部组织增生,息肉形成。

4.心理-社会状况 老年胃食管反流病患者由于进食或餐后不适,会对进餐产生恐惧,因害怕癌变而产生焦虑情绪;同时食物选择的局限性会减少老年人与家人、朋友共同进餐的机会,减少正常的社交活动。因而,评估时需询问老年人是否对进餐产生焦虑、恐惧心理,了解老年人及其家属对疾病的认识和态度,家属对老年人治疗疾病的支持和照顾程度,家庭的经济承受能力等。

(三)护理诊断

1.慢性疼痛 与反酸引起的烧灼及反流物刺激食管引起痉挛有关。

2.营养失调:低于机体需要量 与厌食和吞咽困难导致进食减少有关。

3.焦虑 与疼痛、吞咽困难、限制饮食、生活方式改变有关。

4.孤独 与进餐不适引起的情绪恶化及参加集体活动次数减少有关。

5.潜在并发症 食管出血、穿孔。

(四)护理措施

1.一般护理 老年人餐后散步或取直立体位,卧床老年人需抬高床头 20 cm 或将枕头垫在背部以抬高胸部,借助重力作用,促进睡眠时食管的排空和餐后胃的排空。避免右侧卧位、反复弯腰及抬举动作。

老年人进餐时宜取高坐卧位,进食速度要慢,给予充足的时间,不催促老年人,要少食多餐、避免过饱,避免餐后立即平卧;尊重老年人的饮食习惯,食物多宜采用煮、炖、熬、蒸的方法加工至软烂,可做成肉泥、菜泥、果泥等,注意食物的主与副、粗与精的多样化搭配,改善食物的色、香、味等感观性;避免过饱及多量脂肪摄入所引起的胃反流;刺激性食物可引起胃酸分泌增加,高酸性食物可损伤食管黏膜,应限制橘汁、番茄汁等酸性食物,减少酒、茶、咖啡、可乐等摄入。

2.对症护理　保持环境安静,减少对病人的不良刺激和心理压力;疼痛时深呼吸,以腹式呼吸为主,减少胸部压力刺激;舒适体位;保持情绪稳定;指导患者放松和转移注意力的技巧。

3.用药护理　治疗胃食管反流病最常用的药物:①抑制胃酸分泌药,包括 H_2 受体拮抗剂(如雷尼替丁、西咪替丁)和质子泵抑制剂(如奥美拉唑、兰索拉唑);②促动力药(如多潘立酮、西沙必利);③黏膜保护剂量(如硫糖铝)。用药过程中要注意观察有无发生腹泻及严重心律失常;硫糖铝宜饭前 1 h 及睡前服用,警惕老年人发生便秘的危险。老年人服药时须保持直立位,至少饮水 150 mL。

4.心理护理　耐心向老年人讲解与胃部不适有关的知识,教会老年人减轻胃部不适的方法和技巧,减轻其焦虑、恐惧心理。老年人会因不能及时治愈而悲观失望,应及时了解老年人的心理变化和情绪反应,给予心理支持。用安慰性的、鼓励性的语言告知治疗的进展和老人的每一点进步,树立康复的信心。

(五)健康教育

1.疾病基本知识指导　告知老年人胃食管反流的原因、临床表现、实验室检查试验结果及其意义,使老年人明确自己的疾病类型及严重程度,积极配合治疗和护理。

2.日常生活指导　改变生活方式和饮食习惯是保证治疗效果的关键。指导老年人休息、运动、饮食等各方面的注意事项,避免一切增加腹压的因素,如防止便秘,减肥,避免频繁弯腰,腰带不可过紧等。

学习任务 8.3　循环系统疾病的护理

心血管系统疾病是心脏和血管的疾病,即循环系统疾病。心血管系统疾病是老年人常见的疾病,我国老年人心血管系统疾病的发病率占老年疾病谱的首位,死亡率为第 3 位。老年心脏病患者经受疾病和老化的双重负担,更需要护理人员给予积极有效的帮助和特别护理,提高他们的生活质量。因此,护理人员要了解心血管系统的正常老化过程,常见疾病的表现,进行正确的评估,提出护理诊断,制订有效的护理措施,做好全方位的护理。

一、心脏老化的生理性改变

(一)形态结构的改变

研究证明,心脏的细胞总数从 40 岁开始逐渐减少。因此,随着年龄增长,心肌细胞数不断减少。老年人心脏结构最明显的改变是左心室肥厚,左心室腔相对变小,这主要是因为心肌细胞体积增大所致。由于心脏毛细血管网分布并未增加,导致心肌细胞供需出现不平衡。另外,心肌细胞结构的改变,使收缩力下降,心肌顺应性降低,是最终出现心脏泵功能变化的基础。同时,随着年龄的增加,包绕在心脏外面的间质纤维、结缔组织增多,束缚了心脏的收缩与舒张,心脏瓣膜由于硬化和纤维化而增厚,柔韧性降低,影响了瓣膜的正常开放与关闭,从而产生狭窄及关闭不全,影响血流动力学变化,造成心功能不全。

(二)心脏传导系统发生退行性改变

心脏窦房结内的起搏细胞数目减少78%~80%,老年人休息时心率减慢,60岁时平均心率为66次/min,70岁时平均为62次/min,80岁时平均为59次/min。希氏束和束支连接部及左束支可见束支纤维丧失,是老年人容易发生传导障碍的原因。

(三)血管的改变

血管因弹性蛋白减少,胶原蛋白增加,失去了原有的弹性,对动脉来说,加上钙质沉积在血管内膜,造成血管腔狭窄,因此心脏必须用更大的力量才能将血液注入动脉内,造成收缩压增高,组织灌注量减少,同时外周血管的阻力增大也可使舒张压增高。另外,老年人血管硬化,自主神经对血压调节功能减弱,容易发生直立性低血压。正常老化时舒张压没有明显的改变。对静脉来说,静脉血流缓慢使静脉曲张发生的概率增加。此外,老化使皮下脂肪减少,皮肤变薄,血管滑动性大,老年人头、颈及四肢血管突出表面明显。在心脏上的冠状动脉也因血管硬化,弹性减弱而易发生阻塞,所以,冠状动脉疾病的发生率会随着年龄的增加而增加。

(四)心脏功能的改变

心肌收缩力减弱,心率减慢,心排血量减少,心搏量在70岁以前约减少35%。心脏的神经调节能力呈进行性下降,导致老年人心功能降低和不稳定性增加,容易出现心律失常。通过心电图的观察,可以发现70岁以上的老年人心电图常出现心电轴逐渐左偏、房室传导时间延长、缺血性ST段下移、T波倒置、右束支传导阻滞、过早搏动等。

二、老年高血压病的护理

(一)概述

高血压是导致老年人充血性心力衰竭、脑卒中、冠心病、肾衰竭、主动脉瘤发生率及病死率升高的主要危险因素之一,严重影响着老年人的健康与生活质量,是老年人常见的疾病之一。流行病学调查表明,我国高血压发病率呈不断上升趋势,估计目前全国有高血压患者8 000余万人,较10年前增加25%;此外,每年新增加高血压患者数百万。

案例分析6

1.概念　老年高血压是指老年人在未服用抗高血压药的情况下,血压持续或非同日3次以上收缩压≥140 mmHg(18.7 kPa)和(或)舒张压≥90 mmHg(120 kPa),且排除假性或继发性高血压的全身性疾病。老年高血压除了血压升高,还伴有心、脑、肾的损害,是导致老年人脑卒中、冠心病、充血性心力衰竭、肾衰竭和主动脉瘤发病率和死亡率升高的主要危险因素之一。

2.病因　高血压发病机制目前还不完全清楚,病因是由多种因素综合形成,目前认为可能有如下因素。

(1)神经中枢因素　长期反复的过度紧张或精神刺激可使大脑皮质功能失调,皮质下血管运动中枢功能失调,交感神经活动增强,使外周小动脉痉挛,阻力升高,导致血压升高。

(2)遗传　通过大量实验研究与临床观察证实,原发性高血压与遗传密切相关。大约半数以上的高血压患者有家族史。

(3)体液内分泌激素　主要是肾素-血管紧张素系统与高血压的发病有直接关系。当肾素分泌增加,血管紧张素 n 增加,就会引起外周阻力增高,使血压升高。

(4)性别和年龄　高血压发病率随着年龄增加而升高,40 岁以后上升幅度较大。女性绝经期后发病率要高于男性。

(5)食盐　摄入食盐多者高血压发病率较高。

(6)体重　肥胖者发病率是体重正常者的 2~6 倍。

(7)其他因素　吸烟、大动脉硬化、不良生活方式等均与高血压的发生有一定关系。

(8)环境与职业　有噪声的工作环境,过度紧张的脑力劳动均易导致高血压发生,城市中的高血压发病率高于农村。

3.临床表现

(1)以单纯收缩期高血压多见　对心脏危害大,更易引起心力衰竭及脑卒中。

(2)收缩压与舒张压相差较大　老年人各器官都呈退行性变化,尤其是心血管系统,动脉粥样硬化明显,几乎成了无弹性的管道。心脏射血时主动脉不能完全膨胀,动脉内骤增的血容量得不到缓冲,导致收缩期血压增高,而舒张压相对较低,导致脉压增大。半数以上以收缩压升高为主,对心脏的危害性较大,更容易发生心力衰竭和脑卒中。

(3)多种疾病并存　老年高血压常与糖尿病、高脂血症、动脉粥样硬化、前列腺增生及肾功能不全等疾病共存并相互影响。

(4)老年人血管压力感受器敏感性减退　老年高血压患者血压波动性大,直立性低血压发生率高。

(5)恶性高血压罕见　老年人的高血压以良性高血压居多,恶性高血压极少。

4.诊断与分级　老年高血压的诊断与分级如表 8-1 所示。

表 8-1　老年高血压的诊断与分级

类　别	收缩压/mmHg	和/或	舒张压/mmHg
理想血压	<120	和	<80
正常血压	<130	和	<85
正常高值	130~139	或	85~89
高血压			
1 级(轻度)	140~159	或	90~99
临界高血压	140~159	或	90~94
2 级(中度)	160~179	或	100~109

续表

类 别	收缩压/mmHg	和/或	舒张压/mmHg
3级(重度)	>180	或	>110
单纯收缩期高血压	>140	和	<90
临界收缩期高血压	140~149	和	<90

(二)护理评估

1.健康史

(1)内在因素　包括大动脉粥样硬化、总外周阻力升高、肾脏排钠能力减退、α受体功能亢进、血小板释放功能增强及压力感受器功能减退与失衡等。

(2)外在因素　主要指诱发因素,如情绪紧张、受寒、体重超标、缺乏体育锻炼、中度以上饮酒、高盐饮食、吸烟、突然停药等。

2.身体状况

(1)以单纯收缩期高血压多见　老年高血压患者中,约半数以上是单纯收缩期高血压。流行病学显示,人群收缩压随着年龄增长而增高,而舒张压在55岁以后逐渐下降,故脉压增大是老年单纯收缩期高血压的另一个重要特征,也是反映动脉损害程度的重要标志。

(2)血压波动性大　老年人血管压力感受器敏感性减退,使得其收缩压、舒张压和脉压的波动较大,尤其是收缩压,1天内波动可达40 mmHg;血压大的波动使老年人容易发生直立性低血压,且恢复的时间较长。

(3)症状少而并发症多　血压病程较缓慢,初期大多数老年人无明显症状,常在体检或并发脑血管病时才发现。随着病情进展,血压持续性升高,导致心脑肾等靶器官损伤,才表现出相应的临床症状,临床常见冠心病、脑卒中、心衰等并发症,终末期进展快,疗效及预后差,病死率高。

(4)并发症　老年高血压常与糖尿病、高脂血症、动脉粥样硬化、肾功能不全等疾病共存并相互影响,使其治疗变得更加复杂,致残、致死率增高。

3.辅助检查

(1)血压监测　24 h多次血压监测对诊断高血压有价值。

(2)常规检查　通过尿常规、血糖、血脂、血清电解质、心电图、胸部X线检查等了解老人心血管危险因素、靶器官损伤等相关情况。

(3)眼底检查　眼底可见部分小动脉分支或动脉段痉挛、动脉中央光反射增强、增宽,血管壁旁有白鞘、视网膜出血、渗出,视力明显下降,还有的出现视盘水肿。

(4)内分泌检测　老年高血压多为低肾素型。因此,血浆肾素活性、醛固酮水平等均低。

4.心理-社会评估　高血压患者有易激动、焦虑及抑郁等心理特点,而精神紧张、情绪激动、不良刺激等因素均会使交感神经兴奋性增高、心率增快,血压突然升高,使脑部硬化的血管破裂而出血。因此应耐心对待患者,正确地进行心理疏导。使老年人保持情绪稳定,避免劳累过度,减轻精神压力,教会其学会放松技巧,掌握更多的预防保健知识,了解控制血压的重要性。

(三)护理诊断

1.头痛　与血压增高所致的脑供血不足有关。

2.焦虑　与担心疾病预后有关。

3.活动无耐力　与血压升高所致的心、脑、肾循环障碍有关。

4.有受伤的危险　与头晕、视物模糊、直立性低血压有关。

5.潜在并发症　心力衰竭、脑血管意外、肾衰竭。

6.知识缺乏　缺乏高血压疾病的预防、保健、用药等方面的知识。

(四)护理措施

1.一般护理

(1)日常护理　为老年人提供安静、舒适、温暖的环境,让其注意休息,做到劳逸结合,保持愉快的心情和足够的高质量的睡眠。原发性高血压的老年患者,每日睡眠应达到8~9 h,睡前保持心情平静,避免一些不良刺激;有自主神经紊乱的老年人,应在医生的指导下服用镇静药和健脑药。急性期绝对卧床休息或半卧位,减少搬动患者,教会患者缓慢改变体位。注意保暖,室内保持一定的温度,洗澡时避免受凉。注意安全,患者意识不清时加床挡,抽搐时使用牙垫。

(2)膳食护理　患原发性高血压的老年人应限制食盐摄入,即每日食盐摄入量不超过2 g,避免吃腌制、熏制食品,应限制高脂肪的食物摄入量,尽量少吃奶油、乳酪、油炸食品、肥肉、动物内脏等食物;避免进食高胆固醇食物;保持一定量的钾、钙摄入,因为钾、钙可降低心血管对钠盐的敏感性,从而降低血压。

(3)生命体征的监测　老年人的血压波动性较大,护士应每日定点、多次为其测量血压。因老年人易发生直立性低血压,故护士需测量其立位血压。

2.对症护理

(1)一般症状　出现头痛、头晕、颈部僵直感、恶心等症状,应立即卧床,避免受伤,头部稍抬高,减少搬动,指导患者减轻疼痛的方法(如嘱患者放松、深呼吸等),教会患者缓慢改变体位,保持安静,迅速建立静脉通道。

(2)失眠或精神紧张者的护理　在进行心理护理的同时配以药物治疗或针灸治疗。血压升高时应遵医嘱选用降压药,指导患者按时服药,生活规律,保证充足睡眠,消除紧张心理。①密切观察意识及瞳孔变化,定时测量生命体征并记录。若出现血压急剧升高、剧烈头痛、恶心、呕吐、惊厥、烦躁不安、眩晕及意识障碍等症状,立即报告医师。②有抽搐、烦躁不安的患者,遵医嘱给予地西泮(安定)、巴比妥类药物,水合氯醛等行保留灌肠。③预防直立性低血压,应告诫患者不要突起、突卧和下床,以防晕厥。④使用硝普钠者,每72 h监测一次氰化物浓度。⑤遵医嘱给予速效降压药,尽快降低血压。

3.用药护理

(1)正确选用降压药　世界卫生组织推荐利尿剂为老年人高血压的一线药物。长期使用利尿剂注应意低钾血症及室性心律异常的发生,有左心室肥厚者需预防心律失常的出现及猝死发生。老年人不宜采用大剂量利尿剂、神经节阻滞剂等药物,以免发生直立性低血压,造成脑供血不足。此外,老年人在用药时要注意避免选用抗抑郁药或对心肌有抑制作用、使心率减慢的药物;用量宜从小剂量开始,逐渐加量,并以能控制血压的最小剂量维持,最好使用每日1次给药且降压作用能持续24 h的药物,以防止脑血栓的发生,对血压增高已多年者,应以逐渐降压为宜。

(2)选择合适的时机给药　可依据人体生物钟及药物作用的时间变化规律,研究给药时间与方法,以获得最佳疗效和较少的不良反应。人体动脉血压昼夜变化有较强的时辰规律,多表现为上午 6 至 8 时血压急剧上升,而白昼基本上处于相对较高的平坦水平且略有波动,下午 3 至 6 时再次达到高峰。因此,根据人体一天中血压的变化规律,需在血压波动高峰前的上午 6 时及下午 2 时给予降压药。研究表明,傍晚服用长效钙拮抗剂,有利于非杓型模式向杓型转化;对杓型高血压,早晨口服 β_2 受体阻滞剂,可获得 24 h 以上的降压作用;对非杓型高血压,宜选用 ACEI 长效制剂晨间给药。80%的高血压患者的动态血压曲线呈杓型,即血压昼高夜低,夜间血压比昼间血压低 10%~20%。小部分老年患者血压昼夜均高,血压曲线呈非杓型变化,这种高血压类型可能对靶器官影响更大。在判断降压药物的作用与疗效时,动态血压较随测血压可提供更全面、更多的信息。

(3)药物治疗的观察护理 ACEI 可出现首剂现象(低血压),因此,首次服药应严密观察血压变化,从小剂量开始,并在服药期间定期检查血常规和尿常规。使用钙离子拮抗剂时,应密切观察患者有无头痛、头晕、面部潮红、耳鸣、肢体麻木、水钠潴留、直立性低血压等不良反应。当患者出现下肢水肿时应限制钠盐的摄入,即时反馈给医生并建议加用利尿剂。患者多采用联合用药的治疗方案,护士应了解药物之间的配伍禁忌,做好监护和指导,例如 ACEI 和保钾利尿剂联合使用,可使肾功能障碍恶化或出现高钾血症,此时护士应密切观察尿量,必要时监测 24 h 出入量及血钾水平。应用 β_2 受体阻滞剂时,密切观察心率及血压,每日或隔日进行心电图检查,防止发生心动过缓。

(4)提高高血压患者服药依从性的护理干预 据我国最新高血压流行病学调查显示,高血压的控制率仅为 15%,这很大程度上与患者的服药依从性差有密切关系。主要包括是否按医嘱定时服药、服药次数、服药剂量、坚持长期不间断服药四个方面。目前,针对普遍存在的高血压患者服药依从性差的问题,已有不少研究提出了相应的护理干预措施:①调整治疗方案,给予长效降压药;②坚持定期监测血压,通过测量血压所出现高值的客观结果,使患者能意识服药的重要性,从而提高其服药依从性;③建立良好的护患关系,良好的伙伴式的护患关系,可以使护士与患者保持良好的沟通,及时向患者提供有关的知识,从而形成治疗高血压的良性循环;④加强健康教育,促进社会家庭的支持。

4.心理护理 患者多数有焦虑、抑郁、易激动等心理特点,因此,护理人员对患者应该亲切和蔼、耐心周到,向患者讲解清楚情绪波动是引起血压升高的危险因素,指导患者训练自我控制情绪,学会自我心理调节,保持良好的心理状态,避免情绪激动,通过与家人、朋友间建立良好的人际关系,得到情绪上的支持,树立战胜疾病的信心,同时还应保持病室及周围环境安静整洁,创造有利于患者治疗和休息的舒适环境。要排除一切危险因素,戒除不良生活习惯。

(五)健康教育

1.知识教育 高血压对人体的危害;高血压和遗传的关系;高血压的非药物治疗的方法,治疗高血压药物不良反应的观察与处理;高血压如何预防;高血压与心理社会因素的关系。通过基础知识的教育,使患者做到早期诊断、早期治疗、早期预防。

2.饮食指导 老年人选择低脂、低胆固醇食物,适量补充鱼类、蛋类等优质蛋白,限制钠盐摄入(每天食盐量不超过 5 g),保证丰富新鲜蔬菜和水果。肥胖者应减少热量的摄入,减轻体重;戒烟限酒,每餐不宜过饱。

3.生活指导 ①保持乐观心态,学会自我心理调节,避免情绪过分激动;②保持大便通畅,避免大便干燥,因排便用力可使血压升高,所以高血压患者要培养每日定时排便的习惯;③洗澡时,水温不宜过高,以免血压升高,要注意浴室通风;④保证充足的睡眠、生活规律、无其他不良嗜好,如吸烟、饮酒、饮浓茶和浓咖啡等;保持大便通畅,必要时服用缓泻剂,合理膳食。

对患者进行饮食指导:高血压患者强调限制脂肪,食用低脂奶制品、低胆固醇、高维生素、中等量蛋白,鱼类蛋白有一定促进肾小管排钠和降压作用,也可减少钠的摄入。给患者增加新鲜蔬菜和水果,以增加纤维素和维生素 C 的摄入量,在食物选择上应选豆类或豆制品、冬瓜、萝卜、山楂等。碳水化合物占全天总热量的 50%~60%。

4.运动指导 老年高血压患者应多参加体力劳动和体育锻炼。适宜高血压患者的体育活动项目很多,如散步、打太极拳、游泳、做广播操、打羽毛球等,运动量和运动时间要根据个人的病情、年龄和体力等情况适当调整。每周锻炼 3~5 次,每次 30 min 左右。也可短时、多次运动,但每次持续时间至少超过 10 min,运动效果具有时间累加效应。

5.药物管理 加强用药指导,向老年人及家属讲述老年高血压的病因与诱因、治疗方法、常见并发症,使老年人明确定期监测血压、长期坚持治疗的重要性,不可以擅自停药或减药,养成定时定量服药并且监测血压的习惯。

三、老年心绞痛患者的护理

(一)概述

1.概念 老年心绞痛是冠状动脉机械性或动力性狭窄致冠状动脉供血不足,心肌急剧、暂时缺血所引起的以短暂性胸痛为主要表现的临床综合征。心绞痛主要是由冠状动脉粥样硬化引起的,也可由冠状动脉狭窄或两者并存引起。根据发作的频率和严重程度,将心绞痛分为稳定型心绞痛和不稳定型心绞痛。

2.病因 90%的老年心绞痛由冠状动脉粥样硬化引起,也可由冠状动脉狭窄或两者并存引起。此外,老年心绞痛还可由下列因素诱发或加重:老年人的躯体承受能力降低,易受外部环境的影响,以及遭受丧偶、患病、角色转变和地位改变等心理应激,常有多病共存。

3.临床表现 多表现为闷痛、压榨性疼痛或胸骨后、咽喉部紧缩感,有些患者仅有胸闷感,可分为典型性心绞痛和不典型性心绞痛。

(1)典型心绞痛症状 突然发生的位于胸骨体上段或中段之后的压榨性、闷胀性或窒息性疼痛,也可能波及大部分心前区,可放射至左肩、左上肢前内侧,达无名指和小指,偶可伴有濒死感,往往迫使患者立即停止活动,重者还出汗。疼痛历时 1~5 min,很少超过 15 min;休息或含服硝酸甘油,疼痛在 1~2 min(很少超过 5 min)消失。常在劳累、情绪激动(发怒、焦急、过度兴奋)、受寒、饱食、吸烟时发生,贫血、心动过速或休克也可诱发。

(2)不典型的心绞痛症状 疼痛可位于胸骨下段、左心前区或上腹部,放射至颈、下颌、左肩胛部或右前胸,疼痛可很快消失或仅有左前胸不适、发闷感,常见于老年患者或糖尿病患者。

(二)护理评估

1.健康史 询问老年人有无高血压、糖尿病、冠心病家族史,有无吸烟、肥胖、不良生活方式、高血压、糖尿病等易导致冠心病的危险因素,有无心绞痛发作史,有无饱餐、受凉、劳累、情绪激动等常见诱因,有无地位改变、丧偶、孤独等心理应激。

2.身体状况 老年人心绞痛以不稳定型心绞痛多见,症状多不典型。疼痛可在上颌部与上腹部之间任何部位。疼痛程度往往较轻,而气促、疲倦、喉部发紧、左上肢酸胀、胸骨后烧灼感疼痛以外的症状表现较多。大多数老年心绞痛患者无阳性体征。

3.辅助检查

(1)心电图检查　静息时约50%患者心电图可表现正常,或有非特异性的ST-T改变。心绞痛发作时可出现短暂的心肌缺血性ST段压低,有时可见T波倒置。发作缓解后可恢复正常。变异性心绞痛在发作时ST可抬高。

(2)放射性核素检查　放射性铊的心肌显像出现有明显灌注缺失,提示存在心肌缺血或坏死,如同时兼做运动负荷试验,则可以提高诊断的阳性率。

(3)冠状动脉造影　老年人做冠状动脉造影是安全可靠的,此检查具有确诊价值,且对老年人是否需行冠状动脉血运重建也是必不可少的检查手段。

4.心理、社会状况　评估老年人有无因发病和病情严重产生焦虑、恐惧、抑郁等情绪,表现为不敢活动、担心死亡来临等;家属是否紧张、手足无措,能否配合和支持医护方案的实施;老年人周边是否有足够的医疗资源。

(三)护理诊断

1.疼痛　主要为胸痛,与心肌缺血、缺氧有关。

2.活动无耐力　与心肌缺血、供氧不足有关。

3.焦虑、恐惧　与心绞痛反复发作、濒死感、担心预后有关。

4.知识缺乏　患者缺乏控制心绞痛诱发因素及药物应用的相关知识。

5.潜在并发症　心肌梗死。

(四)护理措施

1.一般护理　心绞痛发作时立即停止原有活动,协助老年人取舒适卧位休息。有条件者及时给氧,流量为4~6 L/min。

2.对症护理　心绞痛发作时,应立即停止所有的活动,安静卧床休息直到疼痛消失为止,协助患者取舒适体位。同时给予硝酸甘油舌下含服,若服药后3~5 min后仍不缓解,可再服1片。第一次服药,患者应平卧片刻,青光眼和低血压的患者忌用。进行心电图监护,监测患者血压、心率,直至心绞痛症状完全缓解。

3.用药护理　老年人服药一定要有良好的习惯,遵医嘱在规定的时间和规定的剂量服药。心绞痛发作时应给予舌下含服硝酸甘油,首次使用时宜取平卧位,以防止直立性低血压的发生;β受体阻滞剂使用时要减小剂量,以免引起低血压,同时要避免突然停药,以免诱发心肌梗死;钙拮抗剂易引起老年人低血压,用药时从小剂量开始,使心率维持在55次/min以上,并指导老年人用药后变换体位时速度应慢。他汀类药物具有降脂、稳定动脉粥样硬化斑块和保护心肌的作用,对于伴有高脂血症者,可长期使用此类药物治疗,可有效防止血栓形成。

4.心理护理　耐心倾听老年人的主诉,了解其产生负性情绪的原因,给予心理支持,安慰和鼓励老年人。可通过对疾病本质和预后的讲解改善其不合理的认知,指导老年人进行自我暗示(如暗示“心绞痛是可以战胜的”等),消除老年人的恐惧和焦虑。

(五)健康教育

(1)向老年人及其家属讲解心绞痛的发生机制、常见危险因素和诱因、治疗以及康复的方法,使老年人积极配合治疗和护理。

(2)护士应指导老年人摄入低热量、低脂、低胆固醇、低盐饮食,多食新鲜的蔬菜、水果和富含粗纤维的食物,注意少食多餐,避免暴饮暴食;戒烟、限酒;根据老年人的心功能状态合理安排其适当活动,注意避免过度劳累;指导老年人进行自我心理调适,保持乐观、稳定的心理状态;过度劳累、情绪激动、饱餐、用力排便、寒冷刺激等都是心绞痛发作的诱因,应嘱老年人注意避免。

(3)护士应教会老年人及其家属缓解心绞痛发作的方法,使其在胸痛发作时能立即停止活动或舌下含服硝酸甘油;告知老年人及其家属如连续含服硝酸甘油 3 次仍不能缓解,或心绞痛发作比以往频繁、程度加重、疼痛时间延长,则应及时就医,警惕心肌梗死。

四、急性心肌梗死患者的护理

(一)概述

1.概念　老年急性心肌梗死是指冠状动脉急性闭塞引起血流中断,导致局部心肌缺血性坏死,临床表现有持久的胸骨后疼痛、休克、心律失常和心力衰竭,并有血清心肌酶增高以及心电图的改变。

2.病因

(1)年龄、性别因素　多见于 40 岁以上的中老年人,49 岁以后进展快,近年来有年轻化趋势,女性发病率较低,属于不可改变的危险因素。

(2)心脏内血液灌注量减少　各种原因造成冠状动脉部分分支的供血量减少,所属心肌供血不足,从而引起心肌氧的供需失衡。

(3)心肌耗氧增加　如持续快速性心律失常、严重高血压等,心肌耗氧超过供氧,心肌可能过劳而受损。

3.临床表现

(1)疼痛　最早最突出的症状。疼痛部位和性质与心绞痛相同,多无明显诱因,且常于安静时或用力大便后发生,且程度更剧烈,持续时间较长,可达数小时或数天

(2)梗死先兆　多数患者于发病前数日有前驱症状,如乏力、胸部不适、活动时心悸、气急等。心电图有明显缺血性改变。

(3)发热　通常在 24~48 h 后出现,体温约 38 ℃,很少超过 39 ℃,持续约 1 周,伴有心动过速或过缓。

(4)胃肠道症状　疼痛剧烈时常伴有恶心、呕吐、上腹胀痛。

(二)护理评估

1.健康史　护士应询问患者有无高血压、高脂血症、吸烟及糖尿病等危险因素,有无劳累、饱食、情绪激动、寒冷、心动过速及休克等诱发因素;了解患者的年龄、饮食习惯、生活方式、工作性质及性格等。

2.身体评估

(1)疼痛症状不典型　以无痛型者多见,部分病人可表现为牙、肩、腹等部位的疼痛或出现胸闷、休克、意识障碍等表现。

(2)死亡率高　且随增龄而上升。中青年 10 年病死率为 10.5%,老年人为 30%~40%。

（3）并发症多：心律失常（以室性心律失常最多见）、心源性休克、急性左心衰竭等。

3.辅助检查

（1）心电图　急性透壁性心肌梗死的心电图有特征性改变，可见异常深而宽的 Q 波，ST 段呈弓背向上抬高、T 波倒置；急性心梗心电图动态演变过程为抬高的 ST 段在数日至 2 周内逐渐回到基线水平；T 波倒置加深呈冠状 T，然后逐渐变浅、平坦，部分可恢复直立；Q 波大多永久存在。

（2）实验室检查　24~28 h 后白细胞计数升高，中性粒细胞增多，血清心肌酶改变，心肌肌钙蛋白在起病几小时后升高。

（三）护理诊断

1.活动无耐力　与心肌供血、供氧不足有关。

2.疼痛　主要为胸痛，与心肌缺血、缺氧有关。

3.恐惧　表现为休克而难以忍受的剧痛，使患者有生存危机感。

4.知识缺乏　患者缺乏控制心绞痛的诱发因素及药物应用的相关知识。

5.潜在并发症　主要为心肌梗死等。

6.便秘　长时间卧位，不适应卧床排便，肠机能下降等因素所致。

（四）护理措施

1.一般护理

（1）监护　临床上疑为心肌梗死先兆或急性心肌梗死者，应密切观察病情变化。在急性心肌梗死发病后 24~48 h 内尤其要密切观察血压、心率、呼吸、神志、疼痛及全身情况，并应进行心电图监测。必要时还需监测肺毛细血管楔压和中心静脉压。

（2）生命体征的监测　护士应注意观察患者有无心率增加、血压下降等表现。

（3）环境　护士应为患者提供安静、舒适的休养环境，指导其适当进行体力活动，以不引起心绞痛为度，一般不需要卧床休息。

（4）饮食护理　心绞痛患者的饮食原则为低盐（钠盐的摄入量低于每日 4 g）、低脂、高维生素、易消化。

（5）休息与活动　护士应嘱心绞痛患者在发作时立即停止正在进行的活动，原地休息，最初几日间断或持续通过鼻管面罩给氧，调节氧流量在 4~6 L/min。病情稳定无并发症者，2~3 周后可坐起，4~6 周后可逐渐下床活动。

（6）加强生活护理　饮食不宜过饱，少量多餐。以清淡易消化、低钠、低脂不胀气食物为宜，但须给予必需的热量和营养。保持大便通畅，避免用力，便秘者可给缓泻剂。

2.用药护理　应尽早解除疼痛，一般可肌注哌替啶 50~100 mg 或吗啡 5~10 mg，为避免恶心呕吐，可同时给予阿托品 0.5 mg 肌注，心动过速者不加阿托品，必要时，4~6 h 可重复一次，有呼吸抑制者禁用吗啡。罂粟碱也有镇痛作用，每次 0.03~0.06 ng 肌注或口服。也可试用硝酸甘油 0.3 mg 或硝酸异山梨酯 5~10 mg 舌下含化，注意心率增加和血压降低。

3.对症护理

（1）疼痛患者，需绝对卧床休息，注意保暖，并遵医嘱给予解除疼痛的药物，如硝酸异山梨酯、严重者可选用吗啡等。

（2）密切观察生命体征的变化，预防并发症，如乳头肌机能失调或断裂、心脏破裂、栓塞等。

（3）心源性休克，应将患者头部及下肢分别抬高 30°~40°，高流量吸氧，密切观察生命体征、神志、尿量,必要时留置导管观察每小时尿量,保证静脉输液通畅,有条件者可通过中心静脉压或肺微血管楔压进行监测。应做好患者的皮肤护理、口腔护理、按时翻身预防肺炎等并发症,做好24 h 监测记录。

4.心理护理　加强与老年人的沟通,使其了解疾病的过程,减轻老年人对预后的恐惧感,鼓励其积极配合治疗。当老年人出现紧张、焦虑或烦躁等不良情绪时,应予以理解,并设法进行指导。

(五)健康教育

(1)积极治疗高血压、高脂血症、糖尿病等疾病。

(2)合理调整饮食,清淡、低盐、低脂、低胆固醇饮食,控制体重,避免饱餐;戒烟、戒酒,防止便秘;合理安排休息与活动,保持乐观、平和的心态;定期复查等。

(3)避免多种诱发因素,如紧张、劳累、情绪激动、便秘、感染等。

(4)注意劳逸结合;运动康复是冠心病整体康复中的重要组成部分,应当根据患者的基础疾病、总体健康和体能状况以及个人兴趣,制订个性化的康复计划和运动处方,指导患者分阶段进行康复训练;以有度、有序、有恒为原则,较为适宜的运动方式包括有氧步行、慢跑、简化太极拳等。

(5)按医嘱服药,随身常备硝酸甘油等扩张冠状动脉的药物,并定期随访。

(6)指导患者及家属在病情突然变化时应采取的简易应急措施。

学习任务 8.4　神经系统疾病的护理

随着年龄的增加,脑神经细胞的突触总数及相应神经递质的释放都减少,而胶质细胞增多;递质间失去原有的动态平衡,引起神经系统的老化。老年人因乙酰胆碱合成减少,使突触后膜对钾、钠的通透性减低,引起记忆力减退,特别是近期记忆力明显减退。老年人脑内儿茶酚胺的合成和释放减少,引起睡眠不良、淡漠和精神抑郁等。轴突和树突也伴随神经元的变性而减少,使运动和感觉神经纤维传导速度减慢,老年人可出现蹒跚步态、步态不稳,或出现"拖足"状态,手的摆动幅度减小,转身时不稳,容易发生跌倒。

1.反射功能的改变　老年人的反射功能易受到抑制。常因为腹壁松弛或肥胖,深反射如踝反射、膝反射、肱二头肌反射减弱或消失,腹壁反射迟钝或消失;老年人神经系统的生理性老化,很容易转化为病理性改变而出现一系列的神经精神疾病,常见的疾病有老年性痴呆、帕金森病、脑血管疾病等。

2.知觉功能的改变　老年人动脉逐渐硬化,脑血循环阻力增大,脑血流量减少而引起脑缺血,代谢率降低,葡萄糖利用率下降,脑蛋白质代谢障碍,最终导致脑组织软化,甚至坏死。另外,细胞膜磷脂合成降低,影响膜的通透性,从而影响到神经的传导与受体的结合能力,导致老年人对内外环境的适应能力降低、易疲劳、注意力下降、睡眠质量下降等。老年人血-脑脊液屏障趋于退化,屏障功能减弱,容易发生神经系统感染性疾病。

随着脑血管的退行性变、脑血流量的减少及耗氧量的降低,老年人常出现记忆力减退、思维判断能力降低、反应迟钝等,但通常不会严重影响日常生活。正常老化时对掌握牢固的知识一般不受影响,而痴呆老年人的记忆力下降常常是不可逆转的,并呈进行性加重。如果在常规检查时出现词汇及理解力缺陷,应对老年人进行完整的智能测定。

一、老年急性脑血管疾病的护理

(一)概述

1.概念 急性脑血管疾病也称脑卒中,是多种原因引起的脑血管损害致急性或亚急性脑功能障碍所引起的一组疾病的总称。急性脑血管疾病分为缺血性脑血管病和出血性脑血管病两大类。急性脑血管疾病起病急骤,具有发病率高、致残率高、复发率高和死亡率高的特点,是老年人的常见致死原因之一,幸存者常遗留不同程度的脑功能障碍后遗症,如偏瘫、言语障碍等。

2.病因

(1)血管性危险因素 局部脑血管病变、全身性血管病变及血液系统病变均与急性脑血管疾病的发病有关。①血液成分和血流变学改变:如凝血机制异常、高黏血症等。老年人脑血管中的淀粉样物质沉积常引起脑叶出血,尤其是顶叶和枕叶的皮质出血。②血管壁病变:如高血压性细小动脉硬化、动脉粥样硬化、动脉炎、先天性血管病(如动脉瘤)、内分泌代谢性疾病,药物反应、肿瘤等引起的动脉内膜增生和肥厚等。③心脏病和血流动力学改变:如冠心病、高血压等。④其他因素:如动脉畸形、颈动脉外伤、栓子、肿瘤压迫、颈椎病骨质增生压迫椎动脉等。

(2)性别、种族等因素 有研究发现,我国人群急性脑血管疾病的发病率高于心脏病,欧美人群则相反。

(3)其他因素 如不良生活方式,吸烟、肥胖、不健康的饮食、缺乏运动、过量饮酒等均会增加脑卒中的发病风险。当抗凝和(或)溶栓治疗不当、情绪激动、寒冷、用力时,老年人的血压骤然升高,可导致急性脑出血。

3.老年急性脑血管疾病的临床表现

(1)缺血性脑血管病的临床表现 ①脑血栓形成:大约25%的老年人发病前有短暂性脑缺血发作的病史,多在安静或睡眠状态时出现,发病时大多意识清楚或有轻度的意识障碍,有局灶性神经系统损伤的表现,且在数小时内达到高峰。患者的临床表现因血栓所在部位、栓塞程度的不同而各异。②无症状性脑梗死:较多见,患者多无明显的神经系统局灶性症状和体征,临床诊断主要依靠 MRI 与脑 CT 检查。③脑栓塞:多在动态下发病并迅速达高峰。患者的临床表现受栓塞部位的影响,常有意识障碍和癫痫发作,神经系统体征不典型,如栓塞的动脉较大或发生在椎-基底动脉者可很快出现脑水肿,继而昏迷,危及生命。④并发症多且严重:患者常并发肺部感染、肾衰竭、心力衰竭、应激性溃疡等。

(2)出血性脑血管病的特点 ①蛛网膜下腔出血:老年人蛛网膜下腔出血的临床表现多为意识障碍或精神症状,可伴有一过性嗜睡甚至昏迷,脑膜刺激征出现晚且不明显。②脑出血:急性脑血管疾病中病死率最高的疾病。老年人经常在体力活动或情绪激动时发病,临床症状重,持续时间长,意识障碍重。患者的失语、肢体瘫痪等症状严重且不易恢复,并易出现吸入性肺炎、应激性溃疡等并发症,使病情复杂化,死亡率高。存活者常遗留偏瘫、失语、智力障碍等。

(二)护理评估

1.健康史　护士应询问患者的起病时间、临床表现、有无明显诱因等。例如,护士可询问患者在白天活动时还是在安静睡眠时发病,有无用力、情绪激动等诱因,有无头痛、头晕、语言障碍、肢体麻木无力前驱症状;发病时有无剧烈头痛、呕吐、意识障碍等全脑症状。例如,护士可了解患者有无高血压、动脉粥样硬化、高脂血症及短暂性缺血发作病史和用药史。了解患者的家族史、生活习惯、饮食结构、有无烟酒嗜好等。

2.身体状况

(1)短暂性脑缺血　发作主要表现为脑某一局部的神经功能缺失,突然发作,时间短暂,一般 5~30 min,半数在 10 min 以内。①椎-基底动脉系统短暂性脑缺血。最常见的症状为阵发性晕眩,常伴有恶心、呕吐,一般不出现耳鸣。大脑后动脉供血不足可出现一侧或两侧视力障碍,如小脑受累则可出现复视、共济失调、眼球震颤、平衡障碍、吞咽困难或交叉性瘫痪等。少数可有意识障碍或猝倒发作。一侧脑神经麻痹,对侧肢体瘫痪或感觉障碍为椎-基底动脉系统短暂性脑缺血的典型表现。②颈内动脉系统短暂性脑缺血。以单肢轻瘫或发作性偏瘫最多见,伴有感觉异常或减退。主侧半球病灶可有失语。短暂的一过性的单眼失明为颈内动脉短暂性缺血的特征性表现。

(2)脑血栓　患者往往有前驱症状,如头痛、头晕、肢体感觉和运动障碍等,血栓的对侧肢体表现为单瘫或偏瘫,以上肢为重,主半球病变时可出现失语、失读、失写。血栓形成可发生在颈内动脉的颅外段,表现为短暂性失明或视神经萎缩,对侧肢体瘫痪或晕厥,霍纳征,复视。

(3)脑栓塞　通常发病无明显诱因,起病急骤是本病的主要特征。其他临床表现和脑血栓形成相同。

3.辅助检查

(1)CT 检查　用来鉴别脑梗死和脑出血,并可确定其病变范围。

(2)MRI 检查　能显示大脑半球、脑干梗死和缺血性病变的部位,对脑水肿及孤立的小梗死病灶均可检查。

(3)数字减影血管造影(DSA)　这种方法能显示颅内动脉瘤和血管畸形,也可了解颈动脉系统和椎-基底动脉的动脉硬化程度。

(4)经颅多普勒超声(TCD)　是对颅内动脉的获窄、闭塞、脑血管形和痉挛监测的重要手段。

(三)护理诊断

1.躯体移动障碍　与偏瘫、肌肉无力有关。

2.语言沟通障碍　与脑出血或脑梗死引起语言中枢受损有关。

3.生活自理缺陷　与偏瘫或长期卧床体力不支有关。

4.潜在并发症　坠积性肺炎、泌尿系统感染、消化道出血、废用综合征。

5.焦虑　与生活自理缺陷和担心预后有关。

6.吞咽障碍　与意识障碍或延髓麻醉有关。

7.自理缺陷　与神经受损、认知、感知受损有关。

(四)护理措施

1.一般护理　为老年人提供安静舒适的环境,卧床休息,取平卧位,密切观察病情变化,监测生命体征。改善低氧,给予氧气吸入,保持呼吸道通畅。

2.对症护理 调节血压,消除脑水肿,脑出血急性期患者如有脑水肿,则护士可将冰袋置于其头部,但脑血栓患者严禁头部冷敷。对昏迷患者,护士应做好其口腔护理、皮肤护理、大小便护理等,预防压疮、泌尿系统感染等并发症。开成气管插管。

3.药物护理 用溶栓、抗凝药物时严格注意药物剂量,注意出血倾向。观察患者皮肤是否有出血点、紫斑、消化道出血等。

4.心理护理 偏瘫往往使患者产生自卑、恐惧、焦虑的心理,再加上生活不能自理,患者的性情可发生改变,急躁甚至发脾气,这样往往使血压升高、病情加重。而短暂性脑缺血发作时可出现较严重的神经症状,虽为一过性,但大部分患者会产生恐惧心理;还有一部分患者因反复发作后未产生后遗症,因而要对具体问题进行具体指导。

(五)健康教育

(1)护士应为老年人及家属讲解脑血管疾病的康复知识和自我护理的方法,控制危险因素。

(2)护士应指导老年人建立健康的生活方式,合理膳食,保持大便通畅,适量运动,积极治疗原发病,如高血压、糖尿病、高脂血症、冠心病和动脉硬化等。

(3)护士应教会患者自我监测病情的方法,主要是监测血压、血脂情况,短暂性脑缺血发作的情况,能否合理用药,能否坚持服用降压药、降血脂药,用药效果如何。

(4)定期到医院复查,一旦出现异常情况,立即诊治。

二、脑血栓患者的护理

(一)概述

1.概念 本病通常在脑动脉粥样硬化斑块基础上发生血栓形成,导致血管狭窄、闭塞,使该血管供血区急性缺血而致局部脑组织梗死。本病占脑血管疾病的50%以上,老年人发病明显增多,是我国老年人死亡和致残的最主要原因。

2.病因

(1)动脉粥样硬化,是脑血栓形成的最基本的原因。

(2)随着患者年龄的增长,患者的血管逐渐发生老化,导致血栓形成。

(3)原发性高血压、血脂异常、糖尿病、短暂性脑缺血等为本病的危险因素。

3.临床表现

(1)常在安静的状态下发病,大多数患者意识清楚或仅有轻度意识障碍,脑干梗死和大面积梗死意识障碍较重。老年人意识障碍较多见,且较重。

(2)伴有神经功能缺失症状,如偏瘫、失语等。神经功能缺失症状在6 h内达到高峰者称为完全性卒中;在48 h内逐渐加重或呈阶梯式加重者,称为进行性卒中。

(3)老年人以动脉粥样硬化最多见,部分患者于发病前有短暂性脑缺血史。

(二)护理评估

1.身体评估 注意观察患者的神志,对人、物、地点的定向判断能力。有无肢体功能障碍,如握物、走路,语言表达、吐字是否清楚。

2.健康史　评估患者的患病时间,主要症状的特点,有无明显诱因,有无伴随症状和并发症等。多数脑血栓形成患者就诊时,常有头痛、头晕等症状,也有部分患者有短暂性脑缺血发作病史,常有各种类型的偏瘫、失语。评估患者有无脑动脉硬化、高脂血症、高血压和糖尿病等,目前治疗情况和用药效果。

3.辅助检查

(1)一般检查　主要查有无血脂、血糖增高。

(2)MRI　在梗死后数小时内病灶区即有信号改变,加权像呈低信号,T2 加权像呈高信号病灶。血管造影可显示血管狭窄和闭塞的部位。

(3)CT 检查　最早约于 12 h,多数于 24~48 h 显示低密度梗死灶。

4.心理评估

(1)患者对平时的头痛、头晕、高血压、冠心病和糖尿病是否予以重视。对突发失语、偏瘫有无恐惧感和自卑感。

(2)协助患者完成生活护理,如穿衣、洗漱、沐浴、如厕等,保持皮肤清洁、干燥,及时更换衣服、床单。

(3)将患者的用物放在易拿取的地方,恢复期要求患者尽力完成生活自理活动。

(三)护理诊断

1.有皮肤完整性受损的危险　与长期卧床有关。

2.处理缺陷　与肢体活动障碍有关。

3.有误吸的危险　与病人吞咽障碍有关。

4.有废用综合征的危险　与肢体瘫痪有关。

(四)护理措施

1.一般护理　对瘫痪患者应每 2~3 h 翻身一次,教会患者保持关节功能位置,翻身时做一些主动或被动活动锻炼,逐渐增加肢体活动量。指导失语患者掌握简单而有效的交流技巧,加强其语言功能训练。

2.用药护理　使用低分子右旋糖酐可有过敏反应,如皮疹、发热等,应注意观察。用溶栓药物、抗凝药物时严格注意药物剂量,有无出血倾向。

3.心理护理　偏瘫常常使患者产生自卑、消极的心理。因偏瘫失语生活不能自理,患者可变得性情急躁,甚至发脾气,这样常常会使血压升高、病情加重。护士应主动关心患者,教会患者简单的哑语,从思想上开导患者。嘱家属应给予患者物质及精神上的鼓励,支持或组织病友之间进行养生经验的交流,树立患者战胜疾病的信心。

(五)健康教育

(1)积极治疗原发病,如糖尿病、高血压、高脂血症等。

(2)老年人晨间睡醒时不要急于起床,最好安静 10 min 后缓慢起床,以防直立性低血压致脑血栓形成。

(3)以高维生素、低胆固醇饮食为宜,忌烟、酒。对短暂性脑缺血发作应积极治疗,以减少脑血栓形成的发病率。

(4)平时适量参加一些体育活动,以促进血液循环。

三、脑出血患者的护理

(一)概述

脑出血是指原发于脑实质内的非外伤性血管破裂出血。脑出血占急性脑血管病的 20%～30%,好发年龄为 50～70 岁,且患病率与病死率随年龄增长而增高,存活者中 80%～95% 会遗留神经功能的损害,是影响老年人健康的严重疾病。

(二)护理评估

1.健康史 询问起病的方式、速度及有无明显诱因,如起病前有无头晕、头痛、肢体麻木和口齿不利,是否在情绪激动、兴奋、活动、疲劳、用力排便等情况下发病,有无剧烈头痛、喷射性呕吐等颅内压增高的表现;了解老人既往有无高血压、动脉粥样硬化、血液病和家族脑卒中病史。

2.身体状况 脑出血发作前一般无预兆,少数可有头晕、头痛、肢体麻木及口齿不清等前驱症状。多在情绪紧张、兴奋、活动中或用力排便时突然发病。发病后数分钟至数小时内达到高峰。血压明显升高,并出现头痛、呕吐、偏瘫、失语、意识障碍、大小便失禁等;呼吸深沉带有鼾声,重者呈潮式呼吸或不规则呼吸。深昏迷时四肢呈迟缓状态。

3.辅助检查

(1)MRI 检查 可发现结构异常,明确脑出血病因,检出脑干与小脑的出血灶。

(2)CT 检查 作为脑出血的首选检查,能准确、清楚地显示血肿的大小、部位、形态和周围组织的情况。脑出血为边界清楚、均匀的高密度影。

(3)脑脊液检查 因腰椎穿刺检查易诱发脑疝,一般不做该检查,仅适用于不能进行 CT 检查且无颅内压增高的患者。脑脊液呈洗肉水样。

4.心理-社会状况 由于急性发病及致残率和死亡率高,患者易产生焦虑、恐惧、绝望等心理反应。评估老年人及家属对疾病的认识程度,了解家属对老年人的关心程度和对疾病治疗的支持情况。

(三)护理诊断

1.急性意识障碍 与脑出血引起的大脑功能缺损有关。

2.清理呼吸道无效 与意识障碍有关。

3.生活生理缺陷 与出血后导致的肢体功能障碍有关。

4.皮肤受损的危险 与长期卧床有关。

(四)护理措施

1.一般护理

(1)环境与休息 提供安静、舒适的修养环境,避免强光、强声刺激。急性期绝对卧床休息 4～6 周,应抬高患者床头 15°～30°,以减轻脑水肿,发病 24～48 h 内避免搬动。病情稳定后,逐渐抬高床头,进行床上坐位、下床站立及适当运动,鼓励老年人的活动应循序渐进。

(2)饮食护理 急性脑出血发病 24 h 内禁食,待生命体征平稳后才可给予高蛋白、高维生素、易消化、清淡、无刺激的流质饮食,少吃多餐;对昏迷或吞咽困难的患者给予鼻饲饮食,并做好口腔护理。

（3）氧疗与降温　保持呼吸道通畅，用鼻导管或面罩吸氧，维持动脉血氧饱和度在90%以上，必要时行气管插管或气管切开术。发热者可通过戴冰帽、大血管处放置冰袋等方法物理降温，低温可降低脑代谢率，延迟三磷酸腺苷的消耗，并减少酸性代谢产物的堆积。

2.对症护理　脱水降低颅内压，减轻脑水肿；调整血压；防止继续出血；减轻血肿所致继发性损害，促进神经功能恢复；加强护理，防治并发症。

3.心理护理　应鼓励和安慰老年人，减轻老年人的应激反应；同时做好家属的心理疏导，通过相关知识及技能的讲解增强其与老年人合作，共同战胜疾病的信心和勇气。

（五）健康教育

（1）疾病知识指导　告知老年人避免各种诱发因素，如情绪激动、过度兴奋或愤怒、恐惧等不良心理刺激。保持积极愉快乐观的生活态度，避免情绪激动和不良刺激。指导患者及其家属预防和治疗引起脑出血的原发疾病，如高血压、糖尿病、心脏病、高血脂等。

（2）日常生活指导　同脑血栓。

（3）康复训练　同脑血栓。

四、老年期痴呆病的护理

（一）概述

1.概念　老年期痴呆是指发生在老年期由于大脑退行性病变、脑血管性病变、脑外伤、脑肿瘤、颅脑感染、中毒或代谢障碍等各种病因所致的以痴呆为主要临床表现的一组疾病。

老年期痴呆主要包括阿尔茨海默病（AD）、血管性痴呆（VD）、混合性痴呆和其他类型痴呆，如帕金森病、乙醇依赖、外伤等引起的痴呆。其中以阿尔茨海默病和血管性痴呆为主，占全部痴呆的70%~80%。

2.病因　遗传因素、神经递质乙酰胆碱减少、免疫系统功能障碍、慢性病毒感染、铅蓄积、高龄、文化程度低等。

3.临床表现　阿尔茨海默病和血管性痴呆在临床上均有构成痴呆的记忆障碍和精神症状的表现，但两者又在多方面存在差异，见表8-2。

表8-2　阿尔茨海默病与血管性痴呆的临床表现比较

临床表现	阿尔茨海默病	血管性痴呆
起病特点	隐匿	起病迅速
病情进展	缓慢持续进展，不可逆	呈阶梯式进展
认知功能	可出现全面障碍	有一定的自知力
人格行为	常有改变	保持良好
神经系统体征	发生在部分患者中，多在疾病后期发生	在痴呆的早期就有明显的脑损害的局灶性症状、体征

根据病情演变,阿尔茨海默病的临床表现一般分为三期。

(1)第一期(早期) 为遗忘期。①首发症状为记忆减退,尤其是近期记忆,不能学习和保留新信息。②语言能力下降,找不出合适的词汇表达思维内容,甚至出现孤立性失语。③抽象思维和恰当判断能力受损。④空间定向不良,易于迷路。⑤情绪不稳,情感可较幼稚,或呈儿童样欣快,情绪易激惹,出现偏执、急躁、缺乏耐心、易怒。⑥人格改变,如主动性减少、孤僻、活动减少、自私,对周围环境兴趣减少、对人缺乏热情、敏感多疑。病程可持续1~3年。

(2)第二期(中期) 为混乱期。①完全不能学习和回忆新信息,远期记忆力受损,但未完全丧失。②注意力不集中。③定向力进一步丧失,常去向不明或迷路,并出现失语、失写、失用、失认等。④日常生活能力下降,如洗漱、梳头、进食、穿衣及大小便等需别人协助。⑤人格进一步改变,如兴趣更加狭窄,对人冷漠,甚至对亲人漠不关心,言语粗俗,无故打骂家人,缺乏羞耻感和伦理感,行为不顾社会规范,不修边幅,不知整洁,将他人物品据为己有,争吃抢喝类似孩童,随地大小便,甚至出现本能活动亢进,当众裸体,甚至发生违法行为。⑥行为紊乱,如精神恍惚,无目的地翻箱倒柜,爱藏废物,将其视作珍宝,怕被盗窃,无目的地徘徊,出现攻击行为等。也可有动作渐少、端坐一隅、呆若木鸡等表现。本期是此病护理过程中最困难的时期,多发生于起病后的2~10年。

(3)第三期(晚期) 为极度痴呆期。①生活完全不能自理,大小便失禁。②智能趋于丧失。③无自主运动,缄默不语,成为植物人状态。常因吸入性肺炎、压疮、泌尿系统感染等并发症而死亡。该期多发生于发病后的8~12年。

(二)护理评估

1.健康史 评估老年人有无阿尔茨海默病发病的可能因素,包括遗传因素、文化程度低、高龄、慢性病毒感染、铅的蓄积等。询问老年人家族中有无老年期痴呆病史,既往有无脑外伤史、心脑血管疾病史、糖尿病史、脑卒中史、吸烟史等。了解老年人的听力和运动情况、生活压力、周围环境等。评估老年人的认知能力(包括记忆、理解、注意、思维及应答力、书写和阅读能力、分析综合能力及心智的敏捷度),性格与情绪特征(包括情绪的紧张度,有无情绪低落或波动、抑郁、焦虑、神志淡漠或烦躁不安、心神不宁、气愤发怒等,有无爱静、孤僻、离群、懒散等),以及社会支持系统。

2.身体评估 对患者记忆进行评估。早期为遗忘,然后出现近期遗忘,迷路,计算力丧失,对家人变得冷漠、喜怒无常。评估生活能力,能否自己穿衣、吃饭、控制大小便等,如果能力丧失即为极度痴呆。

3.辅助检查 影像学检查对于阿尔茨海默病患者,CT或MRI显示有脑萎缩,且进行性加重。

4.心理、社会状况 老年期痴呆患者大部分时间被限制在家中,常感到孤独、寂寞、羞愧、抑郁,甚至出现自杀行为。本病病程长,老年人有自理缺陷、人格障碍,给家庭及其护理者带来巨大压力,包括身体、精神和经济压力,也给社会带来沉重负担。家庭付出的时间和精力增加。当付出与效果不成正比时,一些家属会失去信心,甚至冷落、嫌弃老年人。

(三)护理诊断

1.记忆受损 与记忆细胞丧失和阿尔茨海默病导致的智能障碍有关。

2.自理缺陷 与认知行为障碍有关。

3.思维过程紊乱 与思维障碍有关。

4.语言沟通障碍　与大脑功能进行性下降引起思维障碍有关。

5.照顾者角色紧张　与老年人病情严重和病程的不可预测及照顾者照料知识欠缺、身心疲惫有关。

6.社交障碍　与失语、活动限制有关。

（四）护理措施

1.一般护理

（1）穿衣　衣服按穿着的先后顺序叠放。衣服避免太多纽扣，以拉链取代纽扣，以弹性裤腰取代皮带。选择不用系带的鞋子，选用宽松的内衣，说服患者接受合适的衣着。

（2）饮食　食物要简单、软滑，最好切成小块；进食时，将固体和液体食物分开，以免患者不加咀嚼就把食物吞下而可能导致窒息。

（3）睡眠　睡觉前让患者先上洗手间，可避免半夜醒来；可陪伴患者一段时间，再劝说患者入睡。

2.用药护理

（1）全程陪伴　痴呆老年人常忘记吃药、吃错药，或忘了已经服过药又重复服用，所以老年人服药时必须有人在旁陪伴，帮助患者将药全部服下，以免遗忘或错服。痴呆老年人常不承认自己有病，或者因幻觉、多疑而认为给的是毒药，所以他们常常拒绝服药。需要耐心说服，向患者解释，可以将药研碎拌在饭中吃下，对拒绝服药的患者，一定要看着患者把药吃下，让患者张开嘴，看其是否咽下，防止患者在无人看管时将药吐掉。

（2）观察不良反应　痴呆老年人服药后常不能诉说不适，要细心观察患者有何不良反应，及时报告医师，调整给药方案。

（3）重症老年人服药　老年期痴呆的治疗常常用到一些药物，并以口服为主，有吞咽困难的患者不宜吞服药片，最好研碎后溶于水中服用；昏迷的患者可由胃管注入药物。

3.对症护理

（1）睡眠障碍的护理　护士应评估患者发生睡眠障碍的原因并采取相应的照护措施，如适当缓解紧张及焦虑情绪等。护士应指导患者减少日间卧床时间，尽量减少安眠药的使用。

（2）尿失禁的护理　护士应清楚地标示出厕所的所在位置，疑患者有便意时应及时引导其去厕所。护士应指导患者或其家属使用短裤类型的尿布或舒适的纸尿裤，但要尽量推迟使用时间；教会患者增强尿道括约肌肌力的体操。

（3）记忆训练　鼓励老年人回忆过去的生活经历，帮助其认识目前生活中的人和事，以恢复记忆并减少错误判断；鼓励老年人参加一些力所能及的社交活动，通过动作、语言、声音、图像等信息刺激，提高记忆力；对于记忆障碍严重者，通过编写日常活动安排表、制订作息计划、挂放日历等，帮助记忆；对容易忘记的事或经常出错的程序，设立提醒标志，以帮助记忆。

4.心理护理

（1）陪伴关心患者　鼓励家人多陪伴患者，给予各方面必要的帮助，多陪患者外出散步，或参加一些学习和力所能及的社会、家庭活动，使之减少孤独、寂寞感，感受到家庭的温馨和生活的快乐。遇到患者情绪悲伤时，应耐心询问原因，予以解释，播放一些轻松愉快的音乐以缓和情绪。

（2）维护患者的自尊　注意尊重患者的人格。对话时要和颜悦色、专心倾听，回答询问时语速要缓慢，使用简单、直接、形象的语言，多鼓励、赞赏、肯定患者在自理和适应方面做出的任何努力,切忌使用刺激性语言,避免使用呆傻、愚笨等词语。

(3)建立良好的护患关系　护士应与患者建立相互信赖的护患关系,维护患者的自尊,尊重其人格,多陪伴患者并与其沟通,沟通时以尊称称呼患者,多鼓励、赞赏患者取得的进步,避免与其发生争执,鼓励患者参加其能够完成的文娱活动和家庭、社会活动。

5.安全护理

(1)提供较为固定的生活环境　尽可能避免搬家,当患者要到一个新地方时,最好能有他人陪同,直至患者熟悉了新的环境和路途。

(2)佩戴标志　患者外出时最好有人陪同或佩戴写有患者姓名和电话的卡片或手腕带,以助于迷路时被人送回。

(3)防止意外发生　老年期痴呆患者常可发生跌倒、烫伤、烧伤、误服、自伤或伤人等意外。应将老年人的日常生活用品放在其看得见、找得着的地方,减少室内物品位置的变动,地面防滑,以防跌伤骨折。患者洗澡、喝水时注意水温不能太高,热水瓶应放在不易碰撞之处,以防烫伤。不要让患者单独承担家务,以免发生煤气中毒或因缺乏应急能力而导致烧伤、火灾等意外。有毒、有害物品应放入加锁的柜中,以免误服中毒。尽量减少患者的单独行动,锐器、利器应放在隐蔽处,以防痴呆老年人因不愿给家人增加负担或在抑郁、幻觉或妄想的支配下发生自我伤害或伤人事件。当患者出现暴力行为时,不要以暴还暴,应保持镇定,尝试引开患者的注意,找出导致暴力表现的原因,针对原因采取措施,防止类似事件再次发生。如果暴力表现变频繁,应与医师商量,给予药物控制。

(五)健康教育

1.及早发现痴呆患者　大力开展科普宣传,普及有关老年期痴呆的预防知识和痴呆早期症状,即轻度认知障碍和记忆障碍知识。全社会参与防治痴呆,让公众掌握痴呆早期症状的识别。重视对痴呆前期的及时发现,鼓励凡有记忆减退主诉的老年人应及早就医,以利于及时发现,做到真正意义上的早期诊断和干预。

2.早期预防痴呆症　老年期痴呆的预防要从中年开始做起。

(1)积极用脑、劳逸结合,保护大脑,保证充足睡眠,注意脑力活动多样化。

(2)积极防治高血压、脑血管病、糖尿病等慢性疾病。

(3)尽可能避免长期使用镇静剂。

(4)培养广泛的兴趣爱好和开朗的性格。

(5)培养良好的卫生饮食习惯,多吃富含锌、锰、硒、锗类的健脑食物,如海产品、贝壳类、鱼类、乳类、豆类、坚果类等,适当补充维生素E。

(6)戒烟、限酒。

(7)尽量不用铝制炊具,经常将过酸过碱的食物在铝制炊具中存放过久,就会使铝渗入食物而被吸收。

五、帕金森病的护理

(一)概述

1.概念　帕金森病(PD)又名震颤性麻痹,是一种老年人较常见的锥体外系疾病。

2.病因

（1）年龄 据统计其发病率随着年龄的增长而增高,40岁以前发病者甚少,而60岁以上人口的患病率达1%。男、女患病之比相接近。单纯老年化并不是本病的病因,但年龄老化是帕金森病发病的促发因素。

（2）环境 环境污染也是本病的因素之一,目前认为环境中与一种就庭类衍生物MPTP结构类似的工业或农业毒素可能是本病的病因之一。

（3）遗传 调查发现有家族聚集现象,说明本病有家族遗传。

3.临床表现 震颤、动作迟缓、情绪低落。

（二）护理评估

1.健康史 询问老年人有无感觉异常,是否容易疲劳,有无肢体酸胀麻木或疼痛不适感;是否有多汗、流涎、排尿困难等现象。了解老年人的职业、工作性质和生活环境,饮食状况及健康状况,有无长期接触工农业毒素史,有无全身性疾病,如高血压、糖尿病、动脉硬化等病史,有无家族遗传病史。

2.身体状况

（1）静止性震颤 多从一侧上肢开始,呈现有规律的拇指对掌和手指屈曲的不自主震颤,类似"搓丸样"或"数钱样"。震颤在静止时出现,随意运动时减轻或消失,在紧张时加重,睡眠时消失。随病程进展,震颤逐步涉及下颌、唇、面和四肢。肌肉强直与锥体束受损时,肌张力不同程度增高,肌强直表现为屈肌和伸肌肌张力均增高。在被动运动关节时,始终保持阻力增高,类似弯曲软铅管的感觉,故称为"铅管样强直";如同时合并震颤,肢体被动运动时常有轮齿运动感,又称为"轮齿样强直"。

（2）运动迟缓 随意动作减少、减慢。多表现为开始的动作困难和缓慢,如行走时,起动和终止均有困难。随着病情进展,出现运动变换困难,常出现数秒的停顿,称为凝固现象。面部运动减少,表情肌活动减慢,眨眼少,表情动作减少,常双眼凝视、瞬目减少,面容呆板,呈"面具脸"。

（3）肌强直 多自一侧上肢近端开始,逐渐蔓延至远端、对侧以及全身,老年人以肩胛肌和骨盆肌肉的强直更为显著,且往往伴有关节疼痛,以上肢大关节最为明显。强直使面部缺乏表情,少眨眼,形成所谓"面具脸",颈部、躯干强直形成屈曲体态,旋颈和旋体动作均缓慢、困难。行走时上肢协同摆动动作消失。

其他症状患者往往伴有顽固性便秘、排尿困难、直立性低血压、皮脂腺分泌增加、流涎、多汗等自主神经系统障碍症状。

3.辅助检查

（1）帕金森定量表 ①帕金森定量表包括10项:手部动作过缓、僵直、姿势、上肢协同动作、步态、震颤、面容、起立、言语和生活自理能力。②病情按照总分分为3个等级:1~10分为轻度,11~20分为中度,21~30分为重度。

（2）CT、MRI检查 可以了解脑部结构的改变,有条件的可用正电子发射镀层扫描检查。

（三）护理诊断

1.自理能力缺陷 与随意运动减少、神经肌肉受损有关。

2.躯体活动障碍 与黑质多巴胺能神经元病变所致的震颤、肌强直、体位不稳、随意运动异常等有关。

3.便秘 与疾病所致的胃肠蠕动减慢和活动量减少有关。

4.潜在并发症 与外伤、压疮、感染有关。

5.营养失调 与低于机体需要量与吞咽困难、饮食减少有关。

（四）护理措施

目前尚无药物或手术方法能延缓帕金森病的进展，故老年帕金森病患者的基本治疗原则是保护神经功能、保持运动功能及个体化干预等。

1.一般护理

（1）休息与环境 鼓励老年人采取主动舒适卧位，对于完全卧床者，应适当抬高床头15°~30°。提供安全舒适的生活环境，室内光线宜温暖、明亮，地面保持防滑、干燥、平整、宽敞无障碍物，防止跌倒；必要时床铺加防护栏，以防坠床。及时评估患者的生活自理能力改变，给予协助与指导。

（2）饮食护理 在考虑到疾病所致营养不良和便秘的情况下，宜给予高热量、高维生素、高纤维素、低盐、低脂、低胆固醇、适量优质蛋白的易消化饮食，少量多餐，多食新鲜水果与蔬菜，多饮水。

（3）安全护理 对于上肢震颤明显的老年人，应避免拿热水、热汤，餐具应选择不易打碎的材质；对有幻觉、抑郁、精神错乱或智能障碍的老年人应有专人陪护，药物代为保管，每次药物定时定量送服到口；防止老年人接触危险品，避免出现自伤、伤人、坠床等意外。

2.对症护理 运动对老年帕金森病患者非常重要，其目的是防止和延迟关节强直与肢体挛缩。在疾病的不同时期，应根据老年人活动受限的情况制订针对性的锻炼计划。

（1）疾病早期 应鼓励老年人维持和培养业余爱好，参与各种形式的活动，坚持适当的运动锻炼，如养花、下棋、散步、打太极拳、做体操等，保持身体和各关节的运动强度和最大的活动范围。

（2）疾病中期 老年人已出现一些部位的运动障碍，应结合患者的具体情况有计划、有目的地锻炼。①起步困难者，可在脚前放置一个小的障碍物作为视觉提示，也可使用有明显节拍的音乐进行适当的听觉提示，以帮助起步和练习走路。当老年人感到脚粘在地上时，可指导其先后退一步，再往前走，这样比直接向前容易；②步态异常者，鼓励其行走时两腿尽量保持一定距离，双臂摆动，以增加平衡；尽可能不要在原地转弯，转身时以弧线形式前移；行走时要集中注意力，不要边走路边讲话；不要穿拖鞋行走，裤子或裙摆不要太长，以免绊倒。

（3）疾病晚期 老年人往往因严重的运动障碍而卧床不起，应帮助老年人采取舒适体位，保持关节功能位，可在床上进行被动肢体运动、活动关节及按摩肌肉，动作轻柔，勿造成疼痛和骨质损伤。

3.用药护理 护士应掌握配伍禁忌，遵医嘱用药，注意观察药物的疗效及不良反应。例如，使用抗胆碱药时注意患者有无头晕、视物模糊、尿潴留、抽搐等症状，使用抗组胺药时注意患者有无幻觉和精神错乱症状，使用左旋多巴时注意患者有无腹痛、直立性低血压、精神错乱等症状。如患者有不良反应，则护士应立即报告医生，遵医嘱停药或减量，防止意外发生。

（1）金刚烷胺 可与左旋多巴等药合用，能改善约2/3患者的症状，是目前已知的唯一有效治疗异动症的药物。老年人对该药不易耐受，可出现幻觉、精神错乱等不良反应，为避免老年人失眠，尽量在黄昏前服用，有心脏病、肾衰竭的老年人应该禁用。

（2）复方左旋多巴　是治疗帕金森病最基本、最有效的药物，主要不良有开关现象、剂末恶化、异动症等并发症。①开关现象：指帕金森病症状在突然缓解（开期）与加重（关期）之间波动；②剂末恶化：又称疗效减退，指帕金森病症状随着血药浓度发生规律性波动；③异动症：表现为舞蹈症或手足不自主运动，包括面、舌嚼动，摇头摆臂等各种异常运动。用药时应告知老年人及其家属，该类药物需要连续服用数天或数周后才会见效，服药时需整片吞服，避免嚼碎药片；因蛋白质会影响该药的吸收，故应避免与高蛋白食物一起服用，最好在摄入高蛋白之前 30～60 min 服用。

（3）抗胆碱能药物　可减轻震颤的严重程度，但老年人易出现记忆损害，70 岁以上老人应避免使用；常见不良反应有口干、汗液分泌减少、排尿困难、瞳孔调节功能不良等，前列腺肥大与青光眼者禁用。

4.心理护理　体贴、关心患者，鼓励患者表达内心的感受，耐心倾听。家属要为患者提供良好的家庭支持，舒缓患者的情绪，鼓励患者主动配合治疗，增强信心，协助提高患者生活自理能力。生活中避免不良刺激，尽量满足患者需求。

（五）健康教育

1.疾病知识指导　护士要做好知识宣传，让患者及其家属了解病情的进展情况，主动配合治疗和护理。护士要交代好服药的时间、剂量及不良反应，避免累加用药引起中毒；叮嘱患者不能突然停药或随意更换药品，以确保用药安全。

2.日常生活指导　结合一般护理及运动护理相关内容指导老年人及其家属做好个人卫生、活动与休息、营养饮食及安全方面的工作。

3.康复训练　贯穿在疾病的整个治疗过程。指导患者坚持主动运动，多做功能锻炼，如鼓腮、皱眉、吹口哨、露齿等动作，指导进行面部表情、语言、头颈部、躯干、四肢肌肉的协调训练。加强日常生活自理能力训练，如进食、更衣、洗漱等；卧床患者指导被动肢体运动和帮助肌肉按摩，注意动作要轻柔，协助经常变换体位和扶坐拍背，促进痰液排出，预防压疮。

4.安全指导　用餐时应防止呛咳和烫伤。因行走协调障碍，可选择使用合适的助行器，指导正确使用方法。

学习任务 8.5　内分泌系统疾病的护理

一、糖尿病患者的护理

（一）概述

1.概念　糖尿病（DM）是一组因胰岛素分泌绝对或相对不足和（或）靶细胞对胰岛素敏感性降低，导致物质代谢紊乱，以高血糖为主，伴蛋白质、脂肪、水与电解质等紊乱的慢性全身代谢性疾病。老年糖尿病是指年龄在 60 岁以上的糖尿病患者，多为 2 型糖尿病。其患病率随年龄增长而显著上升，老年人糖尿病患病率远高于其他年龄段人群，且并发症多，致死致残率高，严重影响老年人的生命质量和寿命。糖尿病在老年人死因中排前几位,应引起重视。

2.病因

(1)肥胖　2型糖尿病中80%~90%的患者为肥胖者,肥胖是老年糖尿病的危险因素之一。

(2)胰岛素分泌异常　老年人细胞功能衰退,导致胰岛素分泌减少。

(3)胰岛素抵抗　2型糖尿病患者大都有胰岛素抵抗,老年糖尿病患者更甚,由于外周组织对胰岛素的敏感性和反应性下降所致。

(4)药物的使用　老年期往往合并有多种内科疾病,故须长期使用药物,这些药物对糖代谢的损害可以诱发本病。

(5)遗传因素　老年人有患糖尿病多属2型糖尿病,1型糖尿病占少数,多半有家族史,女性多于男性。

(6)其他因素　饮食结构调整,基础代谢低下,体力活动减少,肥胖,吸烟,情感情绪变化等。

3.临床表现

(1)起病隐匿且症状不典型　仅有1/4或1/5老年患者有多食、多饮、多尿及体重减轻等症状,多数人是在查体或治疗其他疾病时发现有糖尿病。

(2)以并发症为首发表现　部分老年糖尿病患者以并发症为首发表现,如脑血管意外、无痛性心肌梗死和视力改变等。

(3)急性并发症易发生　主要为低血糖、非酮症高渗性昏迷。当服用双胍类降糖药时,如并发感染,肝、肾功能下降或大量饮酒,易发生乳酸性酸中毒。

(4)慢性并发症多　老年糖尿病患者常有皮肤、消化、呼吸、泌尿生殖等系统的感染,且感染可作为首发症状出现。患者还易发生各种大血管或微血管症状,如高血压、糖尿病肾病、冠心病、皮肤瘙痒、脑卒中、糖尿病视网膜病变等。

4.诊断标准

(1)空腹血糖>7.0 mmol/L,空腹状态定义为至少8 h内无热量摄入。

(2)有糖尿病症状,并且随机血糖>11.1 mmol/L。随机血糖是指任意时间的血糖值,典型的糖尿病症状包括多饮、多尿、口渴和无其他原因的体重下降等。

(3)口服葡萄糖耐量试验(OGTT)2 h血糖>11.1 mmol/L。

(二)护理评估

1.健康史　老年糖尿病的发病与遗传、免疫、环境和生理性老化有关。

2.身体状况　有无典型"三多一少"典型症状,是否合并其他慢性病,如肥胖、高脂血症、高血压等;是否有合并症的症状,如冠心病、脑卒中、糖尿病肾病、糖尿病视网膜病变、皮肤瘙痒等。

3.辅助检查

(1)尿糖测定　尿糖阳性是诊断糖尿病的重要线索,但尿糖受肾糖阈的影响,尿糖阴性也不能排除糖尿病。

(2)血糖测定　血糖升高是诊断糖尿病的主要依据,又是判断糖尿病病情和控制情况的主要指标。老年糖尿病的诊断标准为:空腹血糖值≥7.0 mmol/L和/或餐后2 h≥11.1 mmol/L(血浆葡萄糖)。老年人餐后2 h血糖增高明显多于空腹血糖,故必须重视。

(3)糖化血红蛋白测定(HbA1c)　可反映近4~12周内血糖总的水平,可作为糖尿病病情监测指标。

（4）胰岛素或 C 肽释放试验　反应胰岛 β 细胞功能,老年糖尿病患者常呈高峰后移现象,部分老年患者后期因胰岛老化功能衰竭,释放曲线可呈低平曲线。

4.心理-社会评估　老年糖尿病患者的注意力、对新知识的回忆能力和想象力均较同年龄组非糖尿病患者差。

（三）护理诊断

1.营养失调　高于机体需要量;与胰岛素分泌不足、机体代谢紊乱、活动减少、热量摄入过多有关。

2.有感染的危险　与血糖升高、代谢紊乱、营养不良、机体抵抗力下降、微循环障碍有关。

3.知识缺乏　患者缺乏糖尿病的相关用药和自我保健知识。

4.潜在并发症　酮症酸中毒、糖尿病高渗性昏迷、低血糖、糖尿病足等。

5.焦虑　与血糖控制不理想及长期治疗使经济负担加重有关。

（四）护理措施

1.一般护理

（1）心理护理　护理人员应帮助患者认识到糖尿病是一种慢性病,虽不能根治但能控制病情。鼓励患者及家属说出自己的感受,耐心解答疑问,让患者以良好的心理状态配合治疗,提高老年人的生活质量。

（2）饮食护理　饮食治疗是糖尿病治疗的基础,应严格执行饮食计划并长期坚持。按照老年人的性别、年龄、身高或标准体重、活动强度等计算每天总热量,根据生活习惯、病情和配合药物治疗的需要进行定时定量安排,糖类、脂肪、蛋白质在饮食热量中合理分配,给予低糖、低脂、适当蛋白质、高纤维素、高维生素饮食。

护理人员应向患者及家属介绍饮食治疗的目的、意义和具体措施,以取得配合与合作,操作方法如下:①确定标准体重:根据患者的身高、年龄、性别等,计算出患者的标准体重。标准体重（kg）= 身高（cm）-105,体重在标准体重±10%内属正常。②制订总热能:成年人安静状态下每日每千克标准体重需要热能 105~125.5 kJ,轻体力劳动 125.5~146 kJ,中度体力劳动 146~167 kJ,重体力劳动 167 kJ 以上。③碳水化合物、蛋白质和脂肪分配比例碳水化合物占饮食总热能的55%~60%,建议用粗制米、面和一定量杂粮。严格限制各种甜食,如葡萄糖、蔗糖、蜜糖及其制品。蛋白质一般不超过总热能的15%,成人每日每千克标准体重 0.8~1.2 g,其来源应至少有 1/3来自动物蛋白质,以保证必需氨基酸的供给。脂肪占总热能的 25%~30%。指导患者食用富含可溶性食用纤维的食物。这些食物能够延缓食物吸收,降低餐后血糖高峰,并促进胃肠蠕动,防止便秘。食用绿叶蔬菜、豆类、粗谷物、含糖成分低的水果等。限制饮酒。④科学分配:根据每日的热能要求、药物治疗和饮食习惯,每日 3 餐可分为 1/5、2/5、2/5 或 1/3、1/3、1/3,或者每日 4 餐分为 1/7、2/7、2/7、2/7,少量多餐。

2.运动护理　适当运动能提高外周组织对胰岛素的敏感性,降低血糖、血脂,减轻体重,还可减轻老年人的压力和紧张情绪。运动要循序渐进,从短时间、小运动量开始,根据老年人的年龄、病情、体力、个人爱好等选择不同的有氧运动,例如散步、打太极拳、干家务活等,运动量以活动时身体微汗,不感疲劳为度。选择餐后 1~1.5 h 进行运动,运动时随身携带糖果,避免出现低血糖。

3.用药护理

(1)口服降糖药物的护理 ①磺脲类降糖药,治疗应从小剂量开始,于早餐前半小时口服,因所有磺酰脲类药物都能引起低血糖,故对老年糖尿病患者建议使用短效制剂。②双胍类药物,主要适用于肥胖的老年 2 型糖尿病患者,对非肥胖患者伴有肝脏病变、肌酐清除率异常时易导致肝肾功能不全。常见副反应为腹泻,在用药过程中应注意观察消化道反应,餐中或餐后服药或从小剂量开始可减轻不适症状。③a-葡萄糖苷酶抑制剂,应与第一口饭同时服用,服用后主要副反应为肠胀气,伴有肠道感染者不宜使用。④噻唑烷二酮,主要不良反应为水肿,有心力衰竭倾向和肝病者不用或慎用。

(2)胰岛素护理 普通胰岛素于饭前半小时皮下注射,低精蛋白锌胰岛素在早餐前 1 h 皮下注射长、短效胰岛素混合使用时,应先抽吸短效胰岛素,再抽吸长效胰岛素,注射胰岛素时应严格无菌操作,防止发生感染。胰岛素治疗主要不良反应为低血糖反应,与剂量过大或和饮食失调有关,表现有头昏、心悸、多汗、饥饿甚至昏迷。低血糖反应者,根据病情进食糖果、含糖饮料或静注 50% 葡萄糖液 20~30 mL。

4.并发症的预防及护理

(1)酮症酸中毒、高渗性昏迷 ①立即开放静脉通道,准确执行医嘱,确保液体和胰岛素的输入;②协助医生做好各种检验标本的采集及送检,如血糖、酮体、血浆渗透压、血气分析等;③患者绝对卧床休息,注意保暖,给予持续低流量吸氧;④密切观察病情变化,并做好重症记录和交接班,包括生命体征、神志、瞳孔、24 h 出入量、主要实验室检查结果等;⑤加强生活护理,应特别注意皮肤、口腔护理。

(2)足部护理 ①防止损伤,教育患者不要赤足行走或赤足穿凉鞋或拖鞋,防止异物损伤足部皮肤。每天检查足部一次,检查足部神经感觉、足背动脉、皮肤颜色等,注意有无甲癣、鸡眼、甲沟炎等,如有异常及时处理。冬天使用热水袋、电热毯及电热饼谨防烫伤。②保持清洁,用温水和中性肥皂(不超过 40 ℃)清洗足部,浸泡时间一般为 5~10 min,特别要注意保持脚趾缝皮肤的清洁和干燥。洗净后用柔软的毛巾轻轻擦干足部,若皮肤干燥可用羊毛脂或植物油涂擦按摩足部。③合适鞋袜,袜子要选择弹性好、透气和散热好的纯棉或纯毛织品,袜口不能过紧,以免影响血液循环。鞋子要挑选轻巧柔软、头部宽大,不挤压足趾,感觉舒适的真皮或布鞋。

(五)健康教育

1.疾病知识的健康宣教 向患者及家属讲解老年糖尿病的治疗和护理知识,强调控制血糖是防止并发症及病情恶化的重要措施,指导患者和家属认识糖代谢改变的症状、体征及处理方法,当身体状况不佳时及时就诊。

2.学会自我监测尿糖及血糖 教会患者正确测量尿糖并准确记录监测结果,以备就诊时参考。有条件的患者可购买血糖仪,定期测量血糖。

3.自我护理 保持全身及局部的清洁,预防皮肤黏膜感染。注重足部保健,预防糖尿病足。采取正确的生活方式。

4.坚持治疗 强调长期坚持饮食和运动疗法的重要性,延缓并发症的发生。

二、甲状腺功能亢进症

(一)疾病概要

1.概念　甲状腺功能亢进症简称甲亢,是甲状腺素分泌过多导致氧化代谢过程加速,使机体代谢率增高的一种内分泌疾病。甲亢多见于青年人,但老年甲亢并非少见,老年甲亢占 10%~17%。

2.病因　甲亢最常见的类型是弥漫性甲状腺肿件甲亢,其病因和发病机制尚未完全明了,一般认为与自体免疫反应有关。老年甲亢多由毒性结节性甲状腺肿所致。

(1)遗传因素　有明显的遗传倾向,与一定的人类白细胞抗原(HLA)类型有关。

(2)免疫因素　与甲状腺兴奋自身抗体的关系比较密切,最明显的体液特征是患者的血清中存在促甲状腺激素(TSH)受体的特异性自身抗体,即 SH 受体抗体(TRAB),当 TA 与 TSH 受体结合,SH 受体被激活,产生类似于 SH 的生物学效应,即甲状腺细胞增生、TH 合成及分泌增加,从而引起甲状腺肿和甲亢。

(3)其他因素　应激因素、环境因素对甲亢的发生、发展有重要影响,如创伤、精神刺激、细菌感染、应用性激素等因素会破坏机体的免疫稳定性,可能是疾病发生和病情恶化的重要诱因。

3.临床表现　老年甲亢的临床表现不一,可为典型表现,也可为不典型表现。据国内相关文献报道,60 岁以上的甲亢不典型者约占 50%。

(1)代谢率增高的表现　怕热多汗、疲乏无力、食欲亢进、消瘦等。

(2)神经症状　典型甲亢表现为精神、神经兴奋性增加,如神经过敏、性情急躁、易情绪激动、多语好动、行动急促。但老年患者的这些症状不明显,有些反而表现为软弱无力、抑郁、淡漠、嗜睡、反应变慢,称为淡漠型甲亢。有些则表现为精神异常,甚至出现幻觉、妄想等,这些表现易误诊为其他疾病。

(3)突眼症　患者的眼球突出,眼裂增宽,内聚困难,瞬目减少,目光闪烁,炯炯有神,呈惊愕表情。但老年甲亢患者的突眼症相对少见,发生率不到 30%。

(4)心血管系统症状　患者常有心悸、脉快有力,体检时可有窦性心动的过速,休息睡眠时心率也快,但老年患者心率增快不明显,40% 的患者心率小于 100 次/min,部分患者甚至小于 80 次/min。

(5)消化系统症状　典型甲亢患者食欲亢进,多食善饥,体重减轻。但老年甲亢患者中食欲亢进者不到 1/4,大多数患者表现为食欲减退,甚至厌食,甲状腺功能亢进可刺激肠蠕动,引起排便次数增多,大便稀溏。在老年甲亢患者中腹泻者也不多,大多数患者反而表现为便秘,但也可表现为顽固性腹泻。部分老年甲亢患者可出现恶心、呕吐症状,严重者有恶病质表现。老年甲亢的不典型表现易造成误诊。

(6)甲状腺肿大　患者多有甲状腺弥漫性、对称性肿大,腺体质软、表面光滑。部分患者的颈部甲状腺处可闻及血管杂音。但 1/3 的老年甲亢患者可无甲状腺肿大;有甲状腺肿大者的腺体肿大程度较轻,半数呈结节性肿大。仅有 25% 的老年甲亢患者听诊时可听到血管杂音。

(7)甲状腺危象　甲亢的严重并发症,患者的死亡率为 60%~80%,对老年患者来说尤其危险。精神刺激、感染、创伤、甲亢手术准备不充分等都是甲状腺危象的常见诱因。患者表现为高热、心率明显加快、大汗淋漓、腹泻、恶心、呕吐,甚至脱水、昏迷、休克、甚至死亡。老年人的甲亢表现不典型,甲状腺危象表现也不典型。老年甲亢患者如病情突然加重,体温升至38~39 ℃,则应视为甲状腺危象。发生淡漠型甲亢危象时,患者的神经反射普遍减弱,心率减慢,体温不升,可发生心力衰竭、休克,故临床应予高度重视。

(8)其他　部分患者以肝功能损害、骨质疏松、黄疸和骨折为主要表现。

(二)护理评估

1.健康史评估　护士应询问患者有无甲亢家族史、创伤、精神刺激等诱因;评估患者的发病时间、体征、症状等,如有无怕热、乏力、多汗、消瘦、情绪急躁、食欲亢进、手指发抖、慢性腹泻等情况。

2.身体状况评估　护士应评估患者的意识是否清楚,有无消瘦、贫血、突眼及甲状腺肿大的情况,有无心动过速、脉压增大、心律失常、心力衰竭等表现。多数患者起病缓慢,少数患者在精神创伤或感染等应激后急性起病,典型表现是甲状腺分泌过多导致的高代谢症候群、突眼症、甲状腺肿,但老年患者的表现多不典型。

3.辅助检查　因为老年甲亢患者的临床表现常不典型,故辅助检查对其诊断尤为重要。①血清甲状腺激素测定:游离三碘甲状腺原氨酸(FT_3)与血清游离甲状腺素(FT_4),临床诊断甲亢的首选指标,FT_4和FT_3不受血甲状腺结合球蛋白(TBG)的影响,可直接反映甲状腺的功能状态。血清总甲状腺素(TT_4)与总三碘甲状腺原酸(TT_3):发生甲亢时TT_4、TT_3都增高,易受甲状腺激素结合球蛋白的影响。甲亢早期TT_3升高比TT_4快,因此,TT_3是甲亢的早期诊断、疗效观察和停药后复发的敏感指标,也是诊断T_3型甲亢的特异性指标;TT_4是判定甲状腺功能最基本的筛选指标。②促甲状腺激素(TSH)测定:96%以上甲亢患者的TSH分泌受到抑制而减少。TSH是反映下丘脑重体甲状腺轴功能的敏感指标,对亚临床型甲亢和亚临床型甲减的诊断有重要意义。③促甲状腺激素释放激素(TRH)兴奋试验:甲亢时T_3、T_4增高,反馈性抑制TSH,故TSH细胞不被TRH兴奋,静脉注射TRH后TSH不增高支持甲亢的诊断。④影像学检查:超声检查、放射性核素扫描、CT检查、MRI检查等有助于甲状腺病变、异位甲状腺肿和球后病变性质的诊断。⑤甲状腺刺激性抗体(TSAb)测定:未经治疗的患者血中TSAb的阳性检出率为80%~100%,是早期甲亢诊断的重要指标之一,可用于判断病情活动和复发,还可作为疗后停药的重要指标。⑥基础代谢率(BMR)的测定:应在禁食12 h,睡眠8 h以上,静卧空腹状态下进行。基础代谢率[基础代谢率(%)=脉压(mmHg)+脉率=111]正常范围为-10%~+15%。轻度甲亢患者的基础代谢率为+20%~+30%,中度甲亢患者的基础代谢率为+30%~+60%,重度甲亢患者的基础代谢率在+60%以上。⑦甲状腺^{131}I摄取率测定:发生甲亢时,甲状腺对^{131}I的摄取率升高且高峰前移。目前,甲状腺对^{131}I的摄取率升高且高峰前移。目前,甲状腺对^{131}I的摄取率测定已不用于甲亢的诊断,而主要用于鉴别诊断。

(三)护理诊断

1.营养失调,低于机体需要量　低于机体需要量与机体基础代谢率增高有关。

2.活动无耐力　与蛋白质分解增加、甲亢性心脏病、肌无力等有关。

3.个人应对无效　与甲亢所致精神神经系统兴奋性增高以及性格与情绪改变有关。

4.有组织完整性受损的危险　与浸润性突眼有关。

5.潜在并发症　甲状腺危象。

6.自我形象紊乱　与突眼和甲状腺肿大引起外观改变有关。

(四)护理措施

1.一般护理

(1)充分休息　保持环境安静、整洁、舒适,由于患者常乏力、易疲劳,故需充分休息,保证患者的睡眠,避免紧张和劳累。重症患者及合并心力衰竭、心律失常者,应卧床休息。

(2)饮食护理　因代谢率高,能量消耗大,应给予患者高热量、高蛋白、富含维生素的饮食。鼓励患者多饮水,补充足量的水分,防止脱水。避免食用含碘丰富的食物,如海带、紫菜等海产品,以免增加甲状腺素合成。忌用对中枢系统有兴奋作用的饮料,如酒、咖啡、浓茶等。禁食刺激性食物,如辣椒等。每周测体重一次。

(3)病情观察　①监测患者的生命体征和心率(心律)的变化,尤其是脉率和体温的变化;②观察患者的食欲、体重、大便情况,有无精神状态、神经系统、肌肉方面的变化;③观察突眼症状、甲状腺肿大的情况及变化;④注意有无甲状腺危象、心力衰竭等严重并发症的发生,以便及时发现和处理。

(4)皮肤护理　患者出汗多,应勤洗澡,更衣、勤换床单,保持皮肤清洁干燥。

2.对症护理

(1)突眼的护理　护士应指导患者枕高枕头睡眠和休息,低盐饮食,以减轻球后水肿,改善突眼症状;避免眼部干燥、感染,使用抗生素滴眼液或0.5%氢化可的松滴眼液,于每晚睡前滴眼,眼睑不能闭合时在眼部覆盖纱布或戴眼罩;如发生结膜炎、角膜炎,则应及时报告医生,以便及时处理;外出时戴墨镜,避免强光、风沙及灰尘刺激;锻炼眼肌,每日做眼球运动,提高眼肌功能。

(2)甲状腺危象的护理　护士应密切监测患者的生命体征和神志变化,准确记录患者的24 h液体出入量。护士应安置患者于安静、气温偏低的环境中,嘱其绝对卧位休息,避免其受到刺激,对烦躁不安应遵医嘱给予镇静药,持续氧气吸入。护士应及时为患者补液和纠正电解质紊乱,给予其高热量、高蛋白、高维生素饮食。护士严格遵医嘱给予患者抢救药物;给予发热患者冰袋、乙醇擦浴行物理降温,注意躁动者的安全防护,对昏迷者按昏迷常规实施护理。

3.用药护理

(1)抗甲状腺药物治疗的护理　①硫脲类抗甲状腺药对已合成的甲状腺素无作用,在用药2周左右才开始生效,应向患者说明,以免加重患者心理负担;②甲亢的疗程较长,在治疗过程中应遵医嘱调整用药剂量,按疗程服药,鼓励患者坚持服药,不能随便中断治疗或自行变更药物的剂量,要做好监督的工作;③注意观察药物不良反应。患者在服药最初的1~2个月内可出现药物性皮疹、中性粒细胞减少。严重的毒性反应为粒细胞缺乏症和剥脱性皮炎,故服药初期需每周查白细胞总数和分类1次,以后每2~4周检查1次。若白细胞低于$3×10^9$/L或中性粒细胞低于$1.5×10^9$/L,应立即停药,并进行保护性隔离,预防交叉感染。对出现轻型药疹者给予抗组胺药物可缓解症状。

(2)放射性^{131}I治疗的护理　放射性^{131}I治疗可减少甲状腺激素的合成和释放。护士应嘱患者空腹服药,治疗后2 h内不吃固体食物,以防因呕吐而丢失^{131}I;服药后24 h内不要咳嗽、咳痰,以免^{131}I丢失。护士应指导患者在治疗第1周不用手按压甲状腺,避免受到精神刺激,预防感染。治疗前后1个月内,护士应嘱患者禁服含碘的药物和食物。护士应告知患者服^{131}I后一般3~4周起效,在此期间应卧床休息;鼓励患者多饮水,以增加尿量。患者的衣服、被褥、用具及排泄物等须单独存放,待放射作用消失后再做清洁处理,以避免造成环境污染。护士在处置患者的物品及排泄物时需戴手套,以免伤及自身。

4.心理护理 护士应充分理解患者的焦虑情绪,鼓励患者表达自己内心的感受。避免患者受到精神刺激和创伤,与患者交流时态度和蔼,避免使用刺激性语言。向患者及其家属解释情绪、行为改变的原因,提高其对疾病的认知,增强自信心,积极配合治疗,消除患者的自卑心理。随时注意患者的情绪变化,避免过度激动。指导患者学习应对焦虑的技巧,如深呼吸、全身肌肉放松、转移注意力等。了解患者家庭和工作环境,争取家属配合,帮助患者建立舒适、愉快的生活氛围,鼓励家属给予患者心理支持。

(五)健康教育

为使患者能够获得较好的预后,应给予正确的健康教育。本病的预后与患者的年龄、遗传、病情、治疗方式和疗效等有关。多数患者的病程长,反复发作,部分患者经药物治疗后甲亢症状可以控制,少数无须治疗自行缓解。

(1)为使患者能够获得较好的预后,护士应加强老年甲亢基本知识的宣教,帮助患者及其家属了解甲亢自我监护及自我护理的方法,辨别甲状腺危象的征象,使其能够在发生甲状腺危象等并发症时及时就医。

(2)教育患者保持身心愉快,避免过度劳累和精神刺激。家属应理解患者的情绪和行为的改变,与患者建立良好的关系。

(3)保证休息,合理安排工作与生活,避免过度劳累。

(4)指导患者加强营养,不使用碘盐,避免碘含量高的饮食。

(5)定期到医院复查 T_3、T_4 及血象,及时调整治疗方案。

学习任务 8.6　泌尿系统疾病的护理

一、泌尿系统的老化改变

泌尿系统包括肾脏、输尿管、膀胱、尿道及其相关血管神经,其主要机能有生成和排泄尿液,调节机体水电解质、酸碱平衡,维持机体内环境稳定,调节血压。随着人们年龄的增长,泌尿系统器官发生许多生理的变化和机能上的障碍,如肾小球滤过率下降,尿液浓缩机能下降,膀胱排空能力减弱等都影响着老年人的健康,给老年人带来许多痛苦与不便。因此,认识老年人泌尿系统的改变,了解老年人泌尿系统常见的病症,正确作出诊断和治疗护理,对促进老年人健康十分必要。

肾脏

正常成人肾的重量每个为 125~150 g,老年人肾实质、重量随增龄逐渐减少,其重量至 80 岁时约减轻 30%,肾皮质退化变薄。肾单位的数目从 50 岁起逐渐减少。随着肾结构的改变,老年人肾机能也逐渐衰退。

1.肾血流量减少　青年人平均每分钟肾血流量为 1 200 mL 以后逐渐下降,至 80 岁平均为 600 mL,肾皮质中减少尤为明显。

(1)肾小球滤过率下降　由于增龄使肾小球逐渐纤维化、玻璃变性和基底膜增厚,肾小球容量减少,肾单位逐步萎缩、退化。约 30% 可见肾小球硬化,肾小球周围毛细血管床缩小,肾血流量减少,肾动脉硬化,最后形成老年人肾硬化。因此,肾小球滤过率也逐步下降,40 岁以后大约每 10 年下降 10%,70 岁以后下降更快。正常老年人血尿素氮略高,内生肌酐清除率下降,但血清肌酐常在正常范围。可能与老年人肌肉萎缩、运动量小,肌酐生成减少有关。一般不以肌酐清除率正常值来估计肾小球滤过机能。因老年人肾小球滤过率下降及肾血流减少,如果老年人发生任何加重肾机能负担的情况如休克、失水、感染、低血压、呕吐、腹泻、过量应用降压药、心机能失常、利尿剂或安眠药、食物药物引起的过敏、中毒等,均可使肾机能进一步减退,而发生急性肾机能衰竭。应用某些影响蛋白质合成或增加其分解的药物如肾上腺皮质激素、四环素等可使尿素氮更高而发生氮质血症甚至尿毒症。此外,老年人对有肾毒性或主要由肾脏排泄的药物及化学物品更容易引起肾损害和积蓄中毒,故用药及其剂量和疗程应谨慎。

(2)肾内分泌机能减退　由于肾血流减少,导致血浆肾素活性降低 30% ~ 50% 或肾脏分泌肾素减少,醛固酮减少,表现为酸中毒、高钾血症等,促红细胞生成素减少,红细胞生成成熟障碍,可引起贫血。

(3)肾小管机能减退　肾小管细胞脂肪变性,基底膜增厚,可发展为肾小管完全堵塞,部分萎缩或扩张,远曲小管出现憩室,形成肾囊肿。这种改变是老年人易患肾感染或结石的原因之一。由于小管结构改变,健全肾单位减少,溶质负荷增加,对抗利尿激素的反应下降;髓质血容量相对增加,使髓质浓度梯度形成障碍,其浓缩尿液重吸收水分机能减退,可使水分大量丢失,昼夜排尿规律紊乱,夜尿增多。尿渗透压随年龄增加而降低,大量水分丢失严重者可引起急性肾衰竭。肾小管维持电解质平衡机能下降,老年人易致低钠血症或低钾血症,故除患肾炎外,限钠应慎重。老年人肾小管排泄酸性物质机能下降,易引起代谢性酸中毒。肾小管重吸收机能下降,还可出现微量蛋白尿,红细胞尿,加之肾糖阈值降低,有时还出现尿糖增高。

2.尿道和前列腺　老年人尿道易纤维化,括约肌萎缩,尿流速度减慢。老年女性雌激素减少,尿道及延至膀胱三角区黏膜萎缩,松弛的尿道黏膜常发生脱垂甚至憩室。老年男性则因性激素减少使前列腺中结缔组织增生,造成前列腺增生,压迫尿道或形成尿路梗阻,造成肾积水等。

肾脏是人体主要排泄器官,对调节、维持体液有重要作用,由于肾结构生理的特点,老年人易患各种肾疾病,如肾炎、肾盂肾炎、肾病综合征。加上老年人感觉迟钝,起病隐匿,症状也不典型,易延误诊断,一旦出现肾疾病,肾衰竭发生率较高。由于老年人常患多种疾病,多器官同时受损,因此老年人肾脏疾病多病程迁延,预后较差。故护理时应严密观察病情,蛋白尿、监测血尿、水肿、高血压、尿路刺激征等征象,做好各种检查,指导饮食护理,控制高血压,控制水、钠,慎用肾毒性药物,积极治疗原发病,解除尿路梗阻,延缓肾功衰,保护肾机能。

3.膀胱　膀胱肌肉随增加而萎缩,肌层变薄,容量减少,纤维组织增生,收缩无力,括约肌萎缩,机能下降,易出现尿频、夜尿增加、尿失禁、排尿无力,残余尿量增加等。

二、尿路感染

(一)概述

1.概念 尿路感染简称尿感,是老年人较为常见的疾病之一,仅次于肺部感染,主要指上尿路感染的肾盂肾炎和下尿路感染的膀胱炎。以肾盂肾炎最为常见,查尿有菌者 45~64 岁组占 2%~4%,65 岁以上者达 20%。

2.病因

(1)女性由于尿道口近肛门,易被污染,加之尿道短而宽,故比男性更容易发生尿路感染。

(2)男性常继发于其他病变,如急性前列腺炎、良性前列腺肥大等。

(3)老年人常因结石、多囊肾、肿瘤等疾病引起器质性尿路梗阻;某些神经性膀胱机能障碍致反射性膀胱不能完全排空,引起机能性梗阻,梗阻导致尿流不畅,尿路抵抗力削弱,容易发生尿感。

(4)长期卧床、全身抵抗力下降,各种疾病如糖尿病、高血压、血管疾病致肾抗病力减退,易导致细菌繁殖诱发细菌感染。

(5)留置导尿、器械检查损伤尿道黏膜,也可诱发感染。

3.临床表现 典型的泌尿系统感染患者常有尿频、尿急、尿痛等膀胱刺激征表现,肾盂肾炎患者往往伴有发热、乏力、不适等全身感染症状。

(1)尿道刺激症状不典型 除急性下泌尿系统感染患者外,老年泌尿系统感染患者的尿道刺激症状不典型,可无明显发热、膀胱刺激征等表现,仅表现为食欲下降、下腹不适、乏力、腰骶部酸痛等;部分患者表现为遗尿、尿失禁、夜尿增多;部分患者仅表现为头晕、乏力或意识恍惚,易被误诊或漏诊。

(2)尿中可无白细胞 部分患者的白细胞尿或菌尿与泌尿系统感染的症状不一致,血液检查白细胞升高也不明显,或尿中无白细胞。

(3)无症状和非特异性症状增多 无症状是指没有排尿困难、尿频、尿痛、新近尿失禁、发热等症状,由老年人机体免疫能力低下,对感染的反应差所致。老年人往往存在多种疾病,其他疾病的症状可能会掩盖泌尿系统感染的全身及局部症状。

(4)并发症 急性肾盂肾炎极易并发菌血症、败血症及感染性休克,是导致老年败血症的主要原因。

(二)护理评估

1.健康史评估 护士应询问患者有无尿路感染史、尿路梗阻性疾病、糖尿病等,有无长期卧床、尿失禁、营养不良等情况,有无留置导尿管等行侵入性操作的经历。护士应询问老年人有无尿频、尿急、下腹不适、乏力、腰骶部酸痛、食欲下降、夜尿增多、尿失禁等症状,症状的持续时间和严重程度。对老年男性患者,护士应询问其有无前列腺炎等病史;对老年女性患者,应询问其有无妇科炎症病史。

2.身体状况评估 护士应评估患者有无肾区叩痛、腰骶部酸痛表现,评估患者的体温、尿液的颜色和气味、尿量、排尿次数等。

3.辅助检查

（1）尿常规检查 尿中白细胞增多，>5/HP；如能发现白细胞管型，则对诊断肾盂肾炎有帮助。

（2）尿菌检查 是确诊尿感的方法。做清洁中段尿培养及菌落计数，$>10^5$ mL 为有意义的细菌尿，常为尿感；$10^4 \sim 10^5$ mL 为可疑阳性；$<10^4$ mL 为可能污染。如两次中段尿培养$>10^5$ mL，且为同一菌种，即可诊断。

（3）其他检查 血象白细胞升高，中性粒细胞升高，核左移；还可依据影像学检查等。

（三）护理诊断

1.舒适的改变 与尿路炎症刺激有关。

2.排尿异常 主要为尿频、尿急、尿痛，与尿路感染有关。

3.体温过高 与细菌感染、体温调节中心失调有关。

4.焦虑 与反复发作尿感有关。

（四）护理措施

1.一般护理

（1）急性期泌尿系统症状明显时，应卧床休息，保持病房环境安静舒适，空气清新流通，避免劳累，减少刺激和过多打扰。

（2）肾区明显疼痛的患者，嘱其尽量不要弯腰、站立或坐直，以减少对肾包膜的牵拉力，利于疼痛减轻；指导患者对疼痛部位进行局部按摩与热敷；让患者阅读、听轻音乐等分散注意力，减轻疼痛。

（3）饮食护理方面，护士应指导患者进食营养丰富、清淡、易消化的食物，禁忌辛辣等刺激性食物，护士应嘱急性期患者卧床休息，鼓励患者多饮水、多排尿，保持每日尿量在 2 500 ml 以上，以冲洗尿路，减轻膀胱刺激征。

（4）降温措施方面，高热患者可给予物理或药物降温措施，注意皮肤出汗及时擦干，更换衣服、床单。观察体温变化和病情改变。

（5）鼓励多饮水，以增加尿量，每天饮水 2 000 mL 以上，冲洗膀胱和尿道，促进细菌和炎症渗出物的排出。指导进食营养丰富、半流质易消化无刺激食物，有足够的热能和维生素。

（6）协助患者日常生活护理，保持皮肤、口腔、会阴部、肛周清洁，勤换内衣，保持床单、被套清洁、平整。避免不必要的器械检查和损伤。

2.清洁中段尿培养护理 向患者解释各种检查的意义和方法。尿菌培养时应留取清晨新鲜、中段尿液，及时送检。标本采集应在使用抗生素之前或停药 5 天后，留取尿液时严格无菌操作，以确保培养结果的准确性。培养结果阳性时，应做药敏试验以指导抗菌药的选用。

3.用药护理

（1）遵医嘱及早使用抗菌药物，培养结果出来后选择敏感药，如先锋霉素、氨苄西林、头孢哌酮钠等，让患者了解药物的作用、用法、疗程的长短。注意治疗期间和停药后复查尿常规和尿菌培养。

（2）通过碳化尿液来缓解刺激和增强以上抗生素的疗效，如口服碳酸氢钠每天 3 次，每次 1.0 g。

4.心理护理 指导患者放松，勿过于紧张，告诉患者急性尿感大部分愈后较好。给予心理支持与安慰,解释疾病的病因与诱因。向患者解释各种检查的意义和方法,协助做好清洁中段尿培养标本采集和送检。

(五)健康教育

(1)告诉患者注意预防其反复发作形成复杂性尿感,积极去除易感因素。

(2)注意局部清洁卫生,每晚用清水或0.1%高锰酸钾液清洁外阴及肛周皮肤,女性患者不要坐浴,要勤换内裤并保持会阴部清洁卫生。

(3)多饮水、勤排尿、不憋尿,是最简单最有效的预防尿路感染的措施。

(4)避免不必要的尿道损伤,及时治疗局部炎症,如女性阴道炎、男性前列腺炎。

(5)遵医嘱服用抗菌药物,预防复发。

三、前列腺增生

(一)概述

1.概念 前列腺增生(BPH)又称良性前列腺增生症,是前列腺腺体和间质细胞良性增生导致泌尿系统梗阻而引起的一系列临床症状及病理改变。前列腺增生是老年男性的常见病。前列腺是男性的附属性器官,一般男性在35岁以后均有不同程度的前列腺增生,多在50岁以后出现症状,60岁以上男性前列腺增生的发病率超过50%,80岁时前列腺增生的发病率可达90%。前列腺增生以尿频、尿急、夜尿次数增多及排尿困难为主要特征,患者不仅排尿痛苦,还有较大的精神压力,严重影响其生活质量。

2.病因 前列腺增生症发病原因尚未完全清楚,目前公认与老龄及性激素平衡失调有关。

(1)性激素平衡失调 老年人体内性激素平衡失调是引起前列腺增生的重要原因。随着年龄的增加,睾酮、双氢睾酮以及雌激素水平发生改变,失去平衡。

(2)不良饮食习惯 长期饮酒、咖啡、浓茶及喜食辛辣刺激性食物,以及高脂肪、高胆固醇食物,可引起前列腺充血、增生。

(3)性生活过度 因为过度的性生活可导致前列腺组织长期处于充血状态,到40岁以后前列腺逐渐增生。

(4)慢性炎症 尿道炎、睾丸炎等炎症形成的有害物质长期刺激前列腺可引起增生。

(5)其他因素 劳累、便秘、局部受凉、活动减少等可诱发或加重前列腺增生。

3.临床表现 尿道前列腺部受压引起尿路梗阻,膀胱逼尿肌失代偿松弛,合并感染、结石等出现症状。

(1)尿频 是患者最初出现的症状。早期因为前列腺充血刺激所致,夜间尤甚。梗阻加重时,膀胱残余尿量增多,尿频亦加重。

(2)进行性排尿困难 是前列腺增生最重要的症状。轻度梗阻时,排尿迟缓断续,尿后滴沥。梗阻加重后排尿费力,尿程延长,射程缩短,尿线细而无力,终成滴沥状,有尿不尽感。

(3)尿潴留 梗阻加重达一定程度出现排尿不尽,膀胱残余尿愈多,梗阻程度愈重。过多残余尿超过膀胱代偿能力时使膀胱失去收缩能力,逐渐发生尿潴留,并可出现尿失禁,是膀胱过度充盈而使少量尿从尿道口溢出,称为充盈性尿失禁。夜间熟睡时,骨盆底肌松弛,常发生遗尿。便秘、饮酒、寒冷、劳累、憋尿等可诱发急性尿潴留。

（二）护理评估

1.健康史 前列腺增生的病因尚未完全明确。目前公认老龄和有功能的睾丸是发病的基础。随年龄增长而出现的性激素分泌紊乱是前列腺增生的重要因素。受凉、劳累、情绪改变、进食辛辣食物及酗酒等因素，常使原有病情加重。

2.身体状况

（1）尿频 尿频是最早、最常见的症状，尤其是夜间更加明显。主要由于前列腺长期处于充血状态，残余尿量增加，膀胱有效容量减少所致。随着尿路梗阻加重，残余尿量增加，尿频也会加重。

（2）进行性排尿困难 是前列腺增生症最主要的症状。但发展缓慢，轻度梗阻时，排尿起始延迟断续、排尿时间延长；若梗阻加重，患者表现为排尿费力、尿流射程短、尿线细、分叉、断续或终末滴沥；长期排尿困难患者腹压增高，可诱发腹股沟疝、脱肛等。

（3）急性尿潴留 随着梗阻程度的加重，残余尿量增多，长期如此可导致膀胱肌收缩无力，发生尿泌、劳累、寒冷、饮酒、憋尿、久坐等情况都可诱发急性尿潴留，患者不能排尿，膀胱胀满，下腹部剧烈疼痛，常需去医院急诊处理。

（4）其他症状 前列腺增生组织表面有静脉血管扩张充血，破裂后可引起血尿。并发感染或结石，可有膀胱刺激症状，出现尿频、尿急、尿痛等膀胱炎症状。

3.辅助检查

（1）直肠指诊 是诊断前列腺增生症的重要手段，检查时可触及增大的前列腺，表面光滑、质韧、有弹性、边缘清楚、中间沟消失或隆起。

（2）残余尿量测定 该方法有助于判断梗阻和排尿障碍的程度，也是决定手术适应证的重要参考指标之一。排尿后导尿是简单而准确的方法，并能排除尿道狭窄。临床多应用超声测定，具有无损伤性优点，同时，行CT检查有助于前列腺的诊断，并可鉴别前列腺癌。

（3）B超检查 可以直接测得前列腺大小、体积、内部结构等，经直肠超声扫描更为精确；经腹部超声检测测得膀胱残余尿量。

（4）膀胱镜检查 通过膀胱镜直接看到增大的前列腺，判断其程度和部位等。

（5）其他 尿流动力学检查可初步判断梗阻的程度。血清前列腺特异抗原（PSA）测定可鉴别前列腺增生和前列腺癌。

（三）护理诊断

1.排尿形态异常 主要为排尿困难，尿潴留，与前列腺增生引起的尿路梗阻有关。

2.睡眠形态紊乱 与夜尿、尿路梗阻、遗尿和感觉自尊受损有关。

3.有感染的危险 与尿潴留、疾病慢性消耗、免疫力低下有关。

4.焦虑、恐惧 与排尿困难或尿潴留影响睡眠及担心手术预后有关。

（四）护理措施

1.一般护理

（1）指导患者勿在短时间内大量快速饮水，因饮水过量会使膀胱急剧扩张而导致膀胱紧张度的丧失，避免喝酒或有利尿作用的饮料，以免增加膀胱胀满不适，引起尿潴留。

（2）训练排尿机能，当有尿意时不要憋尿，应马上排尿。

（3）鼓励患者说出影响睡眠的因素，给予心理安慰、关怀与沟通，前列腺疾病是老年人常见疾病,给患者和家属解释疾病病因、发病与特征,缓解焦虑和心理压力,配合治疗护理。

(4)协助患者适应环境,老年人动作缓慢,视力较差,在环境上应考虑患者的舒适与安全,病床尽量靠近洗手间或是在床旁放尿壶。夜间病房内需有壁灯,防止患者跌倒摔伤,细心照顾患者生活。

(5)避免受凉、劳累、饮酒、性生活。慎用影响排尿的药物,如阿托品、颠茄;以及抗心律失常药物,如奎尼丁等。及时排尿,避免膀胱过度充盈,减少诱发急性尿潴留的因素,预防复发。避免不必要的导尿、器械检查。

2.用药护理

(1)α受体阻滞剂 该药起效快,但副反应多,主要有头痛、心悸、鼻塞、直立性低血压等,合用降压药时应密切观察患者的血压变化,注意安全方面的护理。

(2)激素类药物 该药无明显不良反应,起效较慢(服药3个月以后),停药后前列腺恢复增生,需终身服药。要做好解释工作,鼓励老年人坚持服药。

3.手术护理 梗阻严重的前列腺增生患者,应考虑手术治疗,有尿路感染和心、肺、肝、肾机能不全时,宜先行留置导尿或膀胱造瘘术,保证持续引流通畅,注意无菌操作和消毒,给膀胱冲洗。待全身情况改善后再行手术。

(1)术前检查心肺、肝肾机能,了解全身状况,每日询问观察患者排尿情况,嘱患者吃粗纤维易消化食物,防止便秘。忌饮酒及辛辣食物,鼓励多饮水,勤排尿。每日4次测量体温,严密观察。

(2)术后观察记录患者意识状况,RP、BP变化,尿量,注意止血、输液,维持膀胱冲洗顺利。观察和预防术后并发症。

(3)前列腺增生手术时偶然发现Ⅰ期癌,一般病灶小、细胞分化好不作处理,严密随诊。局限在前列腺内的Ⅱ期癌可行根治性前列腺切除术。第Ⅲ、Ⅳ期癌以内分泌治疗为主,如促黄体释放激素类似物缓释剂,必要时配合抗雄激素药物,雌激素等治疗。严密掌握激素药物的适应证、用法、剂量和副反应,观察用药后疗效。

4.观察病情,预防并发症

(1)严密观察皮肤、尿道口以及肺部有无感染征象,如发热、乏力、精神萎靡、皮肤炎、溃疡、褥疮、尿道口发红、脓性分泌物、咽痛、胸闷、咳嗽、咳痰、呼吸困难等。

(2)注意导尿等无菌操作,保暖,保持病房空气清新、流通,定时消毒,补充营养,增强抵抗力。保持皮肤、衣物、床单清洁、干燥,穿宽松、柔软、舒适易解易系的衣裤。给予口腔、泌尿道、肛周护理,热水坐浴,减少前列腺充血。必要时应用抗生素治疗。

(五)健康教育

(1)护士应指导患者注意局部清洁卫生,增强局部对病菌的抵抗力;每晚用清水或0.1%高锰酸钾溶液清洁外阴及肛周皮肤;嘱女性患者不要坐浴,勤换内裤。护士应告知患者每天多饮水、勤排尿、不憋尿是最简单、有效的预防泌尿系统感染的方法。护士应嘱患者注意日常饮食营养,禁忌辛辣等刺激性食物;及时治疗局部炎症,如前列腺炎、阴道炎,但要避免不必要的尿道侵入性治疗。

(2)教会患者保持乐观的情绪,养成良好的生活习惯:生活要规律;饮食以清淡为主,避免辛辣或刺激性食物;忌烟酒;保持大便通畅;注意保暖,避免受凉和劳累;避免久坐不动;性生活要适度,以防引起急性尿潴留。

（3）指导老年男性坚持每年进行直肠指诊、前列腺 B 超检查,了解前列腺增生情况。

（4）护士应指导患者遵医嘱服用抗生素,预防感染复发。

四、慢性肾衰竭

（一）概述

1.概念　慢性肾衰竭（CRF）指各种肾疾病与多种全身性疾病逐渐发展引起肾机能缓慢进行性减退,最终出现以代谢产物潴留、水、电解质紊乱、酸碱平衡失调和全身各系统症状为主要表现的临床综合征。

2.病因　老年人慢性肾衰竭多由慢性肾小球肾炎、慢性肾盂肾炎、梗阻性肾病、小动脉性肾硬化、糖尿病肾病、痛风性肾病、高血压肾病、多囊肾等发展而来,多因感染诱发。由于老年人生理性肾机能逐渐下降,在疾病的影响下更易发生肾衰竭。在肾机能障碍发展过程中,发生一系列临床症状,可表现在各个系统,症状较为复杂。在多个脏器衰竭中,肾机能衰竭、心机能衰竭往往是最早发生,也是最常见的。

3.临床表现

（1）氮质血症期　老年人慢性肾机能不全时,症状并不明显,常仅有头痛、头晕、乏力、恶心呕吐等。当病情发展到一定程度,体内代谢产物大量聚积于血液中,出现明显的氮质血症,可引起全身的中毒症状,此时多出现精神、神经异常、嗜睡、高血压、贫血与出血倾向。

（2）尿毒症期　当病情发展,累及多个脏器时,出现代谢紊乱,从而形成尿毒症临床表现。

（二）护理评估

1.健康史　既往史、症状特点、治疗经过及效果等。

2.身体状况　生命体征、皮肤瘙痒、颈静脉怒张。

3.辅助检查　血象表现红细胞、血红蛋白、血小板下降,白细胞可升高。尿液检查可有红细胞尿,管型尿,蛋白尿,尿比重低。肾机能检查有肾小球滤过率下降,血尿素氮、尿酸升高,代谢性酸中毒。B 超、X 线片示双肾缩小。

（三）护理诊断

1.营养失调,低于机体需求量　与消化机能下降、限制蛋白饮食等有关。

2.水电解质、酸碱紊乱　与肾小球滤过率下降、低蛋白血症有关。

3.活动无耐力　与心脏病变、贫血有关。

4.有感染的危险　与营养不良、白细胞减少、透析有关。

5.体液过多　与盐、液体摄入量过多有关。

（四）护理措施

1.一般护理

（1）生活护理　①评估患者活动耐受情况,协助患者日常生活护理,如进食、梳头、洗漱等。②给予患者以舒适、安静的环境,减少刺激,给予良好的心理支持与关怀,促进患者身心休息。

（2）饮食护理　①慢性肾衰竭者在饮食上应特别注意蛋白质的合理摄入,既要防止加重氮质血症,又要防止低蛋白血症和营养不良。早期可通过限制蛋白饮食,给予优质蛋白,给予必需氨基酸,降低血尿素氮,改善肾机能。估计每日的蛋白总量,由鸡蛋、牛奶、少量肉类等提供。同时,可进食新鲜蔬菜、水果,尽量少摄入植物蛋白,如花生、豆类及其制品。②每日提供足够热量,主要提供糖类、脂肪。③指导患者及其家属制订合理的饮食,调理色香味,提供舒适的进食环境,少量多餐。

2.透析疗法护理

晚期可考虑透析疗法。减轻代谢废物聚集,纠正水、电解质和酸碱紊乱。但老年人因血管硬化,效果较差,易发生并发症,出现意外。一般情况较好,年龄太大的患者,不考虑肾移植。

(1)透析前消除患者的恐惧、紧张心理,护士要熟练掌握透析机的操作,准备好透析药品如生理盐水、肝素、5%碳酸氢钠等,急救药品、高渗葡萄糖、10%葡萄糖酸钙、地塞米松、透析液等。

(2)注意穿刺时严密无菌操作,透析过程中严密观察生命体征,引流管通畅与否,观察血流量、透析液的各项指标。预防并发症发生。

(3)透析结束时测量生命征,留取标本作生化检查。注意补充蛋白质及其他营养成分。

3.预防并发症

(1)注意病房定时通风,空气消毒,留置导尿、注射、透析时严格无菌操作。做好皮肤清洁护理,修剪指甲,避免挠抓,给予口腔护理,保持床单、被褥的干燥、清洁,保持泌尿道清洁,保暖,避免受凉。

(2)定期做好各项标本采集、检查,如血、尿、痰等,如有感染,配合医生用抗生素治疗。

(3)注意观察老人有无感染发生,如体温升高、寒战、乏力、食欲下降、呼吸改变、咳嗽、咳痰、尿频、尿急、尿痛和白细胞增高,并及时通知医生。

4.保护肾功能 老年人慢性肾衰竭较青年人进展要慢,因此,尽早预防老年人疾病,解除尿路梗阻,积极、及时预防、控制高血压,控制感染,避免使用对肾有毒性作用的药物,如四环素、卡那霉素、庆大霉素等,加强日常护理,合理营养,清淡、低盐饮食,注意水、电解质平衡,适当户外运动,可保护肾功能,延缓老年人肾功能衰退,可使老年人保持良好的健康状态。

(五)健康教育

1.心理指导 指导病人健康采取积极的治疗态度。

2.饮食指导 ①低蛋白饮食;②给予高热能的饮食;③有高血压、尿少、心衰、水肿的患者应限制水、盐的摄入。

3.活动休息的指导 适当休息,避免重体力活动。

学习任务 8.7　运动系统疾病的护理

一、骨质疏松症的护理

(一)概述

1.概念 骨质疏松症(OP)是一种以骨量减少,骨组织的微结构破坏,导致骨骼的强度降低,骨折危险性增加为特征的全身代谢性疾病。骨质疏松症可分为原发性和继发性两类。老年骨质疏松症属于原发性骨质疏松症Ⅱ型，是机体衰老在骨骼方面的一种特殊表现，也是使骨质脆性增加导致骨折危险性增大的一种常见病。其中老年女性患者发病率更高，主要累及的部位是脊柱和髋骨，发生髋部骨折一年内可有15%死亡、50%残疾。因此，骨质疏松症是导致老年人卧床率和伤残率增高的主要因素。

2.病因

（1）遗传　骨的代谢受多种基因调控，例如维生素 D 受体、雌激素受体基因等。此外，基质胶原和其他结构成分的遗传差异也与骨质疏松有关。

（2）骨吸收增加　①性激素缺乏：性激素雌激素是维持骨吸收和骨形成平衡的重要因素。老年人的性激素水平下降，老年女性性激素可减少80%，雌激素具有拮抗甲状旁腺的骨吸收作用，雌激素下降会导致更多的钙从骨组织中释放。②活性维生素 D 缺乏和甲状旁腺激素（PTH）水平增高：甲状旁腺激素有调节与维持血钙在正常水平的作用。高龄和肾功能减退等原因致肠钙吸收和 $1,25-(OH)2D$。生成减少，使老年人的甲状旁腺激素代偿性分泌增多，导致骨转换率加速和骨丢失。③细胞因子表达紊乱：护骨素（OPG）减少，导致破骨细胞活性增强和骨吸收。

（3）骨形成减少　①峰值骨量降低：峰值骨量50%~80%是由遗传因素决定的，并与种族、发育、营养及生活方式等相关。②骨重建功能衰退：可能是老年性骨质疏松症的重要发病原因。成骨细胞的功能与活性缺陷可导致骨形成不足和骨丢失。③营养成分钙是骨矿物质中最主要的成分，食物是钙的主要来源，老年人由于饮食结构的改变，钙等元素摄入量减少，使钙的负平衡更加严重。④生活方式：适量的活动有利于骨骼的形成和增加骨密度。老年人由于长期卧床和活动过少易导致骨质疏松，此外高蛋白、高盐饮食、吸烟和酗酒等都是骨质疏松的易发因素。

3.临床表现

（1）骨性疼痛　疼痛是因为骨转化加快，吸收增加，强度减少所致骨质疏松性疼痛，以背部疼痛多见。疼痛延期着向两侧进行扩散，仰卧或坐位可使疼痛会有减轻。

（2）身高降低　随着增龄和骨质疏松加重，从而引起身高会出现降低的情况。

（3）病人可以出现驼背　脊柱椎体前部负重最大，尤其第11、12胸椎以及第3腰椎全部负荷更大，容易压缩变形，从而使得脊柱前胸弯曲，形成驼背。

（4）自发性骨折　骨质疏松症患者的骨结构破坏和退行增加，骨强度降低和创伤，或者是轻度的创伤，就可以发生骨折。

（二）护理评估

1.健康史　评估老年人有无脆性骨折或脆性骨折家族史。了解老年人的日常饮食结构、运动及户外活动情况，有无吸烟、酗酒、大量饮用咖啡、高蛋白和高盐饮食、光照减少、长期卧床等易导致骨质疏松症的危险因素存在。询问老年女性的月经史、孕产史和绝经史。评估老年人有无腰痛及疼痛的性质，有无骨折，年轻及现在的体重及是否有变矮，有无长期服用药物与服药的原因、剂量、时间、存在的不良反应等。

2.身体状况

（1）疼痛　是骨质疏松症出现较早的症状，表现为腰背痛或全身骨痛，以腰背痛多见，占疼痛患者的70%~80%。疼痛沿脊柱向两侧扩散，仰卧或坐位时疼痛减轻，直立时后伸或久立、久坐时疼痛加剧，日间疼痛轻，夜间和清晨醒来时加重，肌肉运动、弯腰、咳嗽、大便用力时加重。

（2）身长缩短、驼背　骨质疏松非常严重时，可因椎体骨密度减少导致脊椎椎体压缩变形，每个椎体缩短2 mm，身长平均缩短3~6 cm，严重者伴驼背。

（3）骨折　是骨质疏松症最常见和最严重的并发症。常因轻微活动或创伤诱发，如负重、打喷嚏、弯腰、挤压或摔倒等。多发部位在老年前期以桡骨远端骨折多见，老年期以后腰椎和股骨上端骨折多见，其中股骨颈骨折最常见。

3.辅助检查

（1）骨生化检查　骨生化指标包括骨形成指标、骨吸收指标及血、尿骨矿物质成分。主要检查有：①骨钙素，是骨更新的敏感指标，可有轻度升高；②尿羟赖氨酸糖苷，是骨吸收的敏感指标，可升高；③血清镁、尿镁，均有所下降。

（2）X线检查　是最简单易行的检查方法。一般在骨量丢失超过30%时，才能在X线片上显示出骨质疏松，表现为皮质变薄，骨小梁减少变细，骨密度降低，透明度增大，晚期出现骨变形及骨折。其中锁骨皮质厚度降至3.5~4.0 mm时，易伴有椎体压缩性骨折。

（3）骨密度检查　采用单光子骨密度吸收仪、双能X线吸收仪、定量CT检查等测定骨密度，骨密度低于同性别峰值骨量的2.5个标准差以上，可诊断为骨质疏松症。

4.心理、社会状况　骨质疏松、骨折会导致骨痛和活动受限，限制老年人的社交活动；骨折后，治疗和较长的护理周期会加重家庭和社会的负担。驼背等自我形象的改变、经济负担及家属的支持情况都会给老年人带来心理压力，老年人易出现烦躁、焦虑、悲观、失望等情绪。评估时，应了解老年人骨折后是否有焦虑、抑郁等情绪，是否因行动不便或担心骨折而减少社交活动；了解家庭和社会的支持和照顾能力。

（三）护理诊断

1.疼痛　与骨质疏松症、肌肉痉挛、骨质吸收增多或骨折有关。

2.躯体活动障碍　与骨痛、骨折、肌痉挛等引起的活动受限有关。

3.焦虑　与担心疾病预后有关。

4.知识缺乏　患者缺乏骨质疏松症的预防和自我护理知识。

5.情境性自尊低下　与椎体骨折引起的身长缩短或驼背有关。

6.潜在并发症　主要为骨折，与骨质疏松症有关。

（四）护理措施

1.减轻或缓解疼痛　疼痛的原因主要与腰背肌肉紧张及椎体压缩性骨折有关。患者休息时应卧于加薄垫木床上，仰卧时头不可过高，在腰下垫一薄枕。局部疼痛可热敷、按摩，促进血液循环，减轻肌肉痉挛，缓解疼痛，疼痛严重时可遵医嘱使用镇痛药、抗炎药或肌肉松弛剂等药物，使用镇痛药物时多注意对消化系统的影响。骨折的患者应通过手术或牵引缓解疼痛。

2.休息与活动　根据老年人的身体状况，制订合理的运动计划，多进行户外活动和日光浴。疼痛较明显的老年人急性期需卧床休息，急性期后根据老年人的情况逐渐增加活动量。对能活动者，应每天坚持适量的活动以增加骨密度；因疼痛而活动受限者，每天进行关节的活动练习和肌肉的收缩训练，以保持肌肉张力；对因骨折而固定或牵引者，可指导其做上下甩动臂膀、扭动足趾，做足背屈和趾屈等动作。

3.饮食护理　老人每天元素钙的摄入量应为800~1 200 mg，维生素D的需要量为600~800 U。补足钙质能够有效地预防骨质疏松症，因此，老年人应多摄入富含钙和维生素D的食物，同时补充足够的维生素 A、维生素 C 及含铁的食物,以利于钙的吸收。富含钙质的食物有牛奶、乳制品、大豆、豆制品、芝麻酱、海带、虾米等;富含维生素 D 的食物有禽、蛋、肝、鱼肝油等。应提倡低钠、高钾、高钙和非饱和脂肪酸饮食,适度摄取蛋白质和脂肪,戒烟酒,避免咖啡因的摄入过多。

4.用药护理

(1)钙剂 服用钙剂(如碳酸钙、葡萄糖酸钙等)时,应在饭后 1 h 或睡前服用,同时服用维生素 D 以促进钙的吸收,不可与绿叶蔬菜一起服用,使用过程中要增加饮水量以减少泌尿系统结石形成的概率并防止便秘,指导患者补充钙剂和维生素 D 时,护士要监测患者血中钙、磷含量的变化,防止发生高钙血症和高磷血症。

(2)钙调节剂 ①降钙素:对骨质疏松症所致骨痛有明显的治疗效果,直接抑制破骨细胞对骨的破坏,使骨骼释放钙减少,同时促进骨骼吸收血中的钙,使血钙降低。降钙素可对抗 PTH 促进骨吸收的作用并使血磷降低;②维生素 D:在服用维生素 D 的过程中要监测血清钙和肌酐的变化;③雌激素:是女性绝经后骨质疏松症的首选用药。采用雌激素替代疗法时,护士应了解患者家族中有无妇科肿瘤患者,并密切观察患者用药后的反应,如有无阴道出血等情况,指导患者定期做乳房检查;④雄激素:用于男性老年患者。雄激素用于男性骨质疏松症的治疗。雄激素对肝脏有损害作用,并常导致水、钠潴留和前列腺增生,用药过程中要定期监测。

(五)健康教育

1.预防 骨质疏松症目前还没有特效药,发病后难以使骨组织微结构完全修复,因此预防是关键,这比治疗更为理想和重要。防治的三要素是营养、运动和防跌倒。老年人膳食应合理,制订每日饮食计划,做到高钙的同时给高热量、高蛋白、高维生素饮食,少饮酒和咖啡,不吸烟,不滥服镇静药。妇女绝经后若无禁忌证可应用雌激素替代治疗 5~10 年,这是目前防治老年女性骨质疏松症的有效措施。加强自我保护,注意防止摔倒,减少骨折的发生。

2.日常护理 护士应指导患者遵医嘱用药,勿自行减量或停药,让患者了解所用药物的作用,注意观察其有无不良反应;密切监测患者骨质变化的情况,及时调整治疗方案。严重骨质疏松症患者要睡硬板床,以防止加重椎体压缩性骨折。定期复查血钙,尽早发现骨量减少和骨质疏松,以便早期治疗。

 思考与训练

一、名词解释

1.老年高血压:

2.冠心病:

3.帕金森病:

4.阿尔茨海默病:

二、选择题

1.导致 COPD 发生最重要的因素是(   )。

  A.空气污染   B.呼吸道感染

  C.吸烟   D.自主神经功能失调

  E.蛋白酶-抗蛋白酶失衡

2.COPD患者死亡的主要原因是（　　）。

    A.急性呼吸衰竭　　　　　　　　　B.肺心病

    C.严重肺部感染　　　　　　　　　D.心力衰竭

    E.肺动脉高压

3.关于COPD患者呼吸训练，描述不正确的是（　　）。

    A.腹式呼吸可根据体能采取站位、卧位或半卧位

    B.腹式呼吸时用鼻吸气、用口呼气，吸气时腹部下陷，呼气时腹部向外凸起

    C.腹式呼吸时，呼气长于吸气，呼气时间是吸气的1~2倍

    D.呼吸训练包括腹式呼吸和缩唇呼吸

    E.呼吸训练可增加呼吸肌活动能力、提高通气量

4.慢性肺心病死亡的首要原因是（　　）。

    A.上消化道出血　　　　　　　　　B.心律失常

    C.肺性脑病　　　　　　　　　　　D.酸碱失衡、电解质紊乱

    E.DIC

5.老年性阴道炎的表现症状是（　　）。

    A.阴道分泌物减少

    B.阴道分泌物呈血性

    C.阴道分泌物呈白色豆渣样

    D.阴道分泌黄色稀薄，阴道有不规则流血

6.老年性阴道炎治疗的首选方法是（　　）。

    A.全身用药　　　　　　　　　　　B.全身加局部用药

    C.阴道局部用药　　　　　　　　　D.不用药物，观察

    E.静脉给药

7.老年性阴道炎发生的原因是（　　）。

    A.雌激素水平升高　　　　　　　　B.雌激素水平降低

    C.阴道内酸度升高　　　　　　　　D.阴道黏膜变厚

    E.乳酸杆菌增多

8.帕金森病患者躯体呈前倾前屈姿势，行走时上肢协同摆动动作消失或减少，起动和终止均有困难，步距缩小，这种特殊步态称为（　　）。

    A.醉汉步态　　　　　　　　　　　B.跨越步态

    C.划圈步态　　　　　　　　　　　D.鸭步

    E.慌张步态

9.阿尔茨海默病是指（　　）。

    A.老年性痴呆　　　　　　　　　　B.血管性痴呆

    C.焦虑　　　　　　　　　　　　　D.精神分裂症

    E.谵妄

10.发生帕金森病的原因，是由于下列哪种神经递质的减少？（　　）

    A.乙酰胆碱　　　　　　　　　　　B.多巴胺

C.5-羟色胺   D.肾上腺素

E.7-氨基丁酸

11.老年痴呆症临床首发症状为( )。

A.记忆障碍   B.定向障碍

C.人格障碍   D.思维障碍

E.睡眠障碍

12.下列关于老年糖尿病的特点中,不正确的是( )。

A.典型的"三多一少"的症状少见

B.易并发大血管病变

C.易并发微血管病变

D.多为2型糖尿病

E.常以慢性并发症为主述就诊

13.非酮症性高渗性糖尿病昏迷的特点是( )。

A.血酮体呈阳性

B.尿酮体呈阳性

C.多无脱水表现

D.临床表现为多饮多尿,有神志改变

E.血糖浓度和临床症状不相关,表现昏迷时血糖浓度可不高

14.关于老年甲亢临床表现的描述,错误的是( )。

A.老年甲亢可出现心动过缓等慢性心律失常,往往不易与冠心病等鉴别

B.常以慢性肌病为主要及首要临床表现

C.往往表现为抑郁、嗜睡等,而不是激动、易激惹

D.厌食常见

E.腹泻常见

15.老年人甲亢的特点有( )。

A.老年甲亢患者高代谢、眼病、甲状腺肿大等往往均不明显

B.常为"单一系统"表现

C.比年轻患者更易产生危象

D.以Graves病最常见

E.在心血管、神经精神等方面往往不是兴奋性表现,而是抑郁性表现

16.关于老年甲亢伴浸润性突眼者,下列说法正确的是( )。

A.男性比女性眼病出现率高

B.无须治疗

C.服用利尿剂可减轻眼周及眼球后水肿

D.同时服用甲状腺制剂可控制突眼发展

E.不宜使用糖皮质激素治疗

三、简答题

1.急性心肌梗死老年人应采取哪些护理措施?

2.简述慢性阻塞性肺疾病患者的饮食护理。

3.简述睡眠呼吸暂停综合征的临床特点。

4.老年人尿路感染的原因是什么？

5.老年人尿路感染的护理措施是什么？

6.老年性阴道炎的主要症状是什么？

7.帕金森患者的护理要点有哪些？

8.老年糖尿病患者健康教育内容有哪些？

9.老年糖尿病患者的慢性并发症有哪些？

四、案例分析

患者，男，61 岁，因"咳嗽、咳痰伴喘息 4 天，加重 2 天"入院。主诉慢性咳嗽、咳痰超 20 年。4 天前因着凉后咳嗽、咳痰加重，咳大量黄色黏稠痰液，感胸闷气急，近 2 天症状更加明显。食欲下降，睡眠质量差。无高血压、心脏病史，吸烟 30 年，每天半包至 1 包。体格检查：体温 37.5 ℃，脉搏 98 次/min，呼吸 24 次/min，血压 130/80 mmHg；精神疲惫，口唇发绀，呼吸浅快、费力，颈静脉怒张，桶状胸，双肺过清音，右肺可闻及少量湿啰音，腹平软，肝脾未及；双下肢 轻度可凹性水肿。胸部 X 线检查：两肺野透明度增加、横膈下移。动脉血气分析：PaO_2 60 mmHg，$PaCO_2$ 50 mmHg。

问题：

1.患者发生了什么情况？

2.请提出主要的护理诊断。

3.请制订相应的护理措施。

4.应向患者进行哪些方面的健康教育？

患者，女，63 岁，身高 1.60 m，体重 62 kg，主诉口渴、多饮、乏力 4 年余。到当地医院就诊，查空腹血糖 7 mmol/L，诊断为"糖尿病"。1 个月前患者自感口渴、多饮、乏力症状明显加重，到当地医院就诊，查空腹血糖较之前明显升高，经加用降糖药治疗后，症状无明显改善，血糖下降不明显，遂入院就诊。现食欲减退，食后腹胀，寐差，大便正常，小便频数（每天 10~15 次）。体格检查未见异常。舌红、苔黄腻，脉弦数。实验室检查：空腹血糖 8.98 mmol/L，餐后 1 h 血糖 16.3 mmol/L，餐后 2 h 血糖 17.5 mmol/L，餐后 3 h 血糖 16.1 mmol/L。尿常规示白细胞 5~10 个/HP；血常规示白细胞 $1.5×10^9$/L，中性粒细胞 0.8，淋巴细胞 0.2。

问题：

1.请提出主要的护理诊断。

2.为该患者制订护理措施。

3.如何对该患者进行饮食指导？

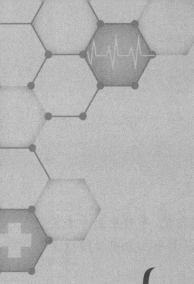

项目9
老年人的临终关怀

【学习目标】

1.掌握:临终关怀的概念和意义,临终老年人的心理特征及临终老年人的护理措施,能够根据临终老年人的情绪、行为判断其心理变化的分期,并采取护理措施。

2.了解:临终关怀的发展史,死亡教育的意义及内容。

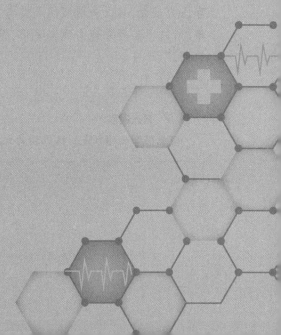

▶▷ 思政育人目标

通过本项目的学习,使学生了解我国老龄化发展趋势、养老政策、养老专业人才紧缺等情况,逐渐让学生产生共情,培养其敬业奉献的精神,以及以老年人为中心的职业操守。

▶▷ 思政育人案例导入

"最美医生"——
周南

思政延伸:

"最美医生"周南曾在演讲中对协和医学院的毕业生们说:"当医生,我们所从事的这个职业,是非常有成就感的,医生可以在患者最绝望、最无助的时候给予他们最直接的帮助。在未来的职业生涯中,一定要有底气、有自信,以我们的职业为荣。""但只会做事,是远远不够的,还要考虑到做事的出发点。""在西藏,人们最重视的一个品质就是善良,所谓的善良就是你做事的出发点,不只是考虑自己,还是考虑更多的人,你做事的出发点是为了帮助更多的人,所以善良是一个特别重要的品质。""我知道现在的年轻人生存压力很大,有很多现实问题要考虑,但是想一下,人生其实很短暂,只有这么短短几十年,所以不要轻易地向现实妥协,做一个让你自己骄傲、对这个世界有益的人,其实是更好的。"

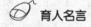 育人名言

可能刚开始你只是一根微弱的火柴,但可以通过自己的燃烧照亮更多的人。——周南

学习任务 9.1　临终关怀

一、临终关怀的概述

老年期是生命的最后阶段,而临终和死亡则是此阶段不可避免的终结。老年人在走完人生最后一程时,不仅意味着与家人、朋友、社会的永远离别,还经受着令人难以想象的精神及身体上的折磨和痛苦,因此,处于生命临终阶段的老年人与处于生命的其他阶段的人一样需要关怀和照护。护士应了解临终老年人的生理、心理变化特点,以及其家属的心理社会反应,通过具体的护理措施尽可能地减轻临终老年人的身体和精神上的痛苦,提高其生命质量,维护其生命尊严。

死亡是一种不可避免、无可置疑、普遍的经历。尽管如此,人们在应对死亡时,往往会表现出恐惧和愤怒,难以接受现实。然而80%的死亡发生在老年期,老年科的护士需要经常面对死亡。临终关怀将涉及临终者、家庭成员、朋友等,这就使得护士须具备高度的敏锐力、洞察力及死亡相关知识,采用更为人性化的方式,基于全人理念,着眼于满足个体需要,同时认识到家庭成员和"核心成员"在个体临终过程中至关重要的作用。

二、临终关怀的意义

临终关怀是社会文明发展到一定阶段的必然产物,它通常指由医生、护士、心理师、社工和义工等多方人员组成的团队对无救治希望、存活期限不超过 3~6 个月的临终患者提供特殊的缓和医疗服务,也包括对临终者家属提供身心慰藉和支持。临终患者,拥有死亡权才是拥有完整的生命权,临终患者可以自主安排最后时日,避免破坏性的延命救治。无力回天的病患不必依赖医疗技术和大量财力被动延续生命,而可以凭借基础治疗缓解身体不适作为保证,按照自我意愿度完剩余时光。

1.转变观念,真正彰显人道主义精神　临终关怀挑战了两大习惯认知,一是西医理念,即以延续生命为最高目标而忽略生命质量;二是传统孝道,即将放弃创伤性治疗等同于放弃亲人生命。临终关怀回归到死亡本有的自然属性,强调生命是身心统一的整体,患者的精神层面受到重视,扭转了现代医学以笛卡尔身心二元论为基础的生命认知,将临终者从无望的机械性救治中解放出来,赋予其支配生命的自由。临终关怀在实践中呈现出高度的立体化和社会化,集中体现着社会人文关怀,造福了无数的患者和家庭。

2.节约费用,有效利用和合理分配医疗资源　国家推广临终关怀,必能节省巨额医疗开支、减少医疗浪费。此外,临终关怀具有公益性,能够吸纳社会慈善资金,构成社会医疗经费的有效补充;有助于有限的医疗资源充分发挥效用,缓解医疗资源和社会需求之间的落差。

3.安抚亲属,减轻临终老年人家属负担　临终关怀机构与团队的介入,不仅弥补了现代家庭护理人员短缺且不专业的问题,而且提供足够的人力保障。临终关怀通常无须费用高昂的仪器设备,有效地缓解患者家庭的经济压力。丧亲者经由全程的专业帮助,可有效降低悲伤反应,尽快恢复正常的工作与生活,大大减少对社会的隐性损失。

我国在现代化进程中出现的问题是发达国家也经历过的现代化给社会带来巨大变革,诸如人口不断膨胀并城镇化集中、家庭模式日趋核心化、人口高度老龄化等,这导致家庭传统的照护功能由强变弱,承受亲属死亡的能力衰退,这对社会和家庭的负面影响初见端倪,而未来形势更显严峻。当前需要"临终救护"的人口基数日益庞大,社会化的临终关怀服务日益凸显出巨大的必要性和迫切性。

三、我国临终关怀的现状

(一)我国临终关怀事业的发展

我国临终关怀事业的发展较晚,1988年7月,天津医学院在美籍华人黄天中博士的资助下,成立了中国第一个临终关怀专门研究中心。天津医学院临终关怀研究中心的建立,标志着中国已跻身于世界临终关怀研究与实践的行列。之后,中国心理卫生协会临终关怀专业委员会和临终关怀基金也相继成立。北京松堂关怀院、上海南汇护理院等不同类型的临终关怀机构也先后建立。目前,在我国各大城市建立的临终关怀机构已经超过120家。2001年,在一些基金会的捐资下,又在全国多个省市建立了20所临终关怀服务机构,进一步推进我国临终事业的发展。2006年4月,中国生命关怀协会成立,标志着我国有了一个全国性临终关怀行业管理的社会团体。

(二)我国临终关怀的组织形式

目前,我国临终关怀的组织形式主要有三种。

1.临终关怀专门机构 如北京松堂关怀院。

2.附设的临终关怀机构 即综合医院内的专科病房或病区,这也是目前我国的最主要的形式,如中国医学科学院肿瘤医院的"温馨病房",北京市朝阳门医院的老年临终关怀病区。

3.家庭临终关怀病床 它一般是以社区为基础、以家庭为单位开展的临终关怀服务。

四、我国老年人临终关怀的影响因素

我国临终关怀事业起步晚,发展迅速,特别是在近20年中取得了长足的进步,但是发展不平衡,特别是在中小城市及边远山区,老年临终关怀机构较少。当前影响我国老年临终关怀的主要因素有以下几方面。

(一)"临终"阶段难以确定

何时为"临终",目前尚无确切标准,临床患者的病情变化多数情况下是缓慢发展的,尤其是老年人的病情变化不仅缓慢而且经常反复,很难确定何时为"临终",加之临终者及家属心存奇迹出现的希望,不愿放弃无意义的治疗。

(二)医务人员知识缺乏

目前,我国临终关怀最主要的形式是综合医院内附设的临终关怀机构,但缺乏相应的培训机制,大多数医务人员对临终关怀的概念不熟悉,对临终患者仍采取以治疗为主的服务方式,也未全面开展对临终患者家属提供服务,整个医疗保健系统对临终关怀没有形成统一的积极的伦理环境。虽然知道是临终患者,却总想方设法用最好的药物、最先进的设备挽留生命,将大量的人力、物力投入到无望的治疗上,既给临终患者身心造成了极大的痛苦,给国家造成了医疗资源浪费,也加重了临终患者家庭经济负担及精神负担。

(三)服务机构和资金不足

我国的经济水平制约着临终关怀事业的发展。大多数临终关怀机构还没有纳入国家医疗保障体系中,临终关怀机构主要靠医疗收入来维持,部分低收入临终老年人无法享受到临终关怀,从而影响了临终关怀事业的发展。

(四)传统观念的束缚

1.传统死亡观的影响 "生死荣衰"是中国传统的社会习俗,人们用逃避的心理,非理性地对待生命的终结。在这样的背景下,中国人认为死亡是不幸和恐惧的,对死亡采取躲避的负面态度,甚至忌讳谈论死亡。一些医护人员也受此传统观念影响,忌讳谈论死亡,对临终关怀的哲理原则知之甚少,甚至有对临终关怀产生错误的理解。

2.传统孝道观的影响 "百善孝为先"的传统孝道观念早已深深融入中国人的价值观中,使国人缺少对临终关怀心理和情感上的准备。现实生活中,子女想对亲人进行临终关怀,通常承受着两方面的压力,一是来自内心世界的自我良心谴责;二是来自社会的评价,比如"久病床前无孝子""养儿防老"等。因此,错误地认为父母临终时子女只要守在老年人身边就是孝道,反之则视为不孝,不愿将老年人送到专门的医疗机构接受临终关怀服务;孝道是不惜一切代价地延长患者的生命。实际上,临终关怀的原则是不以延长生命为唯一目的,而以减轻临终患者的身心痛苦和提高生活质量为宗旨。从这个意义上说,尊重、满足临终患者的个体需求才是真正的孝道。

3.传统生命观的影响 临终关怀尊重死亡是一个自然的过程,既不加速也不延迟。传统的护理观认为只有治疗才是负责任的表现,因而过分期望和过度给予根治性治疗。而临终关怀中注重护理而非提高治疗,重视生命的质量必然就要放弃一些无效救治,这与传统的护理观念存在差异。因此,不以延长患者的生存时间为目的的本质致使大多数人的内心无法认同、行动给予排斥。

(五)临终关怀教育尚未普及

目前,我国只有少部分医学院校开展了临终关怀教育,而且尚没有临终关怀专科医生和护理人员的训练及认证。大众很少接受科学的死亡教育,媒体对社会公众生死观的教育远远不够,人们对死亡常持否定、回避的态度,甚至有人误将临终关怀理解为"安乐死"。大众对死亡能公开谈论、自然面对者仅占少数,多数人认为晦气、不吉利。这些死亡观在某种程度上阻碍和制约了临终关怀事业的发展。

学习任务 9.2 老年人的死亡教育

一、死亡

(一)死亡的定义

死亡是生命活动不可逆转的终止,是人本质特征的永远消失,是机体完整性的破坏和新陈代谢的停止。

(二)死亡的标准

传统死亡观认为呼吸和心跳的停止是判断死亡的唯一标准。但随着现代医学的进步和发展,尤其是心肺复苏术和移植技术的应用,使呼吸、心跳停止而大脑功能完好的患者仍可以延长生命,甚至痊愈;而一旦大脑功能受到不可逆的破坏,即使依靠仪器维持呼吸、心跳,也只是维持植物性生命。因此,传统的死亡概念受到了挑战,不可逆的脑死亡成为判断生命活动终止的标准。

1968年,在第22届世界医学大会上,美国哈佛大学医学院特设委员会提出了判断脑死亡的标准:不可逆转的深昏迷,对各种内、外刺激均无反应;自主呼吸停止;脑干反射消失;脑电波消失。以上4条标准在24 h内反复测试结果均无变化者可确诊为脑死亡。

二、死亡的心理类型

老年人对待死亡的态度受到许多因素的影响,如文化程度、社会地位、宗教信仰、心理成熟程度、年龄、性格、身体状况、经济情况和身边重要人物的态度等。老年人对待死亡的心理类型主要有以下几种表现。

1.理智型 老年人当意识到死亡即将来临时,能从容地面对死亡,并在临终前安排好自己的工作、家庭事务及后事,这类老年人一般文化程度和心理成熟程度比较高,他们能够比较镇定地对待死亡,能意识到死亡对配偶、孩子和朋友是最大的生活事件,因而总是尽量避免自己的死亡给亲友带来太多的痛苦和影响。他们往往在精神还好时,就已经认真地写好了遗嘱,交代自己死后的财产分配、遗体的处理或器官捐赠等事宜。

2.积极应对型 老年人有强烈的生存意识,他们能从人的自然属性来认识死亡首先取决于生物学因素,也能意识到意志对死亡的作用。因此,能用顽强的意志与病魔作斗争,如忍受着病痛的折磨和诊治带来的痛苦,寻找各种治疗方法以赢得生机。这类老年人大多是低龄老年人,并且有很强的斗志和毅力。

3.接受型 这类老年人分为两种表现,一种是无可奈何地接受死亡的事实,如在农村,有些老年人一到60岁,子女就开始为其准备后事,做寿衣、做棺木、修坟墓等。对此,老年人心有失落但也只能沉默,无可奈何地接受;另一种老年人把此事看得很正常,认为死亡是到另一个世界去,因此,要亲自过问后事准备,担心别人办不好。

4.恐惧型 老年人极端害怕死亡,十分留恋人生。这类老年人一般都有较好的社会地位、经济条件和良好的家庭关系,期望能在老年享受天伦之乐,看到儿女成家立业、兴旺发达。表现为往往会不惜代价,冥思苦想,寻找起死回生的药方,全神贯注于自身机体的功能上,如喜欢服用一些滋补、保健药品,千方百计延长生命。

5.解脱型 此类老年人大多有着极大的生理、心理问题。可能是家境贫苦、饥寒交迫、衣食无着,缺乏子女的关爱,或者身患绝症、病魔缠身极度痛苦。对生活已毫无兴趣,觉得活着是一种痛苦,因而希望早些了结人生。

6.无所谓型 有的老年人不理会死亡,对死亡持无所谓的态度。

三、死亡教育

(一)死亡教育的概念

死亡教育是就如何引导人们科学、人道地认识和对待死亡而进行的教育。其主旨在于使人们正确地认识和对待生死问题,理解死亡是人类自然生命历程的必然组成部分,树立科学、合理、健康的死亡观,消除对死亡的恐惧、焦虑等。死亡教育的对象包括老年人及其家属。对临终老年人进行死亡教育的目的是帮助其消除对死亡的恐惧,使其能坦然地准备,面对和接受死亡;对临终老年人家属进行死亡教育的目的是帮助他们适应患者病情的变化和死亡,使其有准备地接受丧亲之痛,帮助他们缩短适应时间。

(二)对待死亡的态度

1.接受死亡 大多数人认为死亡是不可避免的,是赋予生命循环以意义的连贯性事件,是人类作为一个整体存在所必需的经历。

2.蔑视死亡 蔑视死亡的态度多与信仰有关,以死亡为解脱或新生活的开始。

3.否认死亡 有些人认为人不应该死亡,特别指望医学的发展能使人永生。影响人们对待死亡的态度的因素有很多。不同的历史时期,不同的国家、地区、民族,不同的社会因素(政治社会环境、传统文化、社会习俗等)和个体因素(年龄、文化程度、社会经历、宗教信仰、健康状况等)都会影响人们对待死亡的态度,使每个人对死亡都有独特的感觉与看法。

(三)死亡教育的意义

死亡是任何人都不可回避的现实,是不以人的意志为转移的客观规律。死亡教育的意义是帮助人们认识、把握有关死亡与濒死的客观规律,从而树立科学的死亡观。

(1)死亡教育可以帮助人们树立科学的唯物主义的生死观,使每个人从思想观念上接受死亡,认识到死亡作为个体存在的终止是每个人都必须完成的一生仅有一次的真实,要以科学的态度正视它。

(2)普及死亡教育可以打破死亡话题的社会禁忌,促进以科学、文明、进步取代迷信、愚昧、落后的进程,使社会接纳死亡。

(3)死亡教育可以使人们更加珍惜生命,度过一生中最后的时间,并做好死亡前的准备,让生命发挥出其应有的价值。

（4）死亡教育能够帮助人们减轻或消除对死亡的恐惧,缓解其心理压力和精神上的痛苦,减轻、消除其失落感或自我丧失的恐惧感。

（5）死亡教育可以帮助死者亲属接受亲人已经死亡的现实,了解悲伤与沮丧,尽快适应亲人去世后的生活,缩短悲伤过程,顺利地度过居丧期,保持身心健康。

（6）临终关怀工作者接受死亡教育既可以端正自身对死亡的认识,又能够提高对临终者及其亲属实施身心整体照护的能力。

（四）老年人死亡教育的内容

1.正确对待疾病 疾病危及人的健康和生存。和疾病作斗争,从某种意义上讲是和死亡作斗争。医护人员应"以患者为中心",以支持治疗、姑息治疗、控制症状为主,让老年人了解积极的心理活动有利于提高机体免疫功能,良好的情绪、乐观的态度和充足的信心是战胜疾病的良药。

2.树立正确的生命观 护理人员应注重老年人的尊严与价值,提高他们临终期的生命质量,照护老年人时要了解他们的精神心理需求,缓解他们的孤独、焦虑等不良情绪,帮助他们树立正确的"生死观",及时进行有效的心理疏导。应让老年人意识到死亡是人必然逃脱不了的命运,是生物学现象;生命有限,只有珍惜生命,活着追求有意义的人生,才能坦然地面对死亡。

3.做好充分的心理准备 要做到坦然地面对死亡,从心理上接受死亡、战胜死亡,并不是容易的事。对老年人进行死亡教育,并不是让他们去掌握生死学的理论,也不必将有关死亡的所有问题全部讲清,重点在于了解他们的文化素养、信仰、对死亡的看法,以及在面对死亡的情况下内心的恐惧、担心、忧虑等,根据老年人不同的年龄、性格、职业、家庭背景等因人而异地开展死亡教育,使他们从容地面对自我之死和他人之死。

学习任务 9.3 老年人的临终护理

一、临终护理的概念

临终护理是对已经失去治愈希望的患者在生命即将终结时所实施的一种综合性护理,是临终关怀的重要组成部分。

二、临终护理的目的

临终护理是尽最大的努力减轻患者痛苦,缓解面对死亡的恐惧和不安,稳定其情绪,维护其尊严,提高临终患者生命质量,使其在安宁、舒适的环境中离开世界。

三、临终老年人的生理变化

1.肌肉失去张力 肌肉失去张力后,临终老年人表现为大小便失禁,吞咽困难,无法保持安全舒适的功能体位,肢体软弱无力,不能进行自主躯体活动,无力翻身,容易发生压疮。

2.胃肠蠕动减弱　临终老年人表现为食欲不振、恶心、呕吐、腹胀、脱水、口干等,体重减轻。

3.呼吸功能减弱　临终老年人表现为呼吸频率不规则,呼吸深度由深变浅,出现鼻翼呼吸、张口呼吸等,由于分泌物在支气管内潴留,出现痰鸣音及鼾声呼吸,最终呼吸停止。

4.循环功能减弱　临终老年人表现为皮肤苍白、湿冷、大量出汗,四肢发绀、发硬,出现斑点,然后向中央发展,脉搏细速、不规则甚至测不出,血压逐渐降低甚至测不出,心尖冲动减弱。

5.意识改变　若病变未波及神经系统,临终老年人神志仍可清醒,反之则很快出现嗜睡、意识模糊等意识障碍。临终意识可分为三期:①昏睡期,对周围事物无反应,处于睡眠状态,强烈刺激可暂时转醒;②木僵期,可以唤醒的无意识状态;③昏迷期,唤不醒的无意识状态,意识完全丧失。

6.感知觉改变　临终老年人表现为视觉逐渐减退,直至视力消失。听觉常是最后消失的感觉功能。疼痛是老年人临终前最严重的症状,表现为烦躁不安、疼痛面容(五官扭曲、眉头紧锁、眼睛睁大或紧闭、双眼无神、咬牙)。

7.免疫力下降　临终老年人表现为呼吸道、消化道、泌尿系统容易感染,且用一般抗生素不容易控制。

8.脏器功能临近衰竭

高龄老年人往往一个器官功能衰竭,可以诱发多器官功能衰竭,容易危及生命。

四、临终老年人的心理变化

老年人临终前的心理反应是十分复杂的。根据观察到的患者的情况,临终者通常经历五个心理反应阶段,即否认期、愤怒期、协议期、忧郁期、接收期。

(一)否认期

患者得知自己病重,即将面临死亡,其心理反应是"不,不会是我,可能弄错了",极力否认、拒绝接受事实。他们怀着侥幸的心理四处求医,希望是误诊。这些反应是一种防卫机制,它可减少不良信息对患者的刺激,使其躲避现实的压迫感,有较多的时间来调整自己,面对死亡。这段时间的长短因人而异,大部分患者能很快停止否认,而有些人甚至会始终否认,直至死亡。

(二)愤怒期

当否认无法再持续下去时,患者常表现为暴躁、生气与激怒,产生"为什么是我,这不公平"的心理,遇到一些不顺心的事就大发脾气,将愤怒的情绪向医护人员、朋友、家属等接近他的人发泄,或对医院的制度、治疗等方面表示不满,有些老年人十分固执己见,不配合治疗和护理,以弥补内心的不平。

(三)协议期

患者愤怒的心理消失,接受临终的事实。有些患者为了尽量延长生命,作出许多承诺作为交换条件,出现"请让我好起来,我一定……"的心理。此期患者变得和善,对自己的病情抱有希望,能配合治疗。

(四)忧郁期

当患者发现身体状况日益恶化,协商无法阻止死亡来临,会产生很强烈的失落感,产生"好吧,那就是我的命运"的想法,出现悲伤、退缩、情绪低落、沉默、哭泣、忧郁、绝望等反应,要求与亲朋好友见面,希望有他喜爱的人陪伴照顾。

(五)接受期

这是临终的最后阶段。在一切的努力、挣扎之后,患者变得平静,产生"好吧,既然是我,那就去面对吧"的心理,接受即将面临死亡的事实,也能思虑后事,思考个人死亡问题。患者喜欢独处,睡眠时间增加,情感减退,静等死亡的到来。

上述五个心理反应阶段,是因人而异的,有的可以重合有的可以提前,有的可以推后,也有的可能始终停留在某一个阶段。

五、临终老年人的常见护理诊断

1.疼痛 主要与晚期肿瘤、器官病变压迫、损伤、刺激感觉神经末梢有关。

2.低效性呼吸型态 主要与呼吸道感染、呼吸道梗阻、呼吸功能衰竭及心、肺功能不全有关。

3.恐惧 与惧怕死亡、产生死亡临近的幻觉和(或)幻听有关。

4.生活自理能力缺陷 与极度衰竭有关。

5.意识障碍 与大脑缺血缺氧及器质性改变有关。

六、老年人临终前的护理

(一)临终老年人的生理护理

生理需求是临终患者最基本、最应该满足的需求。

1.控制疼痛 医护人员应观察疼痛的性质、部位、程度及持续时间,了解并发症,针对疼痛提供支持措施,帮助患者选择减轻疼痛的最有效方法。做到及时、准确给药,注意观察用药后的反应,把握好用药的阶段,选择恰当的剂量和给药方式,达到控制疼痛的目的。及时发现和协助处理不适症状,预防并发症的发生。

2.基本生理需要 包括保持身体清洁,做好头发、皮肤、口腔、鼻腔、眼睛及指、趾甲的护理;增进食欲,供给营养,注意食物的色、香、味,少量多餐;给予流质饮食,便于患者吞咽;保持排泄通畅。

3.生活舒适 保持室内空气新鲜,定时通风换气;环境安静、光线充足,温、湿度适宜;安排患者熟悉的亲人、朋友陪同,增强安全感。

(二)临终老年人的心理护理

心理护理是临终老年人护理的重点。要使临终老年人处于安宁、舒适的状态,必须充分理解、尊重老年人,表达足够的关爱。给予老年人心理护理可以采取以下措施。

1.耐心倾听,诚恳交谈 认真仔细地倾听老年人的诉说,使其感到支持、理解和尊重。对无力交谈的老年人可通过非语言方式、如表情、眼神、手势等表达理解和关爱。及时了解老年人的真实想法和临终前心愿,尽量满足她和各种需要,尊重他们的权利,照顾老年人的自尊心,减轻其焦虑、恐惧,尽最大努力和限度完成他们要求,使其没有遗憾地离开人世。

2.**抚摸**　护士在护理的过程中,针对不同情况,可以轻轻抚摸临终老年人的手、胳膊、头部、胸、腹部、背部等。抚摸是大部分临终患者都能接受的一种方法。抚摸时动作要轻柔,手部的温度要适中。通过抚摸,能减轻其孤独和恐惧感,取得临终老年人的信赖,使他们感到亲切、安全。

3.**允许家属陪同,鼓励家属参与临终护理**　家属是临终老年人的精神支柱。临终老年人最难割舍的是与家人的亲情,最难忍受的是离开家人的孤独。因此,允许家属陪同是老年人和家属最需要的。这是一种有效的情感交流和心理支持,可使老年人感到安慰,同时老年人也比较容易接受。

4.**适时有度地进行死亡教育**　根据临终老年人的民族习惯、宗教信仰、职业、性格、心理反应、社会文化背景等,在适当的时间和机会,谨慎地与老年人、家属共同探讨死亡的话题,有针对性地进行心理疏导和精神安慰,帮助临终老年人和家属正确认识生老病死,理解临终关怀,减轻对死亡的恐惧,以平静的状态迎接死亡的到来。

5.**重视与弥留之际老年人的精神交流**　在老年人弥留之际,其精神和智力并不是完全混乱的,因此,不断对临终老年人讲话是很重要而有意义的。护理人员要积极表达对临终老年人的尊重和关怀,直到他们离去。

七、临终患者家属的护理

在临终关怀中,临终老年人的家属也是医护人员的服务对象。医护人员在照顾好临终老年人的同时,也要做好临终老年人家属的工作,让他们平静接受亲人即将来临的死亡,且能够妥善处理情感和善后事宜。

1.**早期反应及护理**　家属在了解到老年人病情的危重性和不可逆性时,大多数会有非常强烈的情绪反应,表现有气愤、恼怒、恐惧、悲伤、内疚、自责、无能为力。此期家属很难冷静、理智地接受死亡,不愿去想象与亲人分开的现实,不愿去了解、讨论亲人对生命最后的需求。护理人员应理解家属的反应,鼓励家属宣泄感情,表达自己的看法、体验和感受,并保持情感互动交流。适时加强对老年人家属的健康教育,提供多个渠道让家属获得科学的信息,减少错误信息的来源,给家属思考判断的时间,尊重家属和老年人的自主选择。适时介入在临终护理中非常重要,护理人员不能忌讳谈论死亡,必须向家属承认诊疗水平的有限性和死亡的必然性。

2.**引导家属接纳临终护理**　当家属情绪渐趋平静后,医护人员可引导家属召开家庭核心成员会议,考虑是否放弃积极治疗转入临终护理。临终护理要做到多元化支持:让家属陪伴在临终老年人身旁,指导家属如何照顾和安慰临终老年人,鼓励家属互相支持。关注和解决家属在陪伴临终老年人时发生的心理、情感危机,提供有关临终护理的知识,进行死亡教育,使其能理性思考,了解死亡,接纳死亡。

3.**指导家属照护临终老年人**　鼓励老年人家属参与临终老年人的照护活动,教会家属亲自照顾老年人的饮食、清洁、翻身、按摩等,适当帮助老年人作肢体活动,回忆各种有趣的事情、有纪念意义的片段,既让家属达到与老年人良好沟通的目的,又让其觉得自己尽了最大努力,问心无愧。

4.**满足家属对临终老年人的最后愿望**　对家属想和临终老年人做最后一次谈话,或想再看一眼、再抚摸一下的愿望,护理人员应给予理解、支持和满足;鼓励家属参与去世老年人的遗体料理,以表孝心,减轻其无能为力的心理反应。

思考与训练

一、选择题

1.临终关怀的主旨是( )。

    A.消除家属对死亡的误解   B.延长患者的生命

    C.提高临终患者的生存质量   D.加速患者死亡

    E.减轻家庭的经济负担

2.下列对临终老年人采取的护理措施中,不妥的是( )。

    A.态度真诚   B.要制止老年人的愤怒行为

    C.减轻老年人的疼痛   D.认真倾听老年人的主诉

    E.尊重老年人的选择

3.下列对呼吸困难的临终老年人的护理,错误的是( )。

    A.保持呼吸道通畅   B.保持空气新鲜

    C.必要时用吸引器吸出痰液   D.遵医嘱给予抗感染治疗

    E.静脉输液滴速以 50~60 滴/min 为宜

4.临终老年人最早出现的心理反应是( )。

    A.否认   B.愤怒   C.抑郁   D.怨恨   E.接受

二、简答题

1.解释临终关怀的理念。

2.如何对临终老年人进行心理护理?

3.什么是临终关怀? 应如何看待临终护理工作?

三、案例分析

患者,68 岁,慢性支气管炎、肺心病患者,久病后突然食欲减退,表现为眼眶凹陷,双眼半睁,目光呆滞,答非所问,怕冷,张口呼吸,双下肢水肿,心脏听诊心音低钝,脉搏细速,经抗心衰、抗感染治疗无效死亡。家属悲痛欲绝。

问题:

该患者在临终时出现了哪些生理变化? 应如何对症护理?

参考文献

[1] 化前珍,郭明贤.老年护理与康复[M].西安:第四军医大学出版社,2007.

[2] 刘福青.老年护理[M].北京:高等教育出版社,2007.

[3] 张蕴,杜卫京.老年护理学[M].北京:清华大学出版社,2007.

[4] 李晓松.老年护理学[M].北京:人民卫生出版社,2006.

[5] 金中杰,林梅英.内科护理[M].2版.北京:人民卫生出版社,2008.

[6] 吴丽文,史学敏.老年护理[M].2版.北京:科学出版社,2007.

[7] 于普林.老年医学[M].2版.北京:人民卫生出版社,2017.